亲·悦阅读系列

U0325916

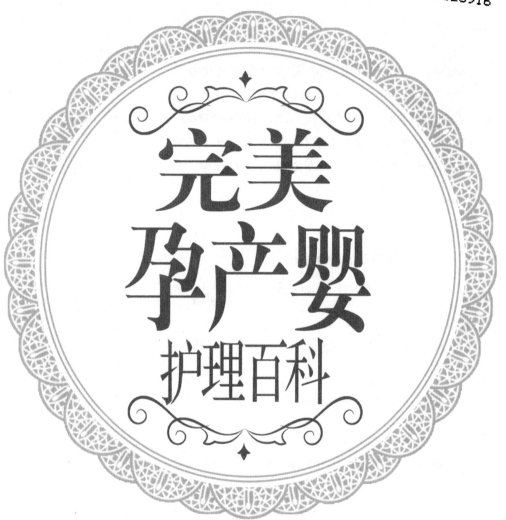

完美孕产婴护理百科

WANMEI YUNCHANYING HULI BAIKE

郑国权 ⊙ 编

中国纺织出版社

内 容 提 要

本书分别从孕前准备、10月孕程、分娩与坐月子、新生儿养护以及婴儿养育等方面，讲述有关孕、产、婴护理保健知识；告诉打算要宝宝的夫妻，如何做好孕前准备可以让"幸孕"如期而至；教会准父母如何做好孕期护理，保证准妈妈与胎宝宝安然无恙；引导产妇做好产褥期护理，在最短的时间内使身体得以快速恢复，以便让新妈妈有更多的精力照顾宝宝；指导新父母做好婴儿期护理，为宝宝有一个美好的未来打好基础。

图书在版编目(CIP)数据

完美孕产婴护理百科 / 郑国权编. -- 北京 ：中国纺织出版社，2015 . 4

（亲·悦阅读系列）

ISBN 978-7-5064-9762-6

Ⅰ.①完… Ⅱ.①郑… Ⅲ.①妊娠期—妇幼保健—基本知识②产褥期—妇幼保健—基本知识③婴儿—护理—基本知识 Ⅳ.①R715.3②TS976.31③R174

中国版本图书馆CIP数据核字（2014）第268154号

责任编辑：张天佐　　　　　　　　责任印制：王艳丽

中国纺织出版社出版发行
地址：北京市朝阳区百子湾东里A407号楼　邮政编码：100124
销售电话：010—67004422　传真：010—87155801
http://www.c-textilep.com
E-mail：faxing@c-textilep.com
中国纺织出版社天猫旗舰店
官方微博http://weibo.com/2119887771
三河市宏盛印务有限公司印刷　各地新华书店经销
2015年4月第1版第1次印刷
开本：710×1000　1/16　印张：26
字数：335千字　定价：32.80元

凡购本书，如有缺页、倒页、脱页，由本社图书营销中心调换

前　言

　　两颗年轻的心灵走到一起，你牵我手，我望你眸，信誓旦旦，彼此宣誓将携手共度一生。随着时间的推移，两个人的生活无疑会需要注入新的元素，这时候家里就需要一个新生命了——宝宝。

　　宝宝是两个人爱的结晶，是彼此生命的延续，不允许随随便便就将他带到这个世界上。首先你们要养好自己的身体，然后在最轻松、惬意的时光里完美受孕，宛如春天里在肥沃的土地上播下的一粒种子。

　　当种子悄悄发芽，年轻的妈妈就要精心呵护这颗种子长大，要给他充足的营养，充足的阳光，还有充足的爱。虽然这颗种子会令你感觉一些不舒服，甚至一些折磨，但是他也会带给你希望和欢乐。

　　种子渐渐长成一棵树苗，这也意味着他将要破土而出了，你也将经历人生最痛苦的一刻——分娩。时间分分秒秒地过去，终于，随着"哇"的一声啼哭，你知道自己成功了，痛苦结束了，没有什么声音比这哭声更动听的了。

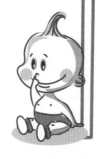

　　虽然宝宝出生了，但是宝宝和妈妈的身体都是极其虚弱的。因此，要坐好月子养精蓄锐，把自己的身体养好，才能更好地照顾宝宝。

　　第一次为宝宝哺乳，让你感受到母亲的伟大和神奇。宝宝度过了新生儿期，看着宝宝长得越来越结实，爸爸妈妈心里了乐开了花。

　　你们小心翼翼地呵护着这个小天使慢慢长大，听见他第一次叫爸爸妈妈，看着他迈出人生的第一步，你们的心里更是欣慰无极。你们将给他更多的爱，倾其所有为他创造一个幸福的家。

　　　　　　　　　　　　　　　编　者

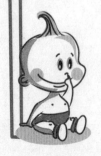

目 录

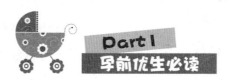

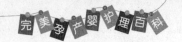

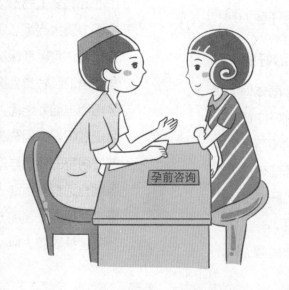

孕前咨询

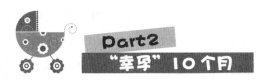

Part2
"幸孕" 10个月

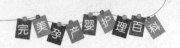
孕3月：跳起水上芭蕾舞 / 57

孕4月：毛茸茸的小桃子 / 71

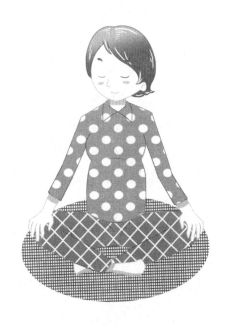

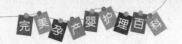

🍭 孕10月：快要降生了 / 167

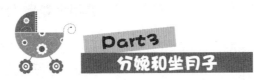

Part3 分娩和坐月子

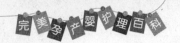

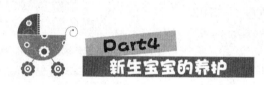

Part4 新生宝宝的养护

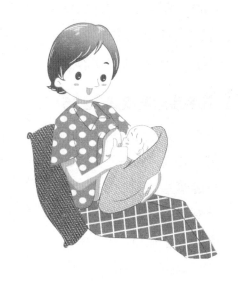

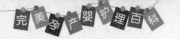

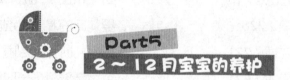

Part5
2～12月宝宝的养护

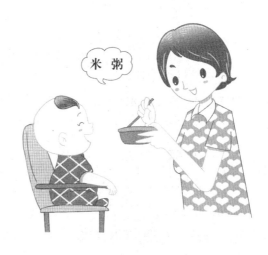

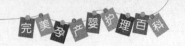

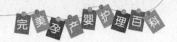

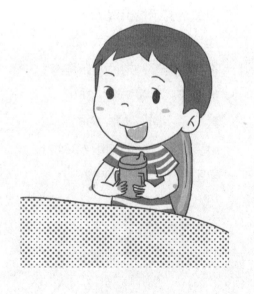

Part 1

孕前优生必读

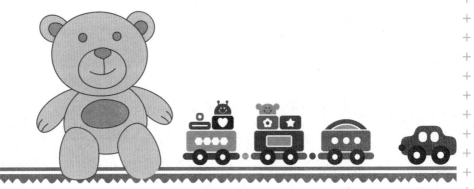

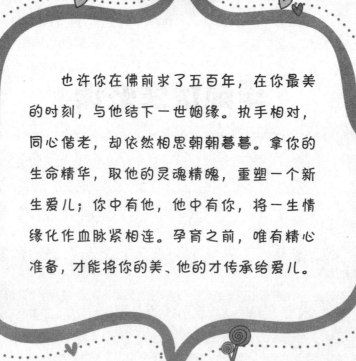

也许你在佛前求了五百年，在你最美的时刻，与他结下一世姻缘。执手相对，同心偕老，却依然相思朝朝暮暮。拿你的生命精华，取他的灵魂精魄，重塑一个新生爱儿；你中有他，他中有你，将一生情缘化作血脉紧相连。孕育之前，唯有精心准备，才能将你的美、他的才传承给爱儿。

做一个优生计划

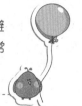

你一定希望自己的宝宝聪明又健康吧,那就做一个孕前的优生规划吧。避免意外怀孕,让宝宝在准备充足的条件下孕育,准爸妈的生活和工作也会正常进行,减少了很多烦恼和压力噢。

 懂得做父母的责任

结婚后有了温馨的小家,快乐的小夫妻渴望生下爱的结晶,升级为父母。为人父母是一件伟大的事情,也意味着要做出巨大的付出。

从妻子到母亲,是女性生命中极其重要的一步,从此将负担起养育孩子的任务,对一个新生命负责。怀孕的过程中,伴随着孕育的喜悦,女性身体和生理会发生重大变化,身体上感到很不舒服,麻烦也接踵而至。只有充满信心和责任感,才能化解一切。

生宝宝对男性而言,意味着更大的责任。既要在物质上和经济上做好充足准备,还要给妻子更多关爱,为孩子撑起一片天空。

 做一个全面的生育规划

如果宝宝仓促地来到世上,很可能缺乏健康成长的条件。所以,怀孕前做一个完美的生育规划,对宝宝的成长、对父母的生活和工作也大有好处。决定怀孕了,就给1年时间做准备。

·应该准备些什么?大概什么时候怀孕,什么时候生下宝宝?宝宝出生后,由谁来带?需要增加多少开销?怎么教育孩子?

·养成健康的生活方式,实行健康的饮食习惯、科学的锻炼方案,保持一份好心情。

·做一次优生咨询。去医院请医生为你做一次优生咨询。

孕期花费早准备

现在怀孕成了一个家庭或家族最大的事儿，孕期的开销也节节上升。生个孩子得花费多少钱？家庭状况不同，花费差异也大。怀孕前就要准备好这笔开销。

· 产检+生产费：最重要的一项开支。在普通三甲医院，产检费用大概在3000元左右，顺产生产费1500元左右，剖宫产在3000~4000元。

· 孕妇衣物除了普通的孕妇内外衣，每个孕期准妈妈至少有1件防辐射衣，价格几百到几千不等。

· 除了正常的孕期饮食外，各种营养品如孕妇奶粉、各种复合维生素、钙片、铁片等，各种开销也不等。

· 宝宝用品如婴儿床、婴儿车、衣服、奶粉、纸尿裤等，还是挺大一笔开销。

· 交通出行的乘车，照顾母婴的保姆等，算起来也是不少的开销。

了解遗传与优生

· 绝对遗传。肤色：父母皮肤黑，宝宝皮肤绝不会白；父母一方皮肤白一方皮肤黑，大部分宝宝会取中性，皮肤不白不黑。双眼皮：父母的双眼皮，大多数会遗传给子女。

· 一半概率的遗传。身高：决定身高的因素35%来自父亲，35%来自母亲。肥胖：父母都肥胖，子女有53%的概率是胖子。秃头：传男不传女，父亲是秃头，遗传给儿子概率有50%。

· 概率不高的遗传。白头发：属于概率较低的隐性遗传。

· 血型遗传表。

父母血型	O+O	O+A	O+B	O+AB	A+A	A+B	A+AB	B+B	B+AB	AB+AB
子女血型	O	A、O	B、O	A、B	A、O	A、B、AB、O	A、B、AB	B、O	A、B、AB	A、B、AB

重视遗传咨询

先天性疾病是生下来就表现出来，但并不都和遗传有关，多半可以通过孕期保健来避免。遗传性疾病多半不易治愈，常是终生存在的，只能通过产前检查，及时终止妊娠来避免。

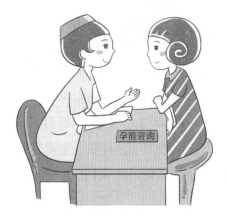

高血压、糖尿病、肾病、贫血、肝脏病、膀胱炎、肾盂肾炎、阴道炎、心脏病具有高度的遗传性，患病女性要生宝宝一定要注意。

会把病遗传给宝宝的父母有：

· 35岁以上的高龄孕妇。

· 父母之一为平衡易位染色体的携带者。

· 有习惯性流产史的女性。

· 已经生过"先天愚型"患儿的妈妈，第二个宝宝为"先天愚型"患儿的概率为3%。

· 严重连锁疾病（如血友病）患者，男宝宝全部是患儿，女宝宝是疾病基因的携带者。

· 经常接触放射线或化学药剂的女性。

兔唇是先天缺陷遗传

兔唇是一种先天性缺陷，医学上称为唇裂，会从小影响孩子的身心健康。兔唇是一种多基因遗传病，但是与内外环境因素都有密切关系。

兔唇遗传吗？根据调查，人群中唇裂的发病率是0.17%，父母一方是唇裂的，子女的发病率高达2.6%～5.6%。凡生过一个兔唇儿的妈妈，下次妊娠再生兔唇儿的概率为4%；如果已生过2个兔唇儿，下一次妊娠生兔唇儿的概率就上升到9%。近亲结婚的子女中发病率更高。

因此，如果患有这一类遗传疾病，应避免与患同种遗传性疾病的人恋爱，防止同种遗传病人相互婚配。兔唇病人之间切勿相互婚配。

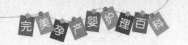

在最佳年龄生育

要开发宝宝出生后的智力，必须重视优生，必须选择良好的生育时机，在最佳年龄生育。

一般来说，女性的最佳生育年龄在23～30岁之间，最好不超过30岁。女性在此阶段，身体发育完全成熟，卵子质量高，如果怀胎生育，分娩危险小，胎儿生长发育好，早产、畸形儿和痴呆儿的发生率最低。

一般来说，男性的最佳生育年龄在30～35岁之间，最好不超过35岁。研究表明，男性精子素质在30岁时达到高峰，然后能持续5年的高质量。随着年龄的增加，源于男性的染色体疾病也有增加。

胎心叮咛

女性最佳生育年龄为23～30岁，男性为30～35岁，因此，最佳生育组合是男性比女性大7岁左右。父亲年龄大，遗传给下一代的"密码"更多些；母亲年纪轻，会给胎儿创造一个更好的孕育环境。

婚后不宜马上怀孕

新婚蜜月和新婚后的3个月内，都不是受孕优生的良机。

结婚前，夫妻双方忙着筹办婚事，体力与精力消耗较大。新娘的正常排卵和新郎的精子质量、数量都受到不良影响。新婚感情灼热，性生活频繁，而精子的成熟大约需60天，频繁的夫妻生活，不但会使精子的数量大为减少，活动能力也会显著降低。婚后短时间受孕，性生活又难以节制，难免造成流产。

亲朋好友贺喜时，新郎、新娘在祝福声中，免不了抽烟、喝酒，尼古丁和酒精会使精子、卵子受损。这种精卵结合后，可导致流产、早产、胎儿畸形、胎儿宫内窒息以及婴幼儿疾病高发等后果。

检查身体，治好病

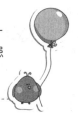

　　准爸爸和准妈妈的身体健康可是直接关系着未来宝宝的健康的，想要有一个聪明可爱的宝宝，准爸妈首先要对自己的身体进行检查。若不提前发现隐患并治疗，则可能给宝宝带来各种各样的危害，做孕前体检是很有必要的噢！

 ## 做一次全面孕前体检

　　孕前3～6个月，准爸妈一起到医院做一次孕前健康检查。

　　准爸爸的体检项目包括：常规的健康检查，如血常规、尿常规、肝肾功能和精液检查。

　　准妈妈的检查项目要多得多，从这一点也可以看出妈妈的健康状况对宝宝的影响是很大的。主要包括：血常规、尿常规、肝功能、肾功能、心电图、血压测定、病毒及抗体检测、营养状况检查、妇科检查。对于曾经有过流产经历的准妈妈则要做更进一步的检查。

　　如果双方患有疾病应考虑能否承受孕产全过程，尤其女方患有肝炎、心脏病、肾脏病、高血压等疾病时。轻者可在医生指导下妊娠；重者与内科医生会诊，如不适合妊娠应在避孕情况下积极治疗。

患糖尿病控制好血糖

　　糖尿病患者只要能够在孕期保持血糖基本正常，就可以怀孕并且最终获得一个健康可爱的宝宝。

　　一般来说，最好提前3～6个月，为你的怀孕做一些准备工作。首先，你必须调整血糖使糖化血红蛋白检验的结果在正常范围以内。只有糖尿病得到了较好的控制，胎儿出现缺陷的危险性才会很低。

患心脏病做孕前咨询

妊娠合并心脏病是孕产妇死亡的主要原因之一，故患有心脏病的育龄妇女，孕前就应向医师进行咨询，通过医师指导，选择合适的妊娠时机，妊娠后应加强孕期保健，以保证母儿安全。

患高血压做孕前体检

高血压患者容易患妊娠中毒症，会严重影响女性的身体健康。有些人没有测量血压的习惯，如果经常感到头痛、肩酸、眩晕等症状，要及时对自己的身体进行检查。

不宜怀孕的乙肝患者

以下6种情况中有任何一种，女性都暂时不宜怀孕：

·急性乙肝，伴有明显的肝功能异常。

·乙肝病毒感染时间较长且肝脏损害严重，病理检查证实为肝硬化，伴有明显的血小板减少，脾脏功能亢进，凝血功能障碍的。

·慢性乙肝患者肝功能异常较为明显，且肝功能波动较大，常伴有蛋白比例倒置或低蛋白血症。

·曾有过怀孕史，但因肝脏功能不能承受而终止妊娠者。

·慢性乙肝患者伴有严重的肾病、再生障碍性贫血等。

·乙肝病毒感染者伴有妇产科疾病、有重复剖宫产史者。

孕前及时免疫

·风疹疫苗：有25%的早孕期风疹患者会出现先兆流产、流产、胎死等，也可能导致孩子先天性畸形、先天性耳聋等。至少在孕前3个月注射疫苗。

·乙肝疫苗：母婴垂直传播是乙型肝炎重要传播途径之一。按照0、1、6的程序注射疫苗，即从第一针疫苗注射算起，在宝宝1个月时注射第二针疫苗，6个月的时候注射第三针疫苗。

男性应做精液检查

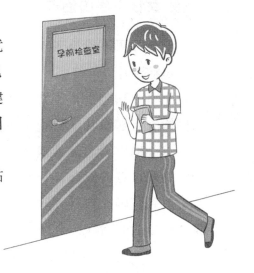

别以为自我感觉体力佳、身体棒就行，无精子症、精子异常等疾病，自己不一定有不适感觉，可直接影响胎儿健康。目前男性精液有问题的很常见，因此，准爸爸必需做精液检查。

检查内容：检查精液量、颜色、黏稠度、液化情况、pH值及精子密度、活动率、形态等。

 男性泌尿生殖系统检查

如果男性曾经患过腮腺炎，有过隐睾，发生过睾丸外伤和手术、睾丸疼痛肿胀、鞘膜积液、斜疝、尿道流脓等情况，将这些信息提供给医生，并仔细咨询，选择增加合适的体检项目。

认识不孕不育

不孕症的原因有2/3在女方。女性不孕的原因主要有：

· 输卵管阻塞。

· 卵巢因素，约占不孕症的15%～25%。

· 外阴阴道因素。

· 子宫因素，约占不孕症的10%～15%。

· 子宫颈因素，约占不孕症的10%～20%。

不孕症的原因有1/3在男方。男性不育的原因主要有：

· 影响精子生成，如先天性睾丸发育不良、后天性炎症（结核）、精索静脉曲张等。

· 影响精子输送，如附睾疾患、输精管阻塞等。

· 影响精液进入子宫颈管，如阴茎过短、尿道下裂、早泄、阳痿等。

· 精液不正常，如死精子症、精子活力低下等。

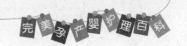

女性不孕的治疗

女性如果不幸患了不孕症，不要着急，去咨询医生检查，找出病因，对症治疗。

先看性功能是否正常，通过妇科检查了解有无炎症及其他异常。妇科检查有卵巢功能检查（包括基础体温、雌激素水平、宫颈黏液结晶等）、输卵管通液或碘油造影、子宫内膜活组织检查，必要时可行腹腔镜及宫腔镜检查、染色体核型分析等。

找到病因，再针对病因治疗，配合医生对症用药才会有效果。一般经过合适的治疗，会怀上健康可爱的宝宝。

贴心叮咛

患了不孕症的女性应注意日常护理。摄入均衡的营养，适度地补充维生素C及维生素E可改善不孕症。生活作息要规律，避免工作压力太大、生活作息不正常、睡眠不足。

男性不育的治疗

男性不育的治疗要针对病因、不育的时间、年龄和准爸爸自己的选择决定。同时，准妈妈也需要进行检查或者治疗，有时候准爸爸不育，只要对准妈妈进行治疗就能受孕。主要治疗方式包括：

·抗感染。血常规提示感染者需要抗感染治疗，但感染治愈不等于不育治愈了。

·对性生活问题的治疗。如勃起功能障碍和射精功能障碍等的治疗有助于治疗不育。

·激素治疗。雄激素水平偏高或偏低的患者就需要调整雄激素水平至正常。

·手术。如精索静脉曲张或输精管梗阻需要手术解决。

优生从细节做起

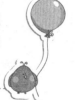

　　打算做爸爸妈妈的你们注意了，优生可不是随随便便就能做到的，而是应该注重生活中的各个细节，避免一切可能对宝宝产生危害的事物，保持健康良好的生活状态，才有可能孕育出优质的小宝贝。

 戒烟半年再怀孕

　　烟草中的氰化物影响胎儿的生长发育，导致先天性心脏病、腭裂、唇裂、智力低下等。尼古丁、氰化物、一氧化碳会导致胎儿缺氧和营养不良、发育迟缓。

　　准爸爸吸烟会严重地影响精子的活力，使畸形精子增多。停止吸烟半年后，精子可恢复正常。

　　如果希望怀孕，准爸爸或准妈妈都应该尽早戒烟，准妈妈更应尽量远离吸烟的人和环境。戒烟半年之后，再开始怀孕。

孕前一定要戒酒

　　男性如果经常饮酒，不仅会降低睾丸激素的分泌量，而且会增加精液中不良精子的数量。并且，长期饮酒或大量饮酒会造成慢性或急性酒精中毒，造成70%的精子发育不良或丧失活动能力。

　　准妈妈饮酒后，酒精进入人体，而且酒精更容易集中于滋养宝宝的血液中，然后再通过胎盘进入宝宝的体内，会造成宝宝酒精综合征。

　　酒精会导致宝宝畸形。有些新生儿模样很丑陋，如脑袋小小的，脸部中间比较宽，鼻梁矮矮的，鼻孔朝天，眼睛斜视，上嘴唇狭窄还内翻，小小的下巴，甚至还长了一对招风耳……

 小心猫狗身上弓形虫

有一种弓形体的感染性疾病，是由于病原虫弓形体的感染而引起的。在怀孕期如得了这种病，会侵入胎儿的中枢神经，造成脑积水、无脑儿或视网膜异常。弓形体以狗、猫等做寄主，存在于这些动物的排泄物里。所以准备怀孕后，准爸妈要远离猫狗。因为婴儿也容易感染，所以在宝宝出生后的1～2年内最好不养宠物。

孕前少逛大商场

逛商场往往遇到人多拥挤的局面，尤其是节假日人流量大时更挤得厉害，会让人精神紧张，甚至导致拥挤恐惧症，还可能诱发疾病，如头痛、头昏、心跳加快、血压升高、恶心呕吐、疲劳困倦等。

有些商场或专卖店因为装修，油漆、胶合板、刨花板、泡沫填料、内墙涂料、塑料贴面等材料中含有很多毒素，造成空气污染，令人身体不适。

所以，准妈妈准备怀孕后，就要少逛大商场。

孕前宜注意经期保健

·勤换卫生巾。每次如厕时，都要换卫生巾，防止滋生细菌。

·忌房事。月经期间，最好不要发生性行为。因为这样容易把细菌带入阴道引起发炎。

·阴部清洁。经期必须保持阴部清洁。最好每次换卫生巾时，都用温开水清洗。洗时不要坐入盆中，以防脏水进入阴道。经期洗澡禁止盆浴，只能淋浴或擦澡。

·月经期间，准妈妈必须注意保暖，尤其是下半身的保暖更为重要，避免用冷水洗澡、洗头、洗脚等。

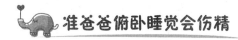 准爸爸俯卧睡觉会伤精

长期趴着睡会压迫阴囊，刺激阴茎，容易造成频繁遗精。阴囊是男人的"小冰箱"，它须要维持一个恒定的温度，才有利于精子的生长；趴着睡会使阴囊温度升高，又不能及时散热，影响精子健康生长。

孕前用电脑须防辐射

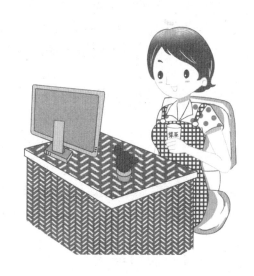

准妈妈长期接触电脑不利于胎儿的发育，易导致流产。所以，从孕前开始避免长时间（每周40小时以上）接触使用电脑，必须使用时，可每工作1小时，起身到室外或窗口活动，呼吸新鲜空气10分钟，穿戴防辐射的衣物也是可以选择的办法。

孕前准妈妈慎用洗涤剂

清洁剂会危害准妈妈的皮肤功能、免疫系统、血液系统、生殖系统、神经系统。孕前准妈妈使用清洁用品时，应采取相应的保护措施，如戴上橡胶手套用洗衣粉洗衣物；身体接触了化学品，要多用清水冲洗干净；居室多开窗通风等。

做好居室的环境准备

·居室应整齐清洁。居室中最好保持一定的温度，即20～22℃；50%的空气湿度是最适合准妈妈和胎儿的。

·日常起居要安全。经常使用的物品要放在准妈妈站立时就能够方便取放的地方。在准备怀孕之前，居室最好不要装修。

·良好的声音刺激。噪声会使准妈妈心烦意乱，听力下降，会使胎儿不安、早产，甚至脑功能发育受挫。但是，太静也不利优生。

孕前宜选有氧运动

运动对准备怀孕的女性来讲，利大于害。准妈妈必须在身体允许的情况下做适量的运动才是最好的。

建议多做有氧运动来增加心肺功能，并辅以一定量的腰腹运动。其中的有氧运动可提高准妈妈血液的含氧量，对以后怀孕期间给胎儿的供氧有好处；而在怀孕前做一定量的腰腹运动，将会对准妈妈产后的形体恢复有很大的帮助。

慢走可加强受孕能力

慢走作为一种运动方式，对受孕能力的保持和提高非常有益。可以利用琐碎的时间慢走，例如，饭后散步、走路上班、走路买菜……走路来加强你的受孕能力，还可以增强心肺功能，加速血液循环。另外，因为慢走不是很激烈的运动，所以受伤的机会也很小，非常适合备孕的女性。

孕前宜练瑜伽

瑜伽的重点在身心平衡，所以进行瑜伽的练习可以消除浮躁紧张的情绪。其次，练习瑜伽可以增强肌肉的张力，增强身体的平衡感，提高整个肌肉组织的柔韧度和灵活度。同时刺激控制荷尔蒙分泌的腺体，加速血液循环。另外，瑜伽还能够很好地控制呼吸，练习瑜伽的过程就是对内脏器官的按摩过程，可加强受孕能力。

不宜选地下健身房

通风设备良好是健身房应该具备的基本条件。训练时，大量的汗液排出体外，如果通风设备不好，很容易滋生细菌，产生难闻的异味。所以，尽量不要选择人多拥挤的地下室健身房。

胎心叮咛

最好选择地理位置方便的健身俱乐部。如离家较近，做完运动即可回家休息；如离工作单位较近，那是最好不过了。

营养充足迎好孕

你还是那个将减肥当成终身事业的苗条姑娘吗？是时候该放弃你的事业了。孕前最关键的一步就是补充足够的营养，先把身体调养到最佳状态，这样宝宝就可以充分吸收你的营养，长得结实又健康。

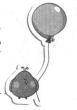

这些营养素多补充

营养状况一般的准妈妈，从孕前3个月就应该开始注意补充富含优质蛋白质、脂肪、矿物质、维生素和微量元素的食品，尤其不可忘记钙、铁、碘、维生素A、维生素C的摄入。

体质瘦弱、营养状况差的准妈妈，孕前补充营养更为重要，开始加强营养的时间还要早一些，最好在孕前半年左右开始注意增加营养。

孕前饮食要均衡

对于备孕期的夫妻来说，孕前除了补充某些特殊营养素外，并不需要大补特补，日常饮食均衡就已足够。

跟正常人一样吃，别挑食，注意菜肴品种多样。多吃新鲜水果蔬菜，高蛋白的肉蛋奶；以高蛋白类食物为辅，新鲜蔬果为主。此外，在主食中加入五谷杂粮。

叶酸不足，胎儿会畸形

叶酸是一种重要的B族维生素。叶酸缺乏可引起胎儿神经管畸形，主要包括脊柱裂和无脑等中枢神经发育异常。叶酸缺乏的孕妇的畸胎发病率是无叶酸缺乏的孕妇的5倍。

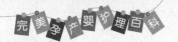

孕前这样补叶酸

准妈妈应该从准备怀孕的前3个月就开始补充叶酸了，以给未来的小宝宝充足的储备。人体不能合成叶酸，只能从食物中摄取，并加以消化吸收。准妈妈对叶酸的日摄入量可耐受上限为1000微克，准妈妈每天补充400～800微克叶酸，就可以满足胎宝宝生长需求和自身需要。

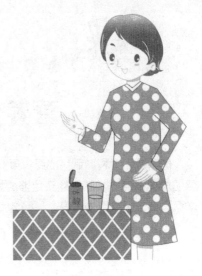

可以服用叶酸片，但一定要在医生的指导下服用，不可盲目自行购买。食物中也含有叶酸，如果身体一直很健康，并且饮食均衡，叶酸片不是非吃不可，只需要多注意饮食及烹饪方法就可以。

叶酸忌与维生素 C 同服

叶酸在酸性环境中易被破坏，在碱性和中性环境中比较稳定；而维生素C要在酸性环境中才能比较稳定，如果在吃含叶酸的食物或叶酸补充剂时，同时服用维生素C，由于二者的稳定环境相抵触，因此吸收率都会受影响。鉴于此，二者服用时间最好间隔半个小时以上。

补充叶酸制剂须注意

·长期服用叶酸会干扰孕妈妈的锌代谢，锌一旦摄入不足，就会影响胎儿的发育。

·如果曾经生下过神经管缺陷婴儿的女性，再次怀孕时最好到医院检查，并遵医嘱增加每日的叶酸服用量，直至孕后12周。

·怀孕前长期服用避孕药、抗惊厥药等，可能干扰叶酸等维生素的代谢。计划怀孕的女性最好在孕前6个月停止用药，并补充叶酸等维生素。

孕前不宜多喝咖啡

医学专家指出，咖啡中含有丰富的咖啡因，女性过多摄入可致雌激素分泌减少，而体内雌激素水平下降，就有可能对卵巢的排卵功能构成不利影响，使得受孕机会降低。

因此，医学专家劝告婚后未孕的年轻妇女，最好不要常喝咖啡，特别是不要大量喝咖啡，每日以不超过2杯为宜。此外，茶叶中也含有少量的咖啡因，未孕女性也不能大量喝茶，每日不超过5杯，且要避免喝浓茶。

孕前不宜多吃腌制食品

腌制食品中都含有大量的亚硝酸盐、苯丙芘等，对身体很不利。特别是一些过敏体质的孕妇，对于这类食物更应该避免食用，以免对胎儿造成不可逆转的影响。

另外，罐头食品的营养价值并不高，经高温处理后，食物中的维生素和其他营养成分都已受到一定程度的破坏。所以应该吃天然的食物。

忌过量食用辛辣食物

辛辣食物会引起消化功能紊乱，如胃部不适、消化不良、便秘、痔疮。怀孕后胎儿长大，会影响准妈妈的消化功能和排便，如果准妈妈始终进食辛辣食物，一方面会加重孕妇的消化不良及便秘或痔疮的症状，另一方面也会影响孕妇对胎儿营养的供给，甚至增加分娩的困难。因此在计划怀孕前3～6个月应停止吃辛辣食物的习惯。

孕前应吃的补血食物

·含铁高的食物。如多吃瘦肉、家禽、动物肝及血（鸭血、猪血）、蛋类等富含铁的食物。此外，黄豆类制品、面食含铁较多，也应多吃。

·有助铁吸收的食物。还应多吃一些有助铁吸收的食物，如水果、蔬菜。

过胖要合理节食减肥

孕前肥胖者大多缺乏良好的生活习惯，如适量的运动、低糖、低盐、低油、高纤维膳食等。建议肥胖者最好在怀孕前进行减肥，从饮食及运动方面控制体重到正常BMI数值。

·合理安排每日膳食，形成健康、科学的饮食习惯。

·要加强运动和锻炼。

过瘦要加强营养补充

研究表明，身体纤瘦的怀孕女性早期流产率比一般女性要高一半以上，想要安全度过孕期的准妈妈们赶紧开始增重计划吧。

糖类的摄取是重要的一环，选择淀粉含量较高的食物，如白吐司、馒头、白饭、地瓜、芋头、南瓜等。

油脂部分，可适量食用吸收利用率较佳的中链脂肪酸，以增加浓缩热量的摄取。纯的中链脂肪酸因不含"必须脂肪酸"，需搭配一般油脂食用。建议可选用已混合必须脂肪酸的中链脂肪酸产品（例如，三多高热能），避免必须脂肪酸的缺乏。一般建议中链脂肪酸占总油脂食用量，以不超过60%为原则。

准爸爸也要控制体重

肥胖和营养不良的准爸爸都是"不合格"的，尤其是肥胖，会影响男性体内性激素的正常分泌，造成精子异常，使胚胎的物质基础受到影响。而营养不良则会直接影响男性的生殖机能和生育能力。

贴心叮咛

男性往往对水果蔬菜不屑一顾，认为那是女孩子的减肥食物。却不了解水果蔬菜中含有的大量维生素是男性生殖生理活动所必需的。一些维生素含量高的食物，对提高精子的成活质量有很大的帮助。

完美受孕攻略

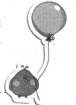

生宝宝也要讲究天时地利人和哦，在合适的季节、合适的地点，在温馨祥和的氛围中受孕，身体各个方面都处于最佳状态，这样出生的宝宝才优秀。所以准爸妈们，挑个合适的日子再受孕吧。

🐘 适宜怀孕的季节

夏末秋初怀孕，准妈妈的早孕反应阶段正值秋季，避开了盛夏对食欲的影响。同时，秋季蔬菜瓜果供应齐全，容易调节食欲、增加营养。冬季是易感风疹、流感等疾病的季节，妊娠已达中期，对胎儿器官发育的影响已大大减少。待到足月分娩，正是气候宜人的春末夏初，有利于新生儿对外界环境的适应。

🐘 怀孕的最佳月份

选择怀孕的理想季节，必须要从母亲的健康和胎儿的生长发育着想。一般认为7~8月份比较合适，其原因如下：

·气候适宜。孩子在明年春末夏初的4~5月份出生，对新生儿护理比较容易。

·营养丰富。正值秋季水果成熟季节。有利于帮助度过孕妇的早孕反应阶段。数量丰富的蔬菜和水果，使胎儿得到足够的营养。

·日照充足。在整个妊娠过程中能提供良好日照条件，促进对钙、磷的吸收，有利于胎儿骨骼的生长和发育。

·避开病毒感染。孕早期是胎儿分化形成时期，敏感性高，这个时期如果孕妇感染病毒性疾病，如流感、风疹等，会导致胎儿畸形。7~8月份怀孕，已避开了容易感染病毒的时期。

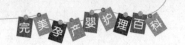

旅游期间不宜受孕

首先，旅行中需要跋山涉水、赶车乘舟，不仅体力消耗大、饮食不规律，而且生活规律和精神情绪常处于紊乱状态，身体的免疫力和抵抗力也会受到影响，变得低下，这个时候很容易患伤风感冒或者其他的疾病。

其次，旅途中由于受客观条件的限制，性生活卫生条件很难保证，这种情况下，对于女方的影响比较大，比如生殖器感染、各种炎症等。

流产后不宜立即受孕

早产或者流产后，由于种种原因可能会造成机体的一些器官损伤，出现功能紊乱，子宫等生育器官一时不能恢复正常，尤其是做过刮宫的女性更是如此。如果在早产或者流产后马上就怀孕，容易再度流产而形成习惯性流产，所以首次流产或者早产后至少要过半年后再受孕，否则对胎儿十分不利。

早产或流产后，人的心理状态和体力需要一个恢复的过程，更重要的是子宫、卵巢等生殖器官需要一个充分的修复与调整阶段。过早地再次怀孕，这时子宫内膜尚未彻底恢复，难以维持受精卵着床和发育，因而容易引起再次流产。尤其是人流后，必须注意手术后要适当休息，头3天最好卧床休息。因为人工流产后，子宫内膜留下了创面，如过早活动则会延长阴道出血时间，一般半个月内应避免参加体力劳动和体育锻炼。

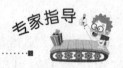

专家指导

怀孕前要注意适当增加营养，因为流产使身体受到一定的损伤，所以，应及时补充一些富含蛋白质、维生素的食品。一般建议早产或流产后休养半年后，等身体机能完全恢复了再考虑要宝宝的事情。

疲劳时不宜受孕

在身体疲劳的时候，尤其是男性身体疲劳的时候，最好不要同房。因为过度劳累、未经适当休息就同房，很可能会造成血液供不应求，供应肌肉骨骼的血流量大大减少，难以支持同房所需要的体力，同时在疲劳的状态下精子活力、卵子质量也都大大降低。这样的情况下，是不容易成功受孕的，而即便受孕成功了，由于疲劳时精子和卵子的质量难以保证，对胎儿的健康发育也是不利的。

恶劣天气不宜受孕

夏天雷雨天气较多，这会影响受孕的良好心境，对夫妻俩产生心理暗示作用。而且，雷电会产生极强的射线，致使生殖细胞的染色体发生畸变，因此应该避免在恶劣的天气里受孕。

经期不宜过性生活

女性月经来潮时子宫内膜一块块地剥离脱落。女性经期性交时，很容易将外阴及会阴（阴道口与肛门之间的部位）周围的细菌带入阴道、子宫颈以至进入子宫，细菌正好在有创面的地方生长和繁殖，就会发生炎症，叫做子宫内膜炎，不仅出现发热、下腹痛，而且月经流血增多，月经期延长。

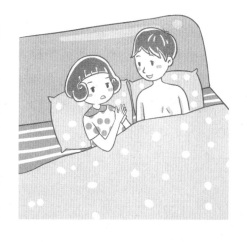

如果经期过性生活，当女方兴奋达到高峰的时候，子宫要发生收缩，此时已脱落在子宫腔的内膜碎块可进入腹腔、盆腔，发生子宫内膜异位症。此病可以引起输卵管与子宫、盆腔发生粘连，也能引起卵巢表面肥厚以及发生血液贮留，既可破坏正常卵子的发育成长，也影响排卵，最后也会造成不孕。

把排卵期测得更准

女性的排卵日期一般在下次月经来潮前的14天左右。下次月经来潮的第1天算起，倒数14天或减去14天就是排卵日，排卵日及其前5天和后4天就是排卵期（危险期），容易怀孕。除了排卵期，其余的时间均为安全期，但是只是危险性小，仍然有怀孕的可能。一般来说月经干净后3天和月经前3天是绝对安全期，是不会怀孕的。

确定最佳受孕时刻

在排卵日，卵子自卵巢排出后在输卵管内能生存1～2天，等待受精；男性的精子在女性的生殖道内可维持2～3天，故在卵子排出的前后几天里性交容易受孕。所以，想生宝宝的准爸妈就选择排卵期受孕吧，成功率大大提升哦！

保持积极乐观心态

父母在决定要孩子之后，要努力调整自己的情绪，以一种积极乐观的心态面对未来，把忧愁抛在脑后，让希望充满生活中的每一天。在打算怀孕的日子里，夫妻双方尽可能放松身心，多找些乐子，多做一些有趣有益的活动，尽量减轻生活带来的心理压力，让彼此都宽心、开心、顺心、安心。要相信，如果你们整日开心快乐，就会带来一个同样开心、快乐的孩子。

贴心叮咛

丈夫对妻子应体贴、照顾，给准妈妈创造一个愉快舒适的环境，让她有平和愉快的心态。生孩子不仅仅是妻子一个人的事，同时也是作丈夫的事，更确切地说是整个家庭的大事。

经常做性爱交流

夫妻间的性关系是人与人关系中最为亲密的关系，但它和其他的人际关系一样，需要互相交流和理解。夫妻间如果能经常谈论自己的性生活问题，就能使双方加深了解，使性生活更默契，使夫妻生活更加和谐美满。这是夫妻间性心理的需要，也是夫妻间性生理的需要，更是加强夫妻感情、建立美满幸福家庭的需要。

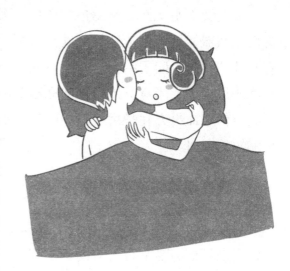

夫妻间经常做性爱交流，对促进夫妻感情，提高夫妻生活质量，增加家庭欢乐，具有不可替代的积极作用，也是保证性生活和谐美满的一个重要方式，不能等闲视之。

排卵期前节制性生活

在排卵期前1～2天和排卵期后1～2天怀孕的概率应该是前者高于后者。因为排卵期性生活频繁的话，前一到两天精子质量较好，受孕的概率大些。建议排卵期性生活也不要太频繁，隔日有性生活，这样比较容易受孕。增加同房的次数就会影响精子的质量，这对受孕是不利的，因而在排卵期建议隔日过性生活，这样受孕的概率最高。

在排卵前1～2天和排卵后1天受孕的概率最高。因为卵子只能存活24小时，精子却能存活72小时。排卵时间过久再有性生活就不会再受孕了。因为精子的运动是随机的，增加同房次数，就可以有更多的精子进入子宫腔，增加怀孕概率。需要注意的是，因为精子的生成也需要时间，一天内频繁同房，是不增加精子数量的。

男上女下：受孕最佳体位

男上女下是女性受孕的最佳体位。采取这种体位时，位于上方的男性生殖器能更深更近地触到女方宫颈，等于无形中帮助精子更快更容易地"找到"卵子结合。对女方而言，平躺仰卧的姿势方便精液射在宫颈口周围，当宫颈外口浸泡在精液中时，给精子进入子宫创造了有利条件。而男方在最后射精的时候，尽量接近深处，也是使精子路程缩短的方法。

 ## 性高潮可提高受孕率

男女双方的性高潮都有利于提高受孕率和实现优生优育，极度的性高潮不但容易受孕，有助于实现优生，还有可能提高生男孩的概率。由于女性易孕期是在两次月经中间时期的前三天到后四天，即排卵期前后，如果计划要怀孕，男方最好能自我控制，把精液相对集中在女方排卵期使用。

男性在性和谐中射精，由于精液激素充足，精子活力旺盛，有利于及早抵达与卵子会合，减少在运行过程中受到外界因素的伤害。对女方而言，性高潮带来的有利条件更多，子宫颈碱性分泌液的增多，不仅有利于精子的游动和营养供应，还可以中和阴道的酸性环境，对精子有保护作用；研究还发现，性高潮时子宫颈稍张开，这种状态可保持30分钟之久，为精子大开方便之门，此时的子宫位置几乎与阴道形成直线，避免精子走"弯路"。

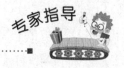

专家指导

女性高潮还会出现额外排卵，这就是"安全期不安全"的机理。因为高潮时激素分泌充足，输卵管的液体增多，已经成熟的卵子得到更多营养，而在卵巢里尚未成熟卵子可以提前成熟并排出。

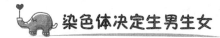

染色体决定生男生女

随心所欲地选择胎儿性别，是许多准爸妈的愿望。然而生男生女并不取决于女方的卵子，而是取决于与卵子结合的精子究竟是携带X染色体还是Y染色体。通过X染色体和Y染色体与卵子结合的环境，让夫妻创造选择生男孩还是生女孩的愿望。

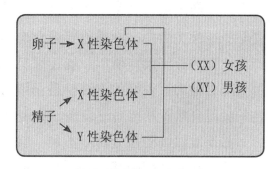

染色体决定宝宝性别

胎儿是由卵子和精子结合而形成的新生命。正常女性一个月经周期排一个卵，卵子的性染色体都是X染色体。而精子内的性染色体，则有两种类型：一种是带X染色体精子（通称X染色体精子或X精子）；一种是带Y染色体的精子（通称Y染色体精子或Y精子）。

如果进入卵子的精子是X染色体精子，和其结合形成的受精卵就是XX性染色体，即为女胎；如果进入卵子的精子是Y染色体精子，和其结合形成的受精卵则为XY性染色体，即形成男胎。所以胎儿性别完全由男性的精子决定。

生男生女机会均等

X精子和Y精子在外观和性能方面都是有区别的。X精子是决定生女孩的精子，其特征是精子头部较大，呈椭圆形，尾巴较短，因此较为笨重，行动较为缓慢，但耐酸性能力较强，生命力也相对较强，存活时间较长，进入阴道后在子宫腔或输卵管里能存活2~3天。

在性交时，一次射入阴道的几亿个精子中，Y精子数量占极大优势，是X精子的2倍，但到了最后，Y精子的数量和X精子的数量相差无几或更少，X精子或Y精子和卵子结合完全是随机的，应该说各有50%的可能性，所以生男生女基本上机会是相等的。

阴道湿滑有利受孕

湿滑的阴道有利于精子的进入，使它游动得更快，自然也有助于受孕。在性生活中，准爸爸要帮助准妈妈很快产生性冲动，使其阴道产生大量的分泌液。所以，能让准妈妈极快达到性兴奋是每个准爸爸都要努力做的。很好的方法就是：用爱抚来刺激准妈妈的性兴奋，让她的阴道自然而然地润滑起来，从而增加受孕机会。

如果准妈妈阴道分泌液不足，就会想到用阴道润滑剂来辅助，这时千万要小心。因为某些阴道润滑剂可能有杀菌作用，同时也会杀死精子。

性生活后不要立即起身

性生活后确认精子离子宫颈越近越好，这是确保怀孕的重要手段之一。

所有的女人在做爱后采取正常平躺姿势时，都会有液体从身体中流出。如果性生活后立即起身，大量精液会流出体外，大大减少了受孕的概率。

性生活后，很多准妈妈会想马上去冲个澡，一定要等一等，千万不要立刻从床上跳起来。如果你想怀孕，就应该老老实实地躺在床上休息一会儿，这样可以防止精液外流。可以想办法利用地球重力来帮忙，如果体力允许，准妈妈性生活后可把

贴心叮咛

如果采取男上女下位，躺下来的时候千万别忘了在准妈妈臀下方塞一个枕头，使下半身处在倒置的位置。这样可以延长精液在阴道的存留，让精子有更多的机会更快地到达子宫。

双腿朝空中举起，如果体力不支，也可以把双腿举起靠在墙上。无法高举双腿的时候，最佳姿势是侧卧，膝盖尽量向胃部弯曲。

Part 2

"幸孕" 10个月

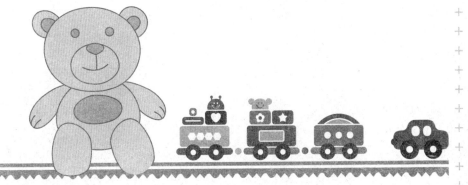

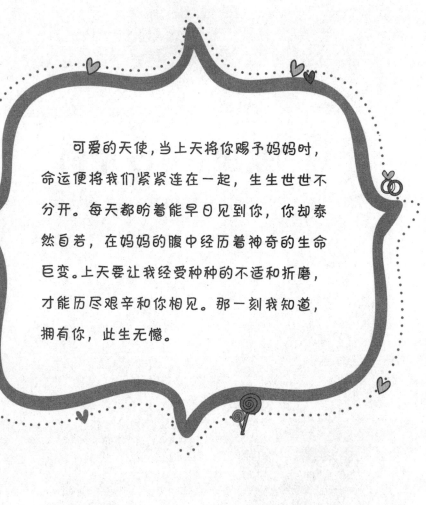

可爱的天使，当上天将你赐予妈妈时，命运便将我们紧紧连在一起，生生世世不分开。每天都盼着能早日见到你，你却泰然自若，在妈妈的腹中经历着神奇的生命巨变。上天要让我经受种种的不适和折磨，才能历尽艰辛和你相见。那一刻我知道，拥有你，此生无憾。

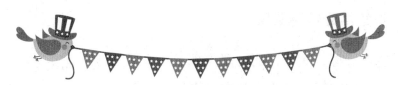

孕1月：种子悄悄发芽啦

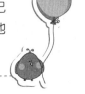

种子在子宫中萌芽了，你做好准备了吗？从这一刻开始，你可要爱惜自己的身体了，因为它已经不属于你一个人了。你的身体里有另外一个小生命，他正在分享你的食物、你的欢乐，这是多么神奇的一件事啊！

 胎宝宝的发育

妊娠1个月时胎儿的身长约0.15~0.5厘米，这个时期的胎儿叫做胎芽。胎宝宝的鼻子、耳朵尚未形成，但嘴和下巴的雏形已经能看到了。身体分两大部分，非常大的部分为头部，有长长的尾巴，很像小海马。

胎宝宝的血液循环系统原型已出现，脑、脊髓神经系统器官原型也已出现；心脏的发育较显著，第2周末成形，第3周末起开始搏动；胎盘、脐带也开始发育。

 准妈妈的身体变化

怀孕1个月，大多数准妈妈没有自觉症状，体重跟孕前差不多。子宫壁变得比较柔软、开始增厚，大小、形态还不能看出有什么变化，大约有鸡蛋那么大。这时的卵巢开始分泌黄体激素，乳房稍微变硬，乳头颜色开始变深并且变得比较敏感，稍微的触碰就会有痛感。这种情况有些准妈妈也会感觉不到。准妈妈排卵后基础体温稍高，持续3周以上。

由于没有妊娠的自觉症状，大多数准妈妈都不知道自己已经怀孕了。所以希望已婚的育龄女性应注意观察自己的身体状况，如果发现有怀孕的征兆，最好不要随便吃药，不要轻易接受X线检查，更不要做剧烈的体育活动。

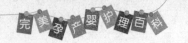

看看你的早孕征兆

· 乳房敏感、胀痛，还可能表现为少量的阴道出血。

· 你会突然感到疲倦，甚至觉得筋疲力竭。

· 恶心呕吐是最常见的怀孕征兆，突然对气味变得非常敏感。

· 尿频，胀气，月经没有按到来，基础体温连续18天呈高温。

推算预产期

由于每一位准妈妈都难以准确地判断受孕时间，所以，医学上规定，以末次月经的第1天起计算预产期，整个孕期共为280天，10个妊娠月（每个妊娠月为28天）。准妈妈在妊娠38~42周内分娩，均为足月分娩。主要的计算方法有以下几种：

· 末次月经日期的月份加9或减3，为预产期月份数；天数加7，为预产期日。准妈妈也可以从末次月经第1天起向后推算到第280天就是预产期。

· 根据胎动日期计算：如你记不清末次月经日期，可以依据胎动日期来进行推算。一般胎动开始于怀孕后的18~20周。计算方法为：初产妇是胎动日加20周；经产妇是胎动日加22周。

· 根据基础体温曲线计算：将基础体温曲线的低温段的最后1天作为排卵日，从排卵日向后推算264~268天，或加38周。

· 根据B超检查推算：医生做B超时测得胎头双顶间径、头臀长度及股骨长度即可估算出胎龄，并推算出预产期。

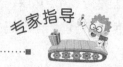

专家指导

预产期也可以从孕吐开始的时间推算：孕吐反应一般出现在怀孕6周末，就是末次月经后42天，由此向后推算至280天即为预产期。

孕早期不宜做 B 超

孕早期胎儿还处于细胞分裂、器官分化敏感时期，为慎重起见，3个月内如没有必要，可不做超声检查，也就是说12周后进行第一次超声检查。当医生根据准妈妈自述症状来检查结果，怀疑葡萄胎、宫外孕或妊娠合并，在妊娠11~14周超声检查显示胎儿完整图像，可诊断胎儿发育与孕周是否相符，是否多胎等。

过多的B超，可能是胚胎细胞分裂与人脑成形异常及胎儿骨骼发育不良、畸胎或死胎的"凶手"。但是，如果准妈妈在早期出现令人揪心的情况，如阴道流血、突然腹痛，借助B超确定胚胎是否存活，能否继续妊娠；有无异常妊娠如宫外孕或葡萄胎，则B超是最直接和可靠的手段，积极配合医生的检查是明智的做法。

准妈妈不宜偏食

胎儿所需的营养全靠母体供给，母体营养充足与否，与胎儿生长发育密切相关。要想使未来的宝宝健壮、聪明，准妈妈首先要保证自己的饮食结构合理、营养充足。

有些准妈妈平时有偏食、挑食的习惯，营养摄入不均衡。怀孕之后，妊娠反应较重，进食更少，更加缺乏营养。母体连自身的营养需要都不能保证，更不能满足胎儿生长发育的需要了。情况严重时，不仅准妈妈本人体重减轻，还会导致早产，使胎儿机体功能低下，或者发育受限、畸形，甚至流产或胎死宫内。

贴心叮咛

由于生活水平的提高，人们对精米精面食用量增加，而忽略了未经过细加工的食品及粗粮。要知道许多人体必需的微量元素，存在于那些未经过细加工的食品和粗食中。

准妈妈不宜节食

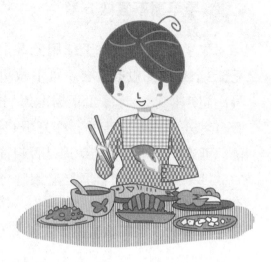

孕期营养不足就会给胎儿带来严重后果。缺乏矿物质、钙、磷等元素，就会影响骨骼、牙齿的生长发育，会得软骨病；如缺乏蛋白质，就会影响神经细胞的增殖，造成智力低下；缺乏维生素，免疫力要下降，影响健康，甚至可导致发育不全；缺乏脂肪，再加上心脏、肝脏内贮藏的糖原（能量来源）明显减少，胎儿就经不住出生时宫缩和经过产道时受压迫的考验，分娩后还容易发生低血糖和呼吸窘迫症。

营养不良对孕妇本身的危害更为严重。缺乏蛋白质就不能适应子宫、胎盘、乳腺组织的变化；缺钙会使骨骼软化，腰酸腿痛；缺铁会出现贫血、头昏脑涨；缺乏维生素A，容易出现早产、死胎，而且身体抵抗力降低，容易发生产后感染；缺乏维生素C可加剧便秘、贫血等孕期症状，并容易出现早产、流产等。

准妈妈不用刻意进补

营养过剩造成的准妈妈过胖、妊娠期糖尿病、妊娠期高血压等疾病，对母婴健康危害不浅。除导致巨大儿外，肥胖会使准妈妈产力不足、骨盆变窄、产程延长，增加剖宫产概率，并增加手术及麻醉难度，影响术后恢复。妊娠期糖尿病会损害全身血管，危害心、脑、肾、眼等脏器，不仅会导致巨大儿，还会使胎儿先天畸形的发生率增加，重症妊娠期糖尿病会导致流产、死胎。妊娠期高血压也会损伤准妈妈血管，并造成胎儿发育迟缓、早产、围生期缺氧甚至死胎等。患妊娠期糖尿病或高血压者，产后患终身糖尿病、高血压的概率会明显增高。

准妈妈不宜喝浓茶

由于准妈妈特殊的体质，是不宜喝浓茶、红茶的。茶叶中含有一定量的咖啡因，大量饮用较浓的茶水，尤其是红茶，对人体会有一定的兴奋作用，从而刺激胎动增加，甚至可能影响到胎儿的发育，使其体重减轻。

另外，茶叶中还含有鞣酸、茶碱、咖啡碱等物质，尤其是鞣酸，可与铁元素结合成一种不能被机体吸收的复合物，妨碍准妈妈对铁的吸收。因此如果过多饮用浓茶，就有引起妊娠贫血的危险，胎儿也可能因此罹患上先天性缺铁性贫血。

长期大量饮浓茶，还会使心跳加速，尿量增多，血液循环增快，这无疑会给本就体弱的准妈妈带来心脏、肾脏的负担。因此，不主张准妈妈喝大量的浓茶。

准妈妈不宜多吃油条

在油条的制作时，加入了一定量明矾，而明矾正是一种含铝的无机物。炸油条时，每500克面粉就要用15克明矾，也就是说，如果准妈妈每天吃2根油条，就等于吃了3克明矾，这样天天积蓄起来，其摄入的铝相当惊人了。这些明矾中含的铝通过胎盘，侵入胎儿的大脑，会使其形成大脑障碍，增加痴呆儿的概率。

经过高温加热的油脂所含的必须脂肪酸和脂溶性维生素A、维生素D、维生素E遭到氧化破坏，使油脂的营养价值降低，食用油条难以起到补充多种营养素的作用，还会造成厌食。

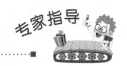

专家指导

用含高温加热油脂的饲料喂养大白鼠几个月后，就出现胃损伤和乳头状瘤，并有肝瘤、肺腺瘤。故认为高温油脂有致癌的可能性，调配孕期饮食时应引起高度的重视。

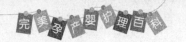

食补叶酸的方法

含叶酸的食物很多，但由于叶酸遇光、遇热就不稳定，容易失去活性，所以人体真正能从食物中获得的叶酸并不多。如蔬菜贮藏2~3天后叶酸损失50%~70%；煲汤等烹饪方法会使食物中的叶酸损失50%~95%；盐水浸泡过的蔬菜，叶酸的成分也会损失很大。因此准妈妈们要改变一些烹制习惯，尽可能减少叶酸流失，还要加强富含叶酸食物的摄入，必要时可补充叶酸制剂、叶酸片和多维元素片。

富含叶酸的食物：蔬菜有莴笋、菠菜、番茄、胡萝卜、青菜、龙须菜、菜花、油菜、扁豆、豆荚、蘑菇等；新鲜水果有橘子、草莓、樱桃、香蕉、柠檬、桃子、李子、杨梅、海棠、酸枣、石榴、葡萄、梨等。

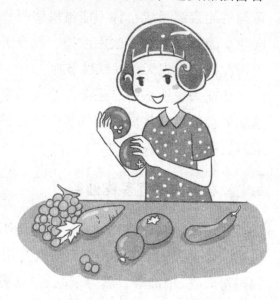

准妈妈要补充蛋白质

怀孕期是一个特别的时期，摄取充足均衡的营养对胎宝宝的健康有着深远的影响。这时，需要更多的蛋白质，可以服用蛋白粉，如果配合维生素B一起吃，这样吸收效果更好。蛋白粉是补充蛋白的，身体不缺就不要吃。做个肝功检查就能知道自己体内的总蛋白和白蛋白含量了。

准妈妈需要补充蛋白质，按中国目前的生活水准，孕期的正常饮食，已经可以摄入足够的蛋白质了。如果一天能保证吃一个鸡蛋，一袋牛奶（220毫升）、鱼、虾就可以不吃蛋白粉。因为过量摄入蛋白质，会造成肾脏的损害。但如果有明确的疾病或其他问题造成蛋白质缺乏、营养不良，则有必要在医生的指导下额外补充。

偏吃素食的危害

准妈妈全吃素食,而不吃荤食,就会造成牛黄酸缺乏。因为荤食大多含有一定量的牛黄酸,再加上人体自身也能合成少量的牛黄酸,因此正常饮食的人不会出现牛黄酸的缺乏。而对于准妈妈来说,由于需要牛黄酸的量比平时增大,人体本身合成牛黄酸的能力又有限,加上全吃素食,则素食中很少含有牛黄酸,久而久之,必然造成牛黄酸缺乏。

孕早期禁服的药物

·消导类:有消食导滞、消痞化积作用的中成药。

·理气类:具有疏畅气机、降气行气功效的中成药。如木香顺气丸、气滞胃痛冲剂、十香止痛丸等,因其多下气破气、行气解郁力强而成为准妈妈的禁忌药。

·理血类:有活血祛瘀、理血通络、止血功能的中成药。

·开窍类:具有开窍醒脑功能的中成药。

·驱虫类:具有驱虫、消积、止痛功能,能够驱除肠道寄生虫的中成药。多为攻伐有毒之品,易致流产、畸形等,如囊虫丸、驱虫片、化虫丸等。

·祛湿类:凡治疗水肿、泄泻、痰饮、黄疸、淋浊、湿滞等中成药。

·疮疡剂:以解毒消肿、托里排脓、生肌敛疮为主要功效的中成药。

·祛风湿痹痛类:以祛风、散寒、除湿止痛为主要功效的中成药。

·泻下类:有通泻大便、排除肠胃积滞或攻逐水饮、润肠等作用的中成药。

·清热类:具有清热解毒、泻火、燥湿等功效的中成药。

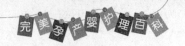

调整好心理状态

对于从未有过怀孕经验又对新生命充满期待的年轻母亲，当她终于从医生那里得到明确诊断自己已怀孕的消息时，其心中既高兴又紧张的心情是可以理解的。但是，很多孕妈妈此时却不知道从何处开始着手了解并胎教好腹中的宝宝，从而增加了无助和求教的心理负担。

要调整好心态，努力保持心情舒畅。要听取产科医生对妊娠知识的介绍，了解胎儿的孕育过程，尽量在思想上和心理上做好准备。还可以经常与做了母亲的人交流体会，做了母亲的人对妊娠都积累了一些宝贵的经验，听取这些经验是十分有益的。

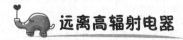

远离高辐射电器

电磁炉

专家表示，电器用品中，电磁炉的电磁波偏高；电磁炉利用电磁场使锅发热，煮熟食物，如果使用较大的锅，盖住整个炉面，可以阻隔电磁波发出的能量。

微波炉

微波炉也是电磁波偏高的产品，有研究结果表明，离微波炉15厘米处磁场强度最低为100毫伦，最高达到300毫伦。质量好的微波炉只有在门缝周围有少量的电磁辐射，30厘米以外就基本检测不到了。

手机

人手一机是目前社会的常态，但手机对人体的伤害与否，至今仍具争议性。为了避免胎儿畸形，准妈妈在妊娠早期应尽量少使用手机。建议在接听手机时，尽量配戴免持听筒，最好长话短说。

电热毯

电热毯对人体的危害来源于极低频电磁场。准妈妈在妊娠头3个月使用电热毯会增加自然流产率。正确的用法是先预热半小时再使用，睡前关闭开关，拔掉电源插头。

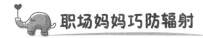 **职场妈妈巧防辐射**

·建议怀孕初期，准妈妈应尽量少接触电脑。操作电脑时也不要离得太近、时间也不要太长，应该隔一段时间期走动一下。

·使用复印机时，与机器保持30厘米的距离即可。

·多摄取维生素C。多吃各种豆类、橄榄油、葵花籽油、油菜、青菜、芥菜、卷心菜、萝卜等十字花科蔬菜和鲜枣、橘子、猕猴桃等新鲜水果。

·多吃增强免疫力的食物，加强硒和维生素A、β-胡萝卜素的补充。首选芝麻、麦芽和黄芪，其次是酵母、蛋类、啤酒、大红虾、龙虾、虎爪鱼、金枪鱼等海产品；以及大蒜、蘑菇、鱼肝油、动物肝脏、鸡肉、蛋黄、西蓝花、胡萝卜、菠菜等。

正确预防感冒

·当准妈妈受凉，或感觉要感冒时，喝一碗热的红糖姜水，然后美美地睡上一觉。生蒜、生葱赛过药，常吃生蒜、生葱头是预防感冒的好方法。大蒜素胶囊就是从蒜中提炼出来的。蒜不但有预防感冒的功效，还能抑制肠道致病菌。

·多吃含锌食物。缺锌时，呼吸道防御功能下降，准妈妈需要比平时摄入更多的含锌食品，海产品、瘦肉、花生米、葵花子和豆类等食品都富含锌。

·多喝水对预防感冒和咽炎具有很好的效果，每天最好保证喝600～800毫升水。

·每天清晨起床洗漱后，用盐水漱口，再喝半杯白开水，不但可预防感冒，还对齿龈的健康有好处，因为孕期齿龈充血，易患齿龈炎。

·晨起用冷水洗脸特别是用冷水洗鼻子可增强抗感冒的能力。

·尽量不去或少去人群密集的公共场所，人越多被感染的概率越大，规避是最好的选择。

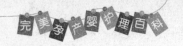

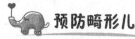 宫外孕的危害

·输卵管流产。胚囊长大后就会自行从输卵管中剥落至腹腔，而剥落的胚胎组织则经由腹腔吸收，导致轻微的出血、腹痛。

·输卵管破裂。可能会造成严重疼痛、腹内出血、休克等现象，需要紧急手术止血并且切除被子宫外孕所破坏的组织。

·腹腔怀孕。剥落的胚胎组织中，如果胎盘功能完整，则有可能转而附在其他腹腔的位置（如网膜），继续发展成为腹腔内怀孕。

·合并子宫内与子宫外怀孕。子宫腔内有一个正常的怀孕，在输卵管或其他部位也有一个怀孕，这种状况在自然受孕产生的机会约为三万分之一。

预防畸形儿

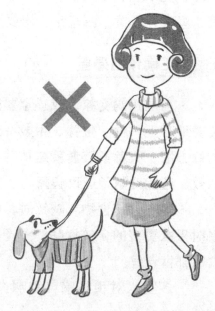

·远离爱宠。带菌的猫是对导致胎儿畸形威胁很大的传染病源，而猫的粪便则是传播的主要途径。

·爱美的准妈妈要适应素颜生活。化妆品中含的砷、铅、汞等有毒物质，被准妈妈的皮肤和黏膜吸收后，可透过血胎屏障，进入胎血循环，影响胎儿的正常发育。

·准妈妈孕期精神要放松。人的情绪受中枢神经和内分泌系统的控制，内分泌之一的肾上腺皮质激素与人的情绪变化有密切关系。

·告别烟酒。酒精可通过胎盘进入发育中的胚胎，对胎儿产生严重的损害，可致胎儿畸形发育。吸烟的影响是长期的，有多年吸烟史的女性即便短期内不吸烟，肺里残留的部分有害物质进入血液循环流向全身，仍将对身体造成损害。

警惕早期腹痛

孕早期，很多准妈妈总感觉有些胃痛，有时还伴有呕吐等早孕反应，这主要是由孕早期胃酸分泌增多引起的。这时要注意饮食调养，膳食应以清淡、易消化为原则，早餐可进食一些烤馒头片或苏打饼干等。随着孕早期的结束，不适会自然消失。

妊娠3～4个月出现腹痛，是因为此时胎儿生长得比较快，子宫的增大使原来子宫周围的一些组织，如固定子宫的韧带、给子宫提供营养的血管以及支配子宫的神经等受到机械性的牵拉。子宫周围的脏器，如膀胱和直肠，也会因子宫增大受到挤压而出现下腹部疼痛。随着妊娠月份的增加，准妈妈对此逐渐适应，疼痛会有所减轻或完全消失。

做好阴部清洁

妊娠期间，尤其是妊娠早期，受激素分泌急剧增加的影响，体内新陈代谢旺盛，阴道上皮细胞及宫颈腺体分泌旺盛，致使阴道分泌物增多。

科学的清洗方式是：备好自己的专用毛巾。毛巾使用后晒干或在通风处晾干、因毛巾日久不见阳光，容易滋生细菌和真菌。

最好采用淋浴，用温水冲洗，如果无淋浴条件，可以用盆代替，但要专盆专用。

先洗净双手，然后从前向后清洗外阴，再洗大、小阴唇，最后洗肛门周围及肛门。

可使用能够去污灭菌的保健性洁阴用品，但正常情况下用清水就可。

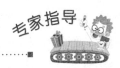

专家指导

清洗阴部是因为阴部皮肤有尿、便残液存留，所以仍然需要经常清洁去污，但要适度。过度的清洁会破坏阴部皮肤表面的保护膜，破坏自洁系统。有的还能使阴部变得干燥不适，乃至瘙痒。

准妈妈洗澡应注意

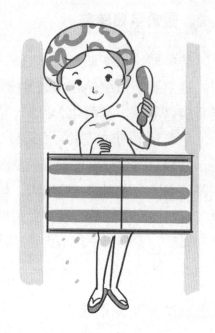

准妈妈洗澡的水温最好和体温差不多或者比体温略高，一般应在38℃以下。因为如果水温或室温过高，很可能因为缺氧导致胎儿发育不良。而在孕后期更不能洗很烫的热水澡，洗澡的时间也不宜太长，否则很容易出现缺氧、窒息的情况，还可能导致胎儿宫内缺氧，严重的甚至会胎死腹中。

另外，准妈妈洗澡的时间也不宜过长。准妈妈淋浴时容易出现头昏、眼花、乏力、胸闷等症状，这是由于浴室内空气逐渐减少、温度较高、氧气供应相对不足所致，加之热水的刺激会引起全身体表的毛细血管扩张，使准妈妈脑部的供血不足。

洗澡的频率应根据个人的习惯和季节而定，一般来说最少3～4天1次，有条件的话，最好是每天1次，炎热的夏天每天洗两次都可以；如果做不到每天都洗澡，也要尽量每天都用温水擦擦身，洗洗外阴。

远离拥挤的公共场所

很多公共场所人多拥挤，稍不留神，准妈妈腹部就会受到挤压和碰撞，很容易诱发流产、早产或胎盘早剥。人多拥挤的场合容易发生意外，准妈妈由于身体不便，最容易出现意外。人多拥挤的地方空气污浊，会给准妈妈带来胸闷、憋气的感觉，胎儿的供氧也会受到影响。人多拥挤的场合必然人声嘈杂，形成噪音，这种噪音对胎儿发育十分不利。公共场所中传染疾病的机会也多，而由于准妈妈的自身抵抗力下降，更容易遭受细菌、病毒的侵害。尤其在传染病流行期间，更不宜到公共场所闲逛。

职场妈妈早安排

· 一旦确诊怀孕，并计划好要孩子，准妈妈就应该尽早向单位领导和同事讲明，以便安排工作。

· 回家后尽可能早些休息，以保证第2天有一个好的工作状态。

· 如果准妈妈在工作中仍感到疲倦不支，可向领导说明情况，在休息室小憩片刻，补充精力。

· 如果长时间在办公室工作，一定要抽出时间到户外散散步，可使腹中胎儿受益。

· 如果有必要，准妈妈可以向领导请示调整上班时间，避免上下班高峰期。

胎心叮咛

按有关规定，任何单位不得在女职工怀孕期、产期、哺乳期降低其基本工资。女职工怀孕期间不得延长劳动时间，一般不得安排其从事夜班劳动。怀孕女职工不能胜任原劳动的，应当予以减轻劳动量或者安排其他劳动。

孕早期胎教

有人说，胎教从孕5月开始，又有人说，胎宝宝3月成形，应该从3月开始。实际上，胎教从孕前就要开始啦！胎教虽不能创造奇迹，却可以激发胎儿内部潜能，让他在生命之初接受良好有益的教育。胎教是一个循序渐进的过程，关键是准父母要有耐心和恒心，不能三天打鱼，两天晒网，每天抽出5分钟怀着轻松的心情与胎宝宝亲密交流，给胎宝宝良好的刺激！只要对胎儿有益的事情都可以归入胎教的范畴。大到环境的改善、情绪的调节，小到音乐、散步、和宝宝说悄悄话都是胎教的内容。有句话说的好，最好的胎教源自准爸妈的生活。放松心情，愉快地接受一个聪明活泼的小天使降临吧！

学会冥想胎教

冥想胎教可以帮助准妈妈保持愉悦的心情。

做冥想胎教，最好固定一个时间，黎明和黄昏最适合。然后固定一个幽静的环境，稳定地坐下来，头、颈、背舒展挺直，手臂以舒服为准，自然放置，开始冥想。

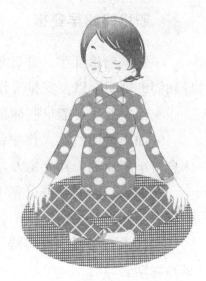

冥想的内容主要集中在胎宝宝身上，可以想象胎宝宝在子宫里是什么样子，正在做什么，拥有什么性格、什么模样等。这样的冥想可以激发胎宝宝的潜意识，并按照准妈妈冥想的样子塑造自己。刚开始做冥想，最大的障碍是心绪纷乱，这时采用缓慢而深沉的呼吸，把注意力集中在呼吸上，可以帮助准妈妈安静下来，顺利进入状态。准妈妈坐好以后，用鼻子慢慢吸气，边吸气边在心里数数，数到5，开始呼气，数10个数后开始下一个循环。在吸气的时候，让自己感觉气体被储存在腹中，呼气时感觉气体从腹中缓缓逸出。一般用这样的方式反复呼吸1~3分钟，心情就会平静下来，头脑清醒，可以开始冥想了。

进行适度的运动

准妈妈进行身体锻炼是极为必要的，这不仅可以增强体质，减少疾病的发生，而且可以积蓄力量，有利于顺利分娩。孕期进行身体锻炼，要注意运动量，以轻微的活动为宜，避免剧烈活动，避免劳累。怀孕后期尤其要注意，以防止早产等症状发生。

怀孕早期时，胚胎在子宫内扎根不牢，此时锻炼要防止流产；怀孕晚期时，需防止早产。所以，在怀孕的早、晚两个时期，不能做跳跃、旋转和突然转动等激烈的运动，可以散步、打太极拳、做广播操等。

孕2月：一颗可爱的葡萄

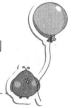

宝宝的到来还没让你欢喜够，可恶的早孕反应就开始折磨你了。不要怕，要勇敢，为了宝宝能健康地成长，所有的折磨都是可以忍受的。准爸爸要特别体贴，让准妈妈坚持走下去。

胎宝宝的发育

怀孕6周时胚胎的脊柱和脑部开始形成，心脏开始跳动，用B超能测出胚胎和心脏的活动。7周后，四肢开始形成。8周后胚胎开始有了眼睛，还没有脸和外耳道。胚胎开始蠕动，但母体还感觉不到。胚胎在最初几周发育最为迅速，仅在前8周，就能由一个单细胞发育成为一个拥有2亿个细胞的成形人体，称胚胎。8周以后，称为胎儿。

准妈妈的身体变化

妊娠4～5周内，准妈妈胎盘的绒毛组织所产生的绒毛膜促性腺激素经由尿道排出，若能确定这种激素的存在，即表示已怀孕。若准妈妈发觉身体内部呈现妊娠现象时，应尽早到妇产科接受检查，月经若迟迟未来也要尽快找医生作检查。

正确对待早孕反应

饮食对策：注意食物的形、色、味，多变换品种，引起食欲。
适量活动：适当参加一些轻缓的活动，如室外散步、做孕妇保健操等，都可改善心情，强健身体，减轻早孕反应。

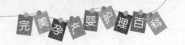

晨吐的应对方法

大多数准妈妈在5～6周会出现恶心、呕吐、食欲不振等妊娠反应，一般到3个月左右会自然减轻或消失。以下方法可缓解晨吐：

· 根据医生的建议服用多西拉敏或茶苯海明，可缓解晨吐。

· 晨吐如果没有缓解，可以尝试把药物与维生素B_6同时服用。

· 服用生姜，采用新鲜热茶、胶囊、粉末或糖浆、结晶形式服用，可以缓解晨吐。

营养摄入要均衡

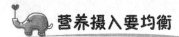

准妈妈在这一阶段应多进食，饮食营养要均衡，膳食以清淡、容易消化吸收为宜，尽量避免刺激性食物，高脂肪、高热量、含盐太高的食物都要少吃，多吃蔬菜水果。

本阶段重点补充锌

与叶酸一样，有些微量元素如锌、铜等也参与了中枢神经系统的发育。微量元素的缺乏，也会导致神经系统的发育异常。女性在孕期对锌的需要量比非孕期时要高，仅靠从一般膳食中摄取是难以满足需要的，而且目前准妈妈缺锌的现象非常普遍。

准妈妈缺锌会使羊水缺乏抗微生物活性，也会影响核糖核酸的合成，导致足月胎儿体重降低、发育停滞、先天性畸形，出现先天性心脏病、骨畸形和尿道下裂等。若准妈妈血清中锌含量过低，会引起新生儿活动减弱、宫缩无力、产程延长、难产，严重的会出现流产或死胎。

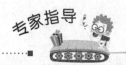

专家指导

补锌可以多吃海鲜，可以吃蛤蜊和牡蛎，或者深海鱼，这些食物含锌量都非常高。它们除了含锌，还含有非常多的蛋白质，对准妈妈的身体非常有益！此外，蛋黄、海带、芝麻酱、瘦肉也含锌。

适量补充维生素 C

维生素C也被称为抗坏血酸，是一种水溶性维生素。维生素C的功能很多，参与大量生物反应过程，对于保持健康非常重要。维生素C可以促进人体内胶原蛋白的形成，而胶原蛋白是保持皮肤、关节和骨骼强健的一种蛋白质；维生素C对于人体内的伤口复原有一定作用；维生素C可以提高白细胞的吞噬能力，从而增强人体的免疫能力；维生素C还可以促进营养代谢，保障胎儿健康发育。

维生素C的需要量随胎儿需要量的增加而增多。怀孕期间，胎儿迅速生长发育，骨骼、牙齿的生长，造血系统的健全，铁元素的吸收等都需要大量的维生素C。维生素C能使细胞的结构坚固，消除细胞间的松弛或紧张状态，使身体的代谢功能旺盛；维生素C严重不足时，会造成脑和身体对刺激反应减弱，并易引发坏血病，使牙龈、皮肤、毛发、骨骼、关节受损。

适量补充维生素 E

维生素E对于从食物中产生热量和维持各项功能的正常都很重要。维生素E能促进人体新陈代谢，增强机体耐力，维持正常循环功能，还能维持骨骼、心肌、平滑肌和心血管系统的正常功能。此外，维生素E与维持正常生育有关，可预防流产、早产，促进胎儿生长发育等。孕妇缺乏维生素E可引起肌肉萎缩，胎儿发育异常等不良后果。

贴心叮咛

维生素E广泛存在于动植物食品中，以植物油含量最多，尤其是小麦胚芽油、棉子油、玉米油、葵花籽油、菜籽油、花生油及香油等含维生素E较多。此外，猪油、猪肝、牛肉中也含有维生素E。

每天饮食要"五色"

准妈妈每天的饮食都应该确保有五种颜色的食物：红、黄、绿、白、紫。

红色，如番茄、红枣、草莓、苹果等，含胡萝卜素和其他红色色素，可刺激神经系统兴奋，增加人体抵抗组织活力；黄色，如香蕉、红薯、老玉米、南瓜、黄豆等，含维生素E，可减少皮肤色斑，延缓衰老，对脾、胰等脏器有益，还能调节肠胃功能。绿色，如杨桃、青菜等含维生素B_1、维生素B_2、维生素C、胡萝卜素及多种微量元素，对高血压和失眠有一定镇静作用。白色，如冬瓜、甜瓜、竹笋、菜花、莴笋、鸡鸭鱼肉等可调节视觉和安定情绪，对高血压和心脏病患者有益。紫色（黑褐色）如葡萄、茄子、紫菜、黑米、木耳、乌鸡，可刺激内分泌和造血系统，具有促进唾液分泌，调节神经和增加肾上腺素分泌的功能。

准妈妈要少吃火锅

准妈妈不宜常吃火锅，因为火锅原料大多为羊肉、牛肉、猪肉甚至狗肉，这些肉片中都可能含有弓形虫的幼虫。这些弓形虫幼虫的虫体极小，寄生在细胞中。人们吃火锅时，习惯把鲜嫩的肉片放到煮开的火锅中一烫即食，这种短暂的加热一般不能杀死幼虫，进食后幼虫在肠道中穿过肠壁随血液扩散至全身。

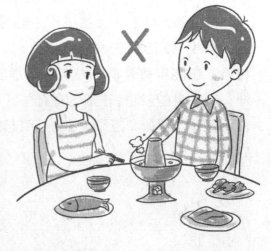

准妈妈应尽量避免用同一双筷子取生食物及进食，这样容易将生食上沾染的细菌带进体内，而造成腹泻或其他疾病。准妈妈喜爱吃火锅，最好自己在家准备，保证食物卫生。

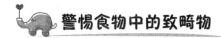 **警惕食物中的致畸物**

有研究发现，准妈妈过多地食用肉类、鱼类、巧克力、白糖等酸性食物，其体液会发生变化，形成"酸化"，进一步使血液中儿茶酚胺水平增高，从而引起烦躁不安、爱发脾气、易伤感等消极情绪。这种不良的消极情绪，可以使母体内的激素和其他有毒物质分泌增加，这是造成胎儿腭裂、唇裂及其他器官发育畸形的一个重要原因。

同时，研究人员分别测定了不同时期胎儿组织和母体血液的酸碱度，认为在妊娠的最初半个月左右，不食或少食酸性食物或含酸性的药物（如维生素C、阿司匹林）等为佳。

准妈妈化妆美容法

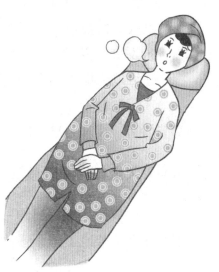

·怀孕后脸上出现小疙瘩，应注意清洁。此时不要更换以往常用的护肤品，以免皮肤不适应。如果怀孕后，脸上的痘痘或湿疹很严重，自己不要盲目选择外擦或其他功能性的化妆品，应该去找皮肤科的医生寻求帮助。

·一些功能性的护肤品以及抗衰老的产品不适合在孕期使用。

·准妈妈不应该涂指甲油，尽量少用口红。

·怀孕后定期去医院作产前检查时，尽量不要化妆。因为化妆品会掩盖准妈妈的面色，影响医生的正确判断。

·准妈妈应该禁止烫发，最好不要在怀孕的头三个月染发。

·做美容时不可长时间保持平卧的固定姿势。

·要杜绝专业的美容漂白项目、电疗项目、足部反射疗法、压点式按摩。

·对于香精油的使用请遵从医生或者专业的芳香治疗师的建议，做香薰的项目要特别小心。

6招缓解孕早期的疲劳

· 按摩。闭目先养神片刻，然后用手指尖按摩前额、双侧太阳穴及后脖颈，每处16次，可健脑养颜，缓解孕早期疲劳。

· 想象。想象自己喜欢去的地方，例如，公园、海边、小溪、高山、一望无际的草原等。把思绪集中在美好的景色上，可以使人精神饱满、心旷神怡。

· 聊天。聊天是一种排解烦恼，交流体会的好方法。聊天不仅可以释放和减轻心中的种种忧虑，而且可获得最新信息。

· 散步。去洁静、安全、鸟语花香的公园或其他场所散步，呼吸新鲜空气，愉悦心情，缓解孕早期疲劳。

· 发展兴趣。动手制作一些小玩具或学习插花艺术，以自寻乐趣。还可以为即将出生的宝宝做一些小衣物。

· 听胎教音乐。经常选择一些优美抒情的音乐或胎教磁带听，可调节情绪，缓解孕早期疲劳。

久坐如何减轻疲劳

孕期疲劳是准妈妈的一种正常感觉，因为你的身体为了孕育宝宝正在非常辛苦地工作。感觉疲劳、疲倦甚至筋疲力尽都是很正常的。

从事久坐工作的准妈妈要想坐得舒适些，可在腰部放个柔软的小靠垫，以减轻腰酸背痛。工作时每隔1小时站起来走动1次，以促进血液回流，减少腿部水肿，有助于预防静脉曲张和便秘。

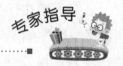

专家指导

职业准妈妈一定要注意尽可能地多休息。如果你是在办公室，午餐时间要离开办公桌，去吃点儿东西，喝点儿饮料，到户外呼吸新鲜空气。如果你的工作具有一定弹性，不妨提早计划每周在家工作一天。

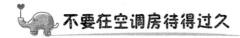 **不要在空调房待得过久**

空调使人感到凉爽，但在空调房间里待久了，就会给健康带来不良影响，俗称"空调病"，表现为容易感冒、咳嗽、关节酸痛、头晕。由于空调房间密闭，空调使房间湿度低，空气质量下降，适合细菌、病毒繁殖。因此，准妈妈最好还是少待在空调房里为好。即使使用空调，也要经常开窗换气，以确保室内外空气的对流交换。一般开机1～3小时后关机，然后打开窗户将室内空气排出，使室外新鲜空气进入。室温宜恒定在26℃左右，室内外温差不可超过7℃。准妈妈注意不要直接对着冷风吹。

选用防辐射服

目前市面上制作防辐射服的面料主要有两种，即不锈钢纤维和碳素纤维。从防辐射的角度来讲，前者优于后者。所以，准妈妈在购买时要注意面料的区分。

首先是用手摸，如果手感较硬，一般质量就不可靠。其次，正规厂家生产的防辐射服都会随产品配有一小块单独的面料，如果将这块面料用火烧过，能看到一层密密的金属网的便是真的使用不锈钢纤维纺织的。此外，还可以用防辐射服将手机包住，包裹的厚度与严密度就像将手机装在衣服口袋中为宜，如果手机没有信号，就可以证明防辐射服的品质不错。

贴心叮咛

为了减少对防辐射效果的影响，建议防辐射服尽量少洗为宜。在洗涤的过程中水温不能超过90℃，可使用中性的洗涤剂（不可漂白或使用带有漂白成分的洗涤剂）轻揉手洗。洗后不要拧干，要直接悬挂晾干。

看电视不可过久

电视机在工作时，显像管不断发出肉眼看不见的X射线，这些射线有一部分射到外边，对胎儿影响是不容忽视的，它往往容易使准妈妈流产或早产，还可能使胎儿畸形，特别是对1~3个月的胎儿，危害更大。如果有时要看电视，距屏幕的距离要在2米以上为好。

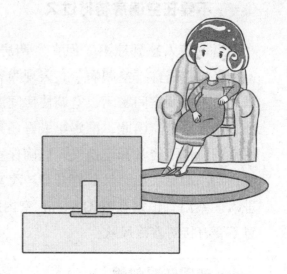

另外，看电视久坐会影响下肢血液循环，加重下肢水肿，更易导致下肢静脉曲张；电视中的紧张情节和惊险场面，对准妈妈来说，可以称为劣性刺激，有碍优生；看电视睡得过晚，妨碍准妈妈的睡眠和休息，这一切对准妈妈和胎儿都不利。

孕早期的散步方法

散步时要和缓，心里不慌，脚下不乱，从容地行走。做到形劳而不倦，汗出而微见，气粗而不喘。这样有利于气血畅达，百脉流通，内外调和。散步行走，地点不拘，或在庭院花木丛中，或在房前屋后青草绿叶之间，唯求空气清新。但千万不要到车辆多、行人拥挤的马路上去，因为这不仅是车撞人碰，不安全，行人的喧闹、车辆的噪声及排出的废气不利于健康，而且清静的心境易被打乱，影响锻炼效果。

准妈妈散步时，每分钟60~80步，每次30分钟左右，散步要不急不缓。散步时可配合擦双手、浴眼、浴鼻、浴面等活动，以增强健身效果。

散步的时间应以你的感觉来调整，不要让自己太累，也不要走得太急，可以慢慢地走，以免对身体震动太大或造成疲劳。

警惕发生宫外孕

若保持高度警惕，做好自我保健，宫外孕是可以避免的。

·诱发宫外孕的最常见原因是慢性输卵管炎，所以防治输卵管炎最重要。产后、流产后和月经期要注意卫生，预防感染，如有炎症应及时彻底治疗，免除后患。

·有些准妈妈属于宫外孕的高危人群，应提高警惕：包括有附件炎、盆腔炎病史者、有输卵管手术史者、不孕症患者、曾有宫外孕病史者。

·要特别提醒的是，凡育龄女性，如果出现停经，或阴道不规则点滴出血，一定要及时去医院检查，排除宫外孕的可能。上述病人一旦出现下腹痛，一定要立刻就医，争取早诊断、早治疗，避免危险。

小心发生葡萄胎

葡萄胎是由于早期妊娠的绒毛中滋养细胞增生过度及其间质水肿而形成，发生后即对患者的身心造成巨大的伤害。

比较容易产生葡萄胎的因素有两个，即准妈妈年龄与妊娠史。在年龄方面准妈妈20岁以下及40岁以上怀孕，发生葡萄胎的概率是21～35岁准妈妈的5～9倍。而40岁以上的准妈妈比20岁以下的准妈妈发病的危险性更高。准爸爸的年龄则没有明显影响。在妊娠史方面，有两次以上连续自然流产的准妈妈比正常的准妈妈发病的危险性高32倍，也就是连续自然流产的准妈妈比较容易产生葡萄胎。如果以国家来比较，亚洲国家有较高的发病率。

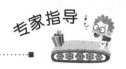

专家指导

大部分葡萄胎的染色体为三套，是由一个正常的卵子与两个精子结合而成，因此染色体为69XXX、69XXY或69XYY。它的特征只有局部的绒毛水肿，滋养层细胞局部增生，而且有胎儿或胚胎组织。但是并存的胎儿常有严重的先天畸型。

 做做孕妇体操

孕妇体操不但有利于控制孕期体重，还有利于顺利分娩，这是因为：

·锻炼可以增加腹肌、腰背肌和骨盆底肌肉的张力和弹性，使关节、韧带松弛柔软，有助于分娩时肌肉放松，减少产道的阻力，使胎儿能较快地通过产道。

·运动可缓解准妈妈的疲劳和压力，增强自然分娩的信心。

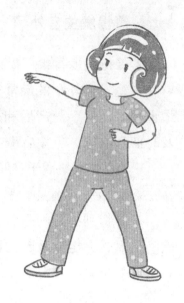

准爸爸帮妻子缓解孕吐

·帮助妻子每天摄入高蛋白质、高钙的膳食。

·鼓励妻子多喝流质食物，特别是牛奶。还可以为妻子准备一个大水壶放在床边，同时还要避免妻子喝咖啡，因为咖啡会使身体脱水。

·要留意会使妻子产生恶心的场景或者气味，尽量让她远离这些环境，而且一些油腻和辛辣的食物也要尽量避免，因为这些食物很可能引起恶心反应。

·鼓励妻子每天少食多餐，最好是每隔2~3个小时吃一顿。而且尽量在有恶心感觉之前就吃，可以吃一些基本食物如米饭等，这些食物比较易消化，不容易引起恶心的感觉。

·保证妻子能够摄取足够的产前所需的维生素。

·可以放一些小饼干和零食在床边，因为她会随时需要一些食物，但尽量选择一些低脂肪和低热量的食物。

·妻子需要更多的休息时间，而且要鼓励她多休息。

·虽然叫晨吐，但其实孕吐可以发生在一天的任何时候。所以如果妻子停止呕吐了几个星期后又复发的话千万不要觉得奇怪，因为有一些孕妇可能在整个怀孕期间都会出现孕吐的现象。

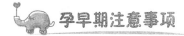 **孕早期注意事项**

· 准妈妈在怀孕头2个月不可过度劳累，要多休息，睡眠要充足，家务活与外出次数也就尽可能地减少。

· 切勿搬运重物、登高或激烈运动，如跳跃、扭曲或快速旋转等运动；避免下腹部和腰部受力，要尽量减少上、下楼梯的次数；弯腰劳动时，要先背部垂直，屈膝蹲下再做。

· 站立工作时，两脚要一脚前，一脚后，不要并齐靠拢，另外，不要站立过久。

· 烟和酒会给胎儿带来不良的影响，两者都应远离，也尽量避免二手烟。如果家中有饲养猫、狗或小鸟等宠物，应尽量避免接触，以免感染寄生虫病。最好把这些宠物送给别人或暂时寄养在朋友家中。

· 不要使用冷水洗澡、洗头，以免感冒，洗衣服一次不要太多，以免过累引起流产或早产。

· 准妈妈注意调节妊娠反应和心理情绪。

准爸爸的职责

孕育宝宝，不仅对于女人来说是人生的一个新开始，对准爸爸来说，也是承担更多责任的开始。也许，昨天你还是个大男孩，但是今天，你一定要开始进入准爸爸的角色了。

对妻子的身体、饮食、衣服、出游必须小心谨慎。生活要有规律，时刻注意冷暖风寒，督促妻子随天气变化增减衣服。你可能发现妻子最近的脾气见长，动不动就会对你发火，你一定感到很委屈，对不对？其实当女人怀孕后，无论在生理还是心理上都会出现变化，这些变化会导致准妈妈情绪上的不稳定。因此，面对妻子越来越多的要求，尽量满足她吧。

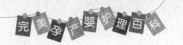

避免性生活

怀孕后由于性激素的作用，准妈妈的生殖器官血流更加丰富，血管充血而粗大，容易受伤和出血。阴道变得湿润而容易进入，生殖器和乳房更加敏感。在此时进行强烈的性生活会刺激子宫强力收缩而引起流产，尤其是有习惯性流产的准妈妈，更应注意。据临床统计，怀孕头3个月内有性生活的夫妻，流产率约为30%。因此为了腹中胎儿着想，怀孕头3个月内最好是不要过性生活。

预防孕早期尿频

怀孕前3个月，准妈妈特别容易感到尿频，因为子宫体增大但又未升入腹腔，在盆腔中占据了大部分空间，将膀胱向上推移，刺激膀胱，引起尿频。所以孕早期尿频是正常的。

·平时要适量补充水分，但不要过量或大量喝水，最好在临睡前1～2小时内不要喝水。

·有了尿意应及时排尿，切不可憋尿，因为憋尿时间太长，会影响膀胱的功能，以至于最后不能自行排尿，造成尿潴留，需要到医院行导尿术。

·加强肌肉力量的锻炼，多做会阴肌肉收缩运动。不仅可收缩骨盆肌肉，以控制排尿，也可减少生产时产道的撕裂伤。

·每日要换洗内裤，用温开水清洗外阴部，至少1～2次。

·加强营养，增强体质。

贴心叮咛

正常的尿频只是小便频繁，身体不会出现其他症状和不适感。如果尿频同时伴有尿痛、尿不尽（小便后仍有尿意），或有发热、腰痛等症状时，则有可能患泌尿系感染，必须去医院治疗。

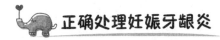 **正确处理妊娠牙龈炎**

· 定期到口腔科检查，以早期预防治疗为主，做好口腔卫生保健。

· 口腔疾患的治疗。准妈妈发生流产的时间一般是在妊娠后的前3个月，而怀孕3～7个月则是治疗口腔疾患最适当的时期。

· 经常保持口腔的清洁，特别是加强进餐后的口腔卫生是非常重要的。

· 妊娠期的母体比平时更需要营养物质，以维护母体包括口腔组织在内的全身健康；激素水平的变化会导致口腔内的营养不良。

· 刷牙时注意顺牙缝刷，尽量不碰伤牙龈，不让食物碎屑嵌留。因为食物残渣发酵产酸，有利于细菌生长，会破坏牙龈上皮，加剧牙龈炎，影响止血。

· 挑选质软、无需多嚼和易于消化的食物，以减轻牙龈负担，避免损伤。

· 多食富含维生素C的新鲜水果和蔬菜，或口服维生素C片剂，以降低毛细血管的通透性。

预防白带异常

· 备好自己的专用清洗盆和专用毛巾。清洗盆在使用前要洗净，毛巾使用后晒干或在通风处晾干、因毛巾日久不见阳光，容易滋生细菌和真菌。

· 天天晚上轻轻用温水清洗外阴部。

· 大便后用手纸由前向后揩试干净，以免肛门细菌传染给阴道和尿道，并用温水清洗或冲洗肛门。

· 选用绵织面料或至少底部是棉质的、柔和、宽松的内裤。晚上睡觉时穿四角内裤甚至不穿内裤，让阴部呼吸新鲜空气。少穿紧身牛仔裤、皮裤。

· 喝足够的水。平时多喝些果汁、优酪乳，可以预防或缓解阴道、尿道感染。

 准妈妈开车注意事项

·准妈妈在开车的时候应该避免紧急制动、紧急转向，因为这样的冲撞力过大，可能使准妈妈受到惊吓。

·车内空调一般以26℃为佳，准妈妈坐在里面最好不要低于这个温度。在不是太热的情况下，可以关掉空调，打开车窗改吹自然风。

·女性开车最忌讳穿不合适的鞋子，如拖鞋、高跟鞋、塑料底鞋等，最好是穿运动鞋或者是布鞋。

·女性爱美是天性，但是在开车的时候要有所收敛。如准妈妈开车时，一头乌黑亮丽的长发就应该梳起来，尤其是在开着车窗的情况下更应该梳起来，因为车窗外的风很容易把头发吹乱，导致头发挡住视线。

准妈妈如何系安全带

专家指出，系安全带的正确方法是：安全带的肩带置于肩胛骨的地方，而不是紧贴脖子；肩带部分应该以穿过胸部中央为宜，腰带应置于腹部下方，不要压迫到隆起的肚子。身体姿势要尽量坐正，以免安全带滑落压到胎儿部位。

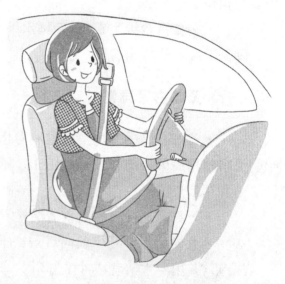

另外，调节舒适的坐椅位置也是至关重要的，许多女士开车时都习惯把坐椅调得特别靠前，还有人习惯身体前倾，将整个身体重心放到方向盘上，这样的姿势其实并不正确。建议准妈妈们在驾驶时，最好双肩靠在椅背上，让它给身体一些支撑。也可以准备一个腰靠垫，减缓疲劳。身体不要离方向盘太近，以免发生撞击时身体撞到方向盘。

孕3月：跳起水上芭蕾舞

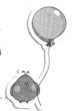

你的宝宝，他好吗？健康吗？此时正处在一个危险的时期，准妈妈任何一个不小心，都有可能影响宝宝，甚至让你失去他。所以此时准妈妈一定要小心再小心，避免一切可能发生危险的情况，但也别忘了补充营养。

胎宝宝的发育

此时胎儿长约为8.7厘米，胎重45克，面颊、下颌、眼睑及耳廓已发育成形，颜面更像人脸。整个身体中头显得格外大，尾巴完全消失，眼睛及手指、脚趾清晰可辨。四肢在羊水中已能自由活动，左右腿还可交替做屈伸动作，双手能伸向脸部。肋骨、皮下血管、心脏、肝脏、胃肠更加发达。自身形成了血液循环，已有输尿管，胎宝宝可排出一点点尿。骨骼和关节尚在发育中。外生殖器分化完毕，可辨认出胎宝宝的性别。

现在胎宝宝已经具备人形，而且生长速度越发惊人，宝宝的手指和脚趾完全分开，部分骨骼开始变得坚硬，毛发和指甲开始长出，并且已会打嗝。

准妈妈的身体变化

进入怀孕3个月，准妈妈开始食欲增加，下降的体重逐渐回升。受到骨盆腔充血与黄体素持续旺盛分泌的影响，阴道的分泌物比平时略增多。出现尿频，总有排不净尿的感觉。此外，乳房还会胀痛，开始进一步长大，乳晕和乳头色素沉着更明显，颜色变黑，下腹部还未明显隆起。

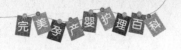

第一次产检

·测体重，每次产检必测项目。通过准妈妈的体重间接检测胎儿成长。孕期体重增加约为12.5千克，孕晚期平均每周增加0.5千克。这个是参考值，每个人会有不同的差异。

·量血压，每次孕期检查必测项目。血压高是先兆子痫的症状之一，它将影响胎儿的发育成长。

·听胎心音，怀孕第12、第13周时，已经能听到胎心音。听到胎心音即可表明腹中的胎儿为活胎。

·测宫高、腹围，每次产检都要测量宫高及腹围，根据宫高画妊娠图曲线了解胎儿宫内发育情况。

·量身高，在整个孕期中只测1次。医生将通过身高和体重的比例来估算你的体重是否过重或过轻，以及盆骨大小。

合理安排饮食

脑细胞发育在很多方面是不可逆的，妊娠期间通过母亲的合理饮食，促进胎儿大脑细胞数量的增加和质量的提高，为胎儿出生后良好的智力发育提供了可能。

一般来说，三大营养素的热量比例应为：蛋白质10%～14%，油脂20%～30%，糖类58%～68%。而且，准妈妈因为子宫扩大压迫到肠道，比一般人更容易便秘，所以还需要能促进肠道正常蠕动的纤维素。

准妈妈最重要的就是要均衡摄取六大类食物，包括奶类、鱼肉蛋豆类、五谷根茎类、蔬菜类、水果类以及油脂类。

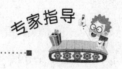

专家指导

不少准妈妈怀孕以前口味偏重，怀孕后也一如既往地吃得比较咸。要知道如果摄取的钠离子过多，会导致怀孕期引发高血压，发生死胎、胎儿发育不全、肺部发育不全。因此，切记孕期饮食宜清淡这一条。

喜食酸要讲科学

怀孕后胎盘会分泌出一种叫做人绒毛膜促性腺激素（HCG）的物质，这种物质有抑制胃酸分泌的作用，能使胃酸显著减少，消化酶活性降低，并会影响胃肠的消化吸收功能，使准妈妈产生恶心、呕吐、食欲下降、肢软乏力等症状。由于酸味能刺激胃液的分泌，提高消化酶的活性，促进胃肠蠕动，增加食欲，有利于食物的消化吸收，因此多数准妈妈喜欢吃酸味的食物，以抑制HCG分泌所带来的消化能力减弱。

古人有句话说是"酸儿辣女"，因而很多准妈妈喜欢吃酸性食物，就会觉得自己怀的是儿子，因而会加重吃酸性食物，这样的想法是不科学的，孕期营养要均衡，不能大量地进食酸性食物，尤其是那些胃口不太好的准妈妈们，专家还指出孕期吃酸要远离酸菜。

爱吃鱼，宝宝聪明

在孕期吃鱼对胎儿有好处，首先准妈妈经常吃鱼，出现早产和低体重婴儿的概率远低于平时不吃鱼或很少吃鱼的准妈妈。如果孕期每周吃一次鱼，早产的可能性仅为1.9%，而从不吃鱼的准妈妈早产的可能性为7.1%。原因是鱼富含 ω−3脂肪酸，这种物质有防止早产和有效增加宝宝出生时体重的作用。

胎心叮咛

准妈妈常吃鱼能减少抑郁症发生，怀孕第3个月从海鱼中摄取的 ω−3脂肪酸越多，她们在孕期及分娩后出现抑郁症的可能性越小。食物中缺乏 ω−3脂肪酸，大脑中一种叫血清素的化学物质也会相应较少，血清素含量少会引起或加重抑郁症。

缓解孕吐症状

心理放轻松比什么都重要，心理压力过大，妊娠反应会更加严重。孕吐是正常现象，只要在正常范围内，不用担心会给胎儿造成不良影响。了解一些相应的科学知识，多与周围的准妈妈们交流，相互学习，解除心理压力。

孕早期胎儿生长缓慢，不需要太多的营养。在口味上可以尽量选取自己想吃的东西，还要尽量减少每次进食的量，少食多餐。多喝水，多吃富含维生素的食物，可以防止便秘，因为便秘会加重早孕反应。为了减轻孕吐反应，多吃一些较干的食物，如烧饼、饼干、烤馒头片、面包片等。如果孕吐较重，多吃蔬菜、水果等偏碱性的食物，以防酸中毒。

学会选择食物

准妈妈这时可根据自己的口味、习惯，想吃厚味的食物，就选择猪肉、牛肉、鸡肉等做成红烧肉、罐焖牛肉、辣子鸡等来吃；想吃清淡的就选择鱼、虾或各种肉馅做成清蒸鱼、清炒虾仁、蒸肉饼来吃。如果什么肉都吃不下去，还可以选择豆制品及口蘑、鸡腿磨等菌类来补充蛋白质。

主食上可以将各种米、面、杂豆、薯类等五谷杂粮混合烹调，也可将谷类与蔬菜、水果混合制作。

怀孕第3个月应该每天保证水的供应，养成定时喝水的习惯。西洋参、枸杞子都含有钙、铁、磷、钾、锌、硒等矿物质，用它们冲泡成的饮料，不仅可以补充微量元素，而且具有增强机体免疫力、美白等作用。

香蕉、土豆、南瓜、豆类食物、樱桃、葡萄干和其他干果、谷物类食品、海鱼和蘑菇，可让准妈妈心情更好。

健康喝水的原则

准妈妈喝水的最佳选择应该是白开水。

怀孕期间，准妈妈要养成健康的生活方式，合理安排生活节奏，每天保证不少于6杯水，分别在早上起床后、上午10时、午餐后1小时、下午4时、晚餐后1小时、睡前1小时进行补水，严格执行下去必然能够让你当个水润孕妈妈。

准妈妈的饮水量还要根据自身的身体状况、季节以及气候等多方面因素来调节。在怀孕7个月之后，如果准妈妈发现自己已经发生肿胀，就应该注意控制饮水量，每天在1000毫升以内为宜，以免加重妊娠水肿。

做家务要小心

· 晾晒衣服的时候，注意不要过度地伸腰。因为肚子拉伸的话，可能对胎儿造成不利影响。对于够不着的衣服，可以用撑衣杆收，也可以把晾衣架放低一点再收，注意保护好肚子。

· 弯腰下蹲要小心，对于需要下蹲的家务活，如扫地、拖地或者捡东西的时候，注意不要长时间地弯腰，也不要做下蹲的动作很长，因为可能挤到肚子里的宝宝。

· 太重的物品不要提，过重的物品对于孕早期的准妈妈来说，还是不要搬动为好，因为受精卵刚刚着床，用力过大造成腹压增加，有可能导致流产，孕晚期提重物的话，还有可能导致早产。

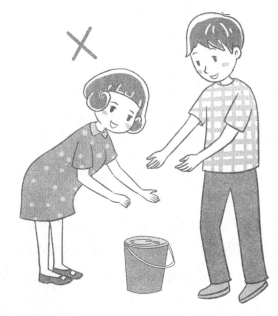

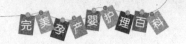 **正确挑选孕期内裤**

孕期内裤选择需要注意以下几个方面：

分阶段选择

怀孕早期，选择合身及具有适当承托的孕妇专用内裤。

怀孕中期，选择防止腹部和臀部受凉、包腹包臀且保暖的内裤。

怀孕晚期，分泌物增多，选择吸湿性佳，裤底材质采用防菌抗臭处理的内裤。

选纯棉材质

准妈妈阴道分泌物增多，所以宜选择透气性好，吸水性强及触感柔和的纯棉质孕妇内裤。纯棉材质对皮肤无刺激，不会引发皮疹。

选择专用款

怀孕初期，应尽快将自己的内裤更换成孕妇专用内裤。大部分的孕妇内裤都有活动腰带的设计，方便准妈妈根据腹围的变化随时调整内裤的腰围大小，十分方便。

选择高腰设计

孕妇内裤裤长往往是加长的，高腰的设计可将整个腹部包裹，具有保护肚脐和保暖的作用。

选购托腹带

·应选购可随腹部的增大而调整，方便拆下及穿戴，透气性强不会闷热的托腹带。

·覆盖式托腹带能够保护准妈妈的腹部，裤腰覆盖肚脐以上部分，有保暖效果。

·产妇专用生理托腹带分固定式和下方可开口的活动式两种，便于产前检查和产褥期、生理期等特殊时期穿着。

·可调式托腹裤集内裤与托腹带于一体，方便实用。

准妈妈穿鞋应注意

·孕妇鞋尺码依脚长而定，必须注意坐姿、站姿及走姿的延伸量，约比脚长多出10毫米。

·选择圆头且肥度较宽，鞋面材质较软的孕妇鞋。

·孕妇鞋型选择上开式，即系鞋带式或魔术黏贴带式较佳，其次可以选择有松紧带或可调整宽度的孕妇鞋类款式。

·怀孕10个月间，可分前期（0～6个月）及后期（6～10个月）换穿不同的孕妇鞋，而怀孕后期的孕妇鞋宜选择具有足跟杯垫的保护装置。

·选购孕妇鞋要注意鞋跟高度，理想的鞋跟高度为：1.5～3厘米，平跟的鞋子虽然可以接受，但是随着准妈妈体重的增，在产后往往会带来足底筋膜炎等脚跟部位的不适。

·孕妇鞋底要选择耐磨度好且止滑性较佳（如双密度PU材质）的大底。

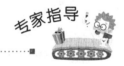

怀孕后，身体情况有了变化，体重增加，身体的重心前移，站立或行走时腰背部肌肉和双脚的负担加重，如果穿高跟鞋，就会使身体站立不稳，由于身体加重，脚的负担加重，走路或站立，都会使脚感到吃力。

经常量体重

电子秤（体重秤）是孕期和产后健康的"晴雨表"，孕期和产后准妈妈的胃口较大，吃得也比较好，但是准妈妈要时刻关注自己的体重，超重不利于胎儿的发育，也不利于产后恢复。或许准妈妈可以选购一台电子秤（体重秤）放在家里，随时可以在电子秤（体重秤）上称一下，看看自己有没有超重。

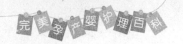

 不要骑车去购物

准妈妈不适于骑车长途行驶，骑车遇到上下陡坡或道路不太平坦时，不要勉强骑过，因为剧烈震动和过度用力易引起会阴损伤，影响胎儿。如果患有高血压、心脏病、糖尿病和肾炎，最好不要骑车；车流量很大的街道，也不适合准妈妈骑车。因为机动车排放的废气所含的微小颗粒容易对人的血管造成严重损害，增加骑车者患心脏病的风险。

孕早期需要就医的情况

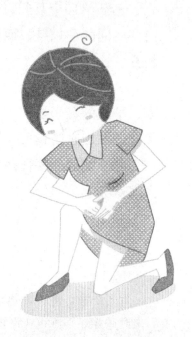

·孕早期呕吐如果持续出现恶心、频繁呕吐、不能进食、明显消瘦、自觉全身乏力，就被列为严重呕吐之列。剧吐会影响营养吸收，严重时会损害肝肾功能，同时也会影响胎儿发育。

·孕早期出现腹痛，特别是下腹部痛，首先应该想到是否是妊娠并发症。比较常见的并发症有先兆流产和宫外孕。如果症状是阵发性小腹痛，伴有阴道出血，可能是先兆流产；如是单侧下腹部剧痛，伴有阴道出血及昏厥，可能是宫外孕。

·孕早期如果少量断断续续的阴道流血称见红，如有见红但无腹痛，可以先卧床休息。如休息后见红仍不止或反而增多，应立即去医院检查。如果出血量超过月经，更是不正常，此时要注意是否有组织物排出，如果有，应立即去医院，并把阴道排出的组织物一并带去，方便医生诊断。

·发热是常见的胎儿致畸因素。热度越高，持续越久，致畸性越强。高温作业、桑拿浴、热盆浴等也是造成体温升高的原因，这些活动均不适于孕早期准妈妈。一旦出现体温升高现象，要及时在医生的指导下，服用退热药物。

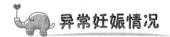 **异常妊娠情况**

宫外孕

宫外孕也称异位妊娠，是指受精卵不在子宫内而是在子宫以外的部位如输卵管、卵巢以及腹腔等部位种植发育，其中98%的宫外孕发生在输卵管。

葡萄胎

在正常怀孕时，受精卵在子宫内发育，逐渐形成胎儿、胎盘和一系列与妊娠有关的附属物。但是当受精卵本身有缺陷时，组成胎盘的绒毛发生水肿变性，那么胎儿、胎盘就容易被溶解吸收，子宫腔里充满了大小不等、透明的水泡，根本找不到胎儿的形迹。这种水泡的细蒂相连，就像一串串葡萄，因此称为"葡萄胎"。

前置胎盘

胎盘是胎儿与母体之间进行物质交换的重要器官，它像个大吸盘附着子宫壁内面。正常胎盘应该附着于子宫体上段的前壁、后壁或左、右侧。如果受精卵"落脚"的地方靠下，胎盘附着在子宫体下段或遮盖于宫颈内口之上，就称为前置胎盘。

警惕胎停育

受精卵就像一颗种子，要经历一系列复杂而奇妙的过程，才会最终成长为一个健康的宝宝。如果在最初的阶段，受精卵没有发好芽，那么它很可能就会停止继续生长，我们把这种发生在孕早期的胚胎发育异常现象称为"胎停育"。

如果发生胎停育，准妈妈的一切妊娠反应都会逐步消失。首先是不再有恶心、呕吐等早孕反应，乳房发胀的感觉也会随之减弱。然后阴道会有出血，常为暗红色血性白带。最后还可能出现下腹疼痛，排出胚胎。上述表现因人而异，有的人甚至一点迹象都没有，就直接出现腹痛，然后流产，或胚胎停育后无症状，通过常规B超检查发现。

不必担心的出血

着床"出血"：通常在受孕后，胚胎进入血管丰富的子宫内膜着床后的24周内发生。有时，你会误认为这是月经刚开始的表现，尤其是当你的月经周期不规律时。

月经出血：在怀孕后，持续生长的胎盘会释放出激素以抑制月经的发生。但是由于在怀孕前几周所释放出的激素的量，尚不足以抑制即将到来的月经，所以，准妈妈在怀孕的前2个月可能还会有少量、短暂的月经出现。

流产的原因

流产发生的内因、外因都有。内因主要是遗传因素，指由于染色体的数目或结构异常所致的胚胎发育不良，是流产最常见的原因。外因有大量吸烟（包括被动吸烟）、饮酒、接触化学性毒物、严重的噪音和振动、情绪异常激动、高温环境等。

流产的主要症状

阴道出血通常是出现流产的最早标志。但请记住，高达1/4的准妈妈怀孕早期都会出现阴道出血（在内裤或手纸上发现血迹），但是其中一半都不会流产。一些准妈妈可能会感到腹部疼痛，通常出现在第一次阴道出血后。这种疼痛可能是绞痛或持续疼痛，可能轻微也可能剧烈，或者可能感觉更像是腰背部疼或骨盆压力。如果同时发生了出血和疼痛，那么能继续怀孕的可能性就小得多了。

贴心叮咛

阴道出血发生在妊娠12周以内流产者，开始时绒毛与蜕膜分离，血窦开放，即开始出血。所以孕期的女性一定要警惕上述症状的出现，一旦发现上述异常，要及时去医院检查，防止出现流产。

🐘 流产的预防

对于有过流产史的夫妇，应及时到医院检查，查清引起流产的原因，无论是夫妇哪一方有问题，都应及时治疗，治愈后再要孩子。

已经怀孕的准妈妈，要避免接触有害化学物质，如苯、汞、放射线等。怀孕早期应少到公共场所去，避免病毒及细菌感染。如果准妈妈患了病，要及时在医生的指导下服药治疗，不可自己随意用药。

孕早期（孕12周内）除注意饮食卫生和避免过度劳累外，还要避免过分紧张，保持情绪稳定，以利安胎。妊娠的最初3个月不要同房。如果经检查，胎儿发育异常，医生认为应做刮宫术时，病人不宜拖延，以免造成失血过多（甚至休克、死亡）或形成影响今后生育的内生殖器炎症。大多数流产掉的胚胎一般都是有先天缺陷的，属于自然淘汰之列，切不可因小失大，危及准妈妈健康。

🐘 防止流产的生活守则

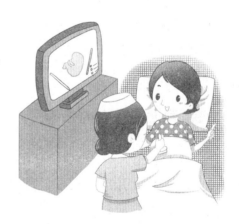

·注意是否有早期子宫收缩现象发生。

·定期产前检查。

·尽量穿着宽松舒适的衣物，不要给身体太多束缚与压力。

·对于不熟悉的怀孕状况及担心的问题，可请教长辈或者专业医生。

·注意不正常的腹部绞痛，保持饮食的均衡。

·切勿自行服用药物，以免影响胎儿健康。

·避免意外事件，例如，桌角撞击到肚子、车祸、跌倒等危险状况。

·妊娠早期的性行为要特别注意姿势，避免压迫到腹部，若是有出血、破水、腹痛等现象，应先请教医生，等情况稳定后再恢复性生活。

·维持良好的生活质量，管理情绪，放松心情。

·调节工作压力，适时舒缓身心的疲惫感。

正确对待先兆流产

准妈妈发现有先兆流产的迹象应尽快到医院检查，但要尽量减少不必要的阴道检查，以减少对子宫的刺激。如果妊娠反应阳性，结合体温和B超检查认为适合保胎时，应在医生的指导下进行保胎治疗；如果阴道出血量多于月经量，或其他诊断查明胎儿已死亡或难免流产，应尽早终止妊娠，防止出血及感染。

准妈妈发现有先兆流产的迹象应尽快到医院检查，而不要自己随意选择保胎药。因为导致先兆流产的原因很多，治疗方法也因人而异，如果不能针对原因选择保胎药物就会对胎儿造成危险。

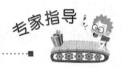
专家指导

在保胎期间，准妈妈除了卧床休息，严禁性生活外，还应保持情绪稳定，避免紧张气氛的环境，补充足够的营养，口服一些维生素E。如果胚胎正常，经过休息和治疗后，引起流产的原因被消除，则出血停止，妊娠可以继续。

预防胎儿宫内感染

宫内感染又称先天性感染或母婴传播疾病，是指准妈妈在妊娠期间受到感染而引起胎儿在子宫内感染。

防治措施：

·准妈妈要进行早期宫内感染筛查，如果血清IgM抗体检测结果阳性，就要进行重复测定。

·对已经确定有感染的准妈妈，无论有无宫内感染的检查结果，都要积极治疗。

·经治疗未见明显效果者，要做胎儿宫内产前感染诊断，以确定是否有胎儿宫内感染。

·确定有宫内感染者，可采取宫内给药治疗或建议终止妊娠。

尽量避免性生活

女性怀孕后因内分泌机能发生改变、早孕反应和顾及对胚胎的影响，对性生活的要求和性反应降低。妊娠期前3个月，一方面由于胎盘尚未发育成熟，胎盘与子宫壁的连接还不紧密；另一方面孕激素分泌不足，不能给予胚胎强有力的维护，此时进行性生活，可能会造成流产。

怀孕中期，胎盘已形成，妊娠较稳定；早孕反应也过去了，性欲增加，可以适度地过性生活。国内外的研究表明：孕期夫妻感情和睦恩爱，准妈妈心情愉悦，能有效促进胎儿的生长和发育，生下来的孩子反应敏捷，而且身体健康。但性生活也不是多多益善，须合理安排，对性交姿势与频率要加以注意，避免对胎儿产生不良影响。

怀孕后期，准妈妈腹部明显膨隆，体形和体重发生明显变化，身体笨重，腰背酸痛，性欲减退。子宫敏感性增加，任何外来刺激，即使是轻度冲击都易于引起子宫收缩，引发早产。怀孕36周后严禁性交。

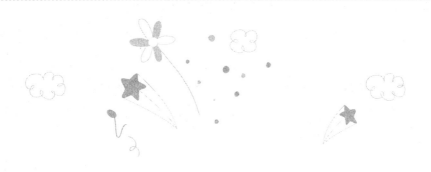

贴心叮咛

性交前，夫妻双方应清洁外阴，保持卫生。注意性交姿势，防止准妈妈腹部受压，应避免的姿势有：屈曲体位、骑乘体位和肘膝体位。性交时间、强度要适当，动作和缓，避免过强刺激；持续时间相应缩短。

进行语言胎教

除了音乐胎教之外，语言胎教对胎儿也是很好的声音刺激。从理论上讲，它的传播途径与音乐胎教是一致的。语言胎教可以由准爸爸进行。准爸爸的声音大多偏于低沉，声波以中低频为主，恰恰容易透入宫内。准爸爸经常和胎儿对话，对准妈妈是一种安慰，对胎儿的情感发育也有莫大好处。

语言胎教的方法包括：

·日常生活语言诱导，例如，可给小宝宝起好名字，每天反复对胎儿讲在他出生后要对他讲的日常生活语言。

·系统性语言诱导，如儿歌、童谣，分阶段，由浅入深进行。

准爸爸别在准妈妈旁抽烟

准爸爸在准妈妈怀孕期间应控制吸烟，即使控制不住，也不要当着准妈妈的面抽烟，二手烟的最大受害者无疑是准妈妈。准妈妈如果长时间处于二手烟的环境，不但会对自己身体组织器官造成极大的影响，同时对胎儿每个阶段的发育都会造成极大的危害，就算最后没有流产，也极有可能会出现各种畸形

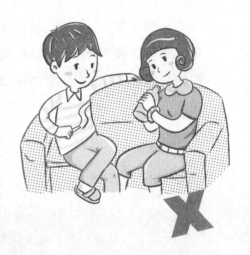

症状。同时也有研究发现，二手烟是还导致准妈妈发生妊高征的主要原因，同时也是造成各种妊娠期间并发症的主要因素，如像妊娠高血压、妊娠高血糖等，这些都与二手烟有着直接的关系。

在一项研究中发现，准妈妈如果在怀孕期间长时间接触二手烟，不但会导致自身的血管受到不良的影响，同时对正在生长发育的胎儿的各个内脏器官同样会受到严重的损伤。有最新研究发现，如果胎儿长期暴露在二手烟中，还会抑制其身体的自然修复机能，不但会导致胎儿畸形，甚至还会导致流产甚至死胎。

孕4月：毛茸茸的小桃子

你是否在担心自己身材走样，变得步履蹒跚，和宝宝的健康成长相比，这些又算得了什么？此时准妈妈的任务就是将自己变成一个"吃货"，并且越有营养越好，但同时别忘了加强运动噢！

胎宝宝的发育

怀孕第4个月，胎儿成长迅速，胎儿身长约14厘米，体重约200克。胎儿的骨骼差不多已成为类似橡胶的软骨，并开始逐渐硬化。开始吞咽羊水，肾脏已经能够制造尿液，头发也在迅速地生长，五大感觉器官开始按照区域迅速地发展。

如果你的宝宝是女孩，她的阴道、子宫、输卵管都已经各就各位；如果是男孩，宝宝的生殖器已经清晰可见。大脑开始划分专门的区域进行嗅觉、味觉、听觉、视觉以及触觉的发育。

准妈妈的身体变化

怀孕进入第4月，早孕反应自然消失，准妈妈身体和心情舒爽多了。准妈妈开始食欲增加，下降的体重逐渐回升。这个月因为胎盘已形成，所以流产的可能性明显减少，但是准妈妈要补充足够的营养，以满足迅速长大的胎儿的生长需要。

阴道分泌的"白带"增多，正常的分泌物应是白色、稀薄、无异味。增大的子宫开始压迫膀胱和直肠，膀胱容量减少，出现尿频、尿急。

子宫增大，腹部也隆起，看上去已是明显的孕妇模样。乳房增大，乳头周围发黑，乳晕更为清晰。乳头已经可以挤出一些乳汁了，看上去就像刚分娩后分泌出的初乳。

孕中期要加强营养

孕中期时胚胎发育阶段完成，是准妈妈和胎儿都进入安定的时期。此时，准妈妈的心情变得轻松愉快起来，胎儿在母体内生长速度也较快。

孕中期准妈妈的妊娠反应减轻，食欲渐渐增加，要充分利用此期，纠正早孕呕吐造成的电解质紊乱，弥补早期营养素的丢失，调整机体的营养状况。系统地进行各方面的检查，结合自身的具体情况，可与专业营养师配合，定期做营养监测和评价。

补充铁剂，预防贫血

怀孕期间，准妈妈要定时检查血常规。一旦发现贫血，就要及时补铁。这时，可服用一些铁剂，用量可以参照贫血患者。富含维生素C的橙汁、红辣椒和草莓，与含铁的谷物、菠菜，以及全麦面包一起吃更有利于铁的吸收。

最佳孕期零食

零食不仅能补充人体的营养素，而且对养身、美容有一定的功效。科学研究表明，适当吃一些零食，不但不会影响健康，而且对身体有益。准妈妈可以选择营养丰富、低糖、低热量、高膳食纤维的食物。如葡萄干、大枣、酸奶、奶酪、全麦面包等。

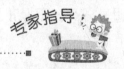

专家指导

吃零食能调节准妈妈的情绪。零食可以使人的精神进入最佳状态。在手拿零食时，零食会通过手的接触和视觉，将一种美好松弛的感受传递到大脑中枢，产生一种难以替代的慰藉感，有利于减轻内心的焦虑和紧张。

注意控制体重

很多准妈妈在怀孕期间大吃特吃，使自己体重增加很快，不只增加了自己患妊娠高血压等疾病的风险，而且让产后身材恢复变得异常困难。

进入孕中期，准妈妈的体重都会有所增加。但是准妈妈们要了解，你增加的体重并不一定是自身的体重，而是羊水、胎盘以及腹中胎儿的重量。一般在整个孕期体重增加12.5千克左右最合适，过多或过少都有不好的影响。如果体重增加过快，不但对准妈妈自身有不良影响，对宝宝成年后的身体状况也有很不利的影响。这时候可以检查一下自己的饮食结构是否合理，是否吃了过多油腻的食物，是否吃了过多的甜食等。如果是，调整一下你的饮食结构，食物清淡一些，多吃新鲜的蔬菜水果。

警惕体重异常增长

怀孕期间如果体重增加过快会出现高血压、水肿或蛋白尿等病症，进而会影响到胎儿的成长与氧气的获得，常常会造成胎儿生长迟滞、胎盘早期剥落甚至胎死腹中等严重情况。

如果准妈妈不加节制地进食，胎儿容易长得壮硕，从而导致难产，危害胎儿与母亲的性命。当这些"大"宝宝经过产道时，也比较容易造成产道严重的裂伤，导致产妇出血量过多。

胎心叮咛

在正常生产过后，产妇的体重往往不会立即恢复到产前的状态，依旧会比产前重3～5千克。如果在怀孕期间，准妈妈体重的增加又是"超水准"的，那么可想而知，产后妈妈很难再恢复到孕前的苗条身材了。

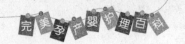

 产前检查时间安排

女性在确诊怀孕以后12周左右，就需要到医院进行第1次产前检查。

孕期检查的最佳时间是什么时候？女性在怀孕28周以前，均为4周检查一次，28周以后每2周检查一次即可，到36周后为每周检查一次为好。

第2次产检与产前诊断

做第2次产前检查，出门之前准备好卫生纸、围产保健本等。

听胎心音
听到胎心音表明胎儿正常存活，这时期正常的胎心率一般在120～160次/分。

测量宫高、腹围
主要是观察准妈妈腹部的形态、大小、有无异常情况。

尿常规检查
检查有没有泌尿系统感染等疾病的出现。

唐氏综合征初筛试验
通过静脉抽血能够检测胎儿是否患有唐氏综合征、染色体异常或者神经管缺陷等先天性出生缺陷，但在检查前应该空腹12个小时。

水肿检查
如果准妈妈在怀孕20周后身体出现了下肢水肿，用手指压的时候有明显的凹陷，休息后水肿也能消退的情况，应该及时测量血压是否正常，防止妊娠高血压综合征。

B超
通过B超查看胎盘的位置是否正常。

查找高危准妈妈

有些准妈妈怀孕属于高危人群，怀孕给母亲或胎儿带来极大的风险，孕期应格外小心。

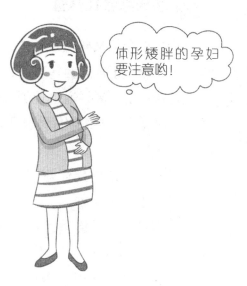

体形矮胖的孕妇要注意哟!

·年龄、身高、身体素质方面具有危险因素的准妈妈。例如，年龄大于35岁的准妈妈，早产机会较多，容易发生妊娠期并发症，畸胎较多；身高在140厘米以下，体重不足40千克或超过85千克；营养状况比较差、有遗传病家族史的准妈妈。

·有不良孕产史的准妈妈，如流产、早产、死产及新生儿死亡。

·患有原发性高血压、心脏病、糖尿病、肾脏病、肝炎、贫血、血液病、甲状腺功能亢进等疾病的准妈妈。

·妊娠早期曾用过某些对胎儿有影响的药物、有过病毒性感染、接触过放射线的准妈妈。这些准妈妈容易生出畸形儿或患有先天性疾病的新生儿，甚至可出现早产、流产或死产。

·患有妊娠合并症的准妈妈。

避免畸形儿

一般在怀孕后第5～10周受到外界环境或药物因素影响最容易引起胎儿畸形。因为这个时期是受精卵形成的细胞正在向胎儿分化的时期，特别容易产生畸形，所以又称为"致畸敏感期"。

在末次月经的3～4周内，胚胎如受到的影响较轻，一般能正常发育；受到的影响较重，则会引起流产。末次月经的11～40周，胚胎受不良因素影响，而引起畸形较少。直到妊娠晚期，还保持对致畸因子的敏感性。在怀孕晚期受侵害也会影响胎儿智力发育，所以从优生角度考虑，整个怀孕期都应该对胎儿进行优生保护。

唐氏综合征筛查

唐氏综合征又叫做21三体综合征，是说患者的第21对染色体比正常人多出一条（正常人为一对），是最常见的染色体非整倍体疾病。唐氏筛查是在特定孕周，通过检测准妈妈血清，结合准妈妈的年龄、孕周、体重，通过风险评估软件计算风险值。

·筛查程序：

①第一孕期唐氏症筛查。②第二孕期唐氏症筛查。③绒毛膜取样术。④羊膜穿刺检查。

·筛查时间：最佳时间是在孕15～20周。

·检查前的准备：做唐氏筛查时无须空腹，但与月经周期、体重、身高、准确孕周、胎龄大小有关，最好在检查前向医生咨询其他准备工作。

孕中期贫血巧应对

分娩时，贫血的准妈妈常使胎宝宝不能耐受子宫阵阵收缩造成的缺氧状态，在子宫内窒息，还会发生宫缩乏力、产程延长、产后出血多等情况；在产褥期比正常产妇的抵抗力低，易感冒和发生泌尿系统感染，严重贫血会导致未成熟儿及早产儿的发生率明显高于正常准妈妈。

因此，准妈妈从开始怀孕就要多吃富含铁的食物，如瘦肉、家禽、动物肝脏及动物血（鸭血、猪血）、蛋类；同时多吃水果和蔬菜，水果和蔬菜不仅能补铁，所含的维生素C可以促进铁的吸收和利用。

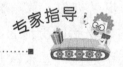

专家指导

如果贫血症状较轻就不易被察觉，会造成长期慢性贫血，使胎宝宝的生长发育受到影响，如宫内生长迟缓、足月时体重不够2.5千克、出生后易发呼吸道及消化道感染。

接种疫苗要小心

如果准妈妈没有感染过乙肝病毒，为预防准妈妈得肝炎，并使胎儿免遭乙肝病毒侵害，可以注射乙肝疫苗。

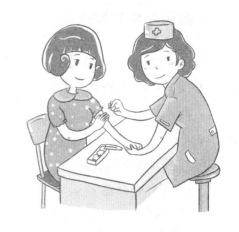

高危人群（经常出差或经常在外面吃饭）应该在怀孕前注射疫苗防病。

风疹病毒可以通过呼吸道传播，如果准妈妈感染了风疹，有25%的早孕期风疹患者会出现先兆流产、流产、胎死宫内等严重后果。也可能导致胎儿出生后出现先天性畸形、先天性耳聋等。最好的预防办法就是在怀孕前注射风疹疫苗。

流感疫苗属短效疫苗，抗病时间只能维持1年左右，且只能预防几种流感病毒，适于儿童、老人或抵抗力相对较弱的人群。对于孕期的防病意义不大。因此可根据自己的身体状况来选择。

孕早期感染水痘可导致胎儿先天性水痘或新生儿水痘，如果怀孕晚期感染水痘可能导致准妈妈患严重肺炎甚至致命。准备怀孕的女性至少应该在受孕前3个月注射水痘疫苗。

在孕早期尽量避免注射狂犬疫苗。只有在被动物咬伤极为严重的情况下，征求妇产科医生的意见后，才能考虑注射。

准妈妈睡眠时间

到孕4月，胎宝宝开始迅速生长，每天需要大量的营养以外，还需要准妈妈有充足的睡眠。因为身体方面的变化，准妈妈容易疲劳，应获得充足的睡眠。

准妈妈每日的睡眠时间不能少于8小时。怀孕晚期，应该保证午睡，但时间要控制在2小时之内，以免影响夜间的睡眠。

最好是晚上10点入睡，早上7点起床，中午1点开始午睡，睡1～2小时都行。因为中午12点吃午饭，休息一下再睡更利于健康。

解决孕中期睡眠困扰

很多准妈妈在孕早期睡眠较好，这是因为她们要孕育和保护胎儿而感觉疲劳。随着胎龄的增加，胎儿体积变大，准妈妈腹部逐渐隆起，睡眠时就难以找到一个合适的姿势。这里有几个帮助入眠的小诀窍：

· 睡前不要吃太饱，免得胃胀气或胃食管逆流，反而睡不好。

· 睡前不要做激烈运动或过度劳累。

· 改变睡姿，怀孕早期可以试着侧卧睡，并且将膝盖弯曲，等肚子大起来后，试着左侧卧睡。

· 参加准妈妈课堂，减轻焦虑。

· 戒除含咖啡因的饮料，如咖啡、茶等。

· 睡前冲个热水澡，可以帮助放松。

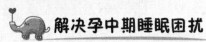

细心·呵护乳房

准妈妈应选择背带较宽、有大的杯形口、尺码不可太小的胸罩，最好是孕妇专用胸罩；每天用温水清洗乳头和乳晕，除去乳痂，尤其是在产前3个月。

在每天洗浴之后，准妈妈要进行乳房按摩。按摩时，用热毛巾敷盖乳房并用手轻轻地按住，将乳房擦净后撒一些爽身粉，并用涂有爽身粉的手指从乳房四周由内向外轻轻按摩；拇指和食指压住乳晕边缘，再用两指轻轻挤压。

贴心叮咛

有些准妈妈的乳头呈凹陷状，准妈妈可以在擦洗乳房时，用一只手托起乳房，使乳房耸起，用另外一只手的食指、中指和拇指拉住乳晕部，从深部向外牵拉乳头，并轻轻在纵横方向上牵引，同时捻转乳头，用干净毛巾配合温和皂水擦拭乳头。

孕中期乳房变化

孕中期乳晕颜色更加变深、变黑，乳晕更加明显，乳房继续增大，表皮的纹理更加清晰。由于雌性激素水平上升的作用，乳头的敏感度也会增加。由于乳房的增大，妊娠纹可能会出现。稻草颜色的初乳在这个时候也有可能会渗出，当然，怀孕晚期渗出的情形更多见一些。

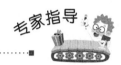

专家指导

对于持续膨胀的乳房，应当选择较大的孕妇专用内衣，过于压迫乳头会妨碍乳腺的发育。有乳汁溢出者，可在胸罩内垫个棉垫，在洗澡时用温水轻轻地清洗乳头。

口腔保健很重要

·做好定期口腔检查和适时的口腔治疗。孕期里口腔疾病会发展较快，定期检查能保证早发现、早治疗，使病灶限于小范围。对于较严重的口腔疾病，应选择妊娠中期（4~6月）相对安全的时间治疗。

·重视怀孕期口腔卫生，掌握口腔保健的方法，坚持每日两次有效刷牙，餐后勤漱口。有证据表明，如果能完全保持口腔卫生，牙龈炎将很难产生。

·清洁舌苔。当嘴巴出现怪味时，在刷牙后可以顺便清洁一下舌苔，并彻底清除残留在舌头上的食物，有助于消除口腔内的异味，并可恢复舌头味蕾对于味道的正确感觉，而不至于对食物口味越吃越重。

 注意皮肤护理

怀孕5个月后，准妈妈的皮肤会明显变干燥、变粗糙，这时候除了多补充水分以外，最好选择性质温和的纯植物性护肤品。一定不能使用含有激素类的护肤品，很多皮肤敏感的准妈妈都会使用孕妇专用的乳液或面霜进行保养。出现在脸上、身体上的各种妊娠斑，有些是可以在生产结束后自然消失的。要想产后恢复得又快又好，保证良好睡眠、多吃优质蛋白、补充维生素是必不可少的。至于难看的妊娠纹，就需要准妈妈耐心对待了，在孕期和产后，可以在腹部、臀部以及大腿等处，擦抹一些预防或减少妊娠纹的油。

对于孕期女性来讲，一定要做好防晒工作。遮阳伞、太阳镜要准备齐全，要使用防晒霜，避免阳光直接照射，伤害皮肤，否则黑色素分泌将越来越旺盛，黑斑会更加严重。做个快乐的妈妈，一定要漂亮健康。

 从现在开始运动要小心

怀孕体重增加会使准妈妈的关节更容易受伤。要避免全蹲、双腿抬举和直立触摸脚尖动作。

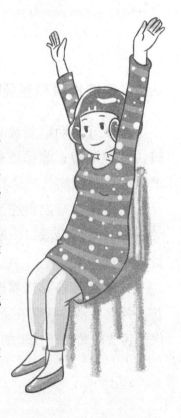

在身体运动过程和结束后一段时间，胎儿的心率会增加一点。但是会停留在一个正常范围，120～160次/分钟，这对准妈妈或胎儿都不会引起任何问题。

怀孕期间，准妈妈会感觉比平时要暖和。所以运动时避免过热。如果出汗较多，说明准妈妈已运动过度，可能处在过热的危险中，需要放慢节奏。

怀孕16周之后，不要做用背平躺的运动，这会减少给胎儿的供血。

勤梳洗头发

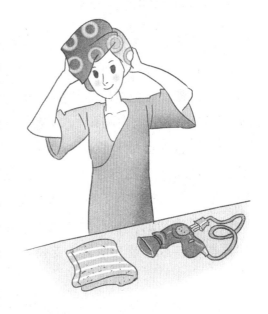

妊娠期间，准妈妈勤梳洗头发，可促进头皮的血液供应，若再配上适宜的发型，则更加"锦上添花"。为了梳洗方便，准妈妈最好选择舒适方便的短发型。

如无特殊情况，在普通的季节，一般一周洗头2～3次是比较合理的。夏季天气炎热，最好隔天洗一次头发。不必要天天洗头，除非你刚好连续几天都做了大量的运动，出了满头大汗，不过准妈妈一般以适量运动为好。

恰当化妆

随着妊娠月份的增加，准妈妈受体内激素和精神因素的影响，面部皮肤会显得粗糙、苍白等。若每天化个淡妆，就能显得精神焕发。

准妈妈在孕期化妆要谨遵三个准则：第一，妆容要以淡妆为主，以满足基础需要为主；第二，要尽量缩短带妆时间；第三，卸妆工作要彻底。

科学应对腿抽筋

如果准妈妈出现腿抽筋，要把腿到脚跟的部位绷直，然后慢慢把脚趾往回勾。虽然这样做很不舒服，但却能减轻腿抽筋，有助于缓解疼痛。注意一定不要绷脚向下弯曲脚趾，那会让腿抽筋变得更糟。晚上看电视或吃饭时，可以慢慢地顺着一个方向绕脚踝，接着再朝另一个方向绕。

职场准妈妈需注意

·不要太在意压力。感觉有压力是很正常的，尤其是在工作遇到困难的时候，要分析一下引起压力的原因，采取一切可行措施，解决引起压力的问题。避免对压力产生消极反应，要多听音乐，轻快、舒畅的音乐不仅能给人美的熏陶和享受，还能使人的精神得到有效放松。

·安排自己的日程。许多准妈妈很难拒绝别人的请求。现在是应该自私的时候。安排自己的日程，让自己有时间去做放松的事情。锻炼、沉思、按摩疗法、深呼吸锻炼甚至看书等都可以让自己放松。

·寻求帮助。获得朋友和家人的支持，看自己的领导能否给你提供产前支持或者请其他员工支持你，给你提供信息和帮助。

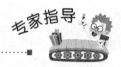

专家指导

研究发现从事非正常日班工作的准妈妈发生流产的概率较高。其中，固定夜班工作者的相对危险度为正常日班工作者的1.63倍，轮三班制则为正常日班制的1.49倍。

适当做些运动

准妈妈可以做一些肌肉锻炼，包括盆底肌肉锻炼。怀孕期间准妈妈的盆底肌肉张力很可能减弱，因此加强这些肌肉的力量，对准妈妈顺利生产非常有益。每天最好练习300～350次。准妈妈要像小便憋尿那样收紧肌肉，尽可能地多坚持一些时间，然后放松，重复30次。感觉疲劳的时候可以休息一下。

大腿肌肉锻炼：以青蛙的姿势坐在地板上，背挺直，将双脚的脚心相对；双手握着脚踝，尽量将双脚向身体靠拢，用双肘向下压大腿，坚持这种姿势数到10，然后重复15次。

避免运动后体温过高

准妈妈体温过高，特别是在怀孕的头几个月里，可能会造成新生儿缺陷。所以，出于安全的考虑，在孕期运动时，要防止自己的体温过高，尤其是在孕早期。

保持孕期运动时体温正常的方法：

· 如果外面天气炎热且潮湿，就不要长时间运动了，以免体温过高。

· 穿着厚薄合适的运动服。

· 多喝水，因为脱水会导致体温过高。在开始运动前2小时，先喝大约0.5升水或运动饮料。运动时，每隔15～20分钟，再喝1～2杯水。

· 要注意凭自己的感觉，而不是仅仅依赖心率，来保持适当的运动强度。

慎重选择交通工具

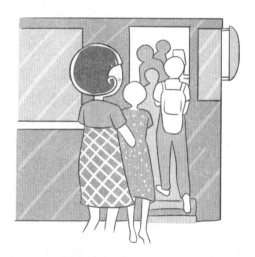

一般来说，如果时间选择得当，又有家人的陪同下，准妈妈是可以选择短期的外出或旅行的。

公共汽车、火车、飞机和汽车都是比较安全的，所以出行方式取决于个人喜好和客观条件。不过，也要保证选择的交通方式允许自己可以在旅途中走动走动。不要长时间地保持一个姿势坐着，要每隔两三小时就站起来走一走，坐着的时候也可以简单地活动一下双腿，即使是上下活动活动双脚也管用。另外，坐着的时候双腿不要叠在一起，还要尽可能多换换坐姿。

为慎重起见，通常规定怀孕超过8个月的准妈妈一般不要乘飞机。因此，怀孕32个星期以上的准妈妈最好随身携带医生给你开据的怀孕时间以及健康状况证明，保证你不可能在飞机上分娩。

视觉胎教，光照刺激

光照胎教能促进宝宝视觉细胞的生长，促进视觉功能的建立和发育。这些光信号刺激视觉神经，使视神经产生神经冲动，能够刺激大脑神经细胞产生更多的突触，建立更复杂的神经网络，使宝宝出生后有更敏锐的视觉和更聪明的大脑。

作为胎教用的光源应该满足以下几个基本的特点：

·有良好的穿透性，能够有效地穿透孕妇腹腔壁和子宫。

·光强度必须严格控制，不能太强，太强会损伤视神经；也不能太弱，太弱就不能实现必要的刺激。

·光色必须柔和，胎儿视神经很稚嫩，所选光源不能太刺眼。

运动胎教，做点瑜伽

孕4月可以做瑜伽简易坐姿腹式呼吸和猫式。

腹式呼吸

·坐姿。左手放胸前，与锁骨交接，感受并保持胸腔的放松平静。右手放腹部，感受腹腔加大扩张和内收的幅度。

·仰卧。把手掌放在肚子上，让腹腔感受到手掌的重量，或者使用书，瑜伽砖都可以。

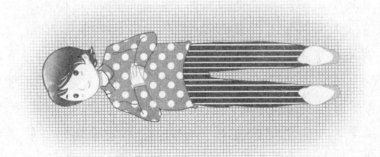

联想胎教，看幼儿画册

联想胎教的可行性在于意念可影响胎儿。准妈妈可以利用母亲和胎儿之间情绪、意识的传递，通过对美好事物和意境的联想，将美好的体验暗示传递给胎儿。

在宁静的环境中，采取轻松的姿势，想象胎儿的情形，甚至连心脏的跳动都能感受到。然后跟胎儿

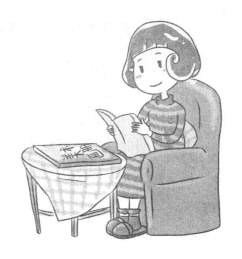

之间，便会产生传递爱意的精神回路，胎教效果会更好。心中美好的愿望，能在准妈妈的言行、举止中表现出来。

从胎教的角度来看，准妈妈的想象也是非同小可的，它能通过意念构成胎教的重要因素，转化渗透在胎儿的身心感受之中，影响着胎儿成长过程。

触摸腹部，与胎宝宝交流

做抚摸胎教前，准妈妈要先排空小便，平卧在床上，膝关节屈起，双脚平放在床上，全身放松，此时的腹部柔软，很适合抚摸。

刚开始做抚摸胎教时，胎宝宝的反应较小，准爸爸或者准妈妈可以先用手在腹部轻轻抚摸，抚摸时顺着一个方向直线运动，不要绕圈，然后再用手指在腹部轻压一下，给他适当的刺激。

如果做抚摸时，胎宝宝反应很大，说明他还不习惯，准妈妈要马上停止，下次再给予适当刺激，让胎宝宝慢慢适应。胎宝宝习惯以后，反应会越来越明显。

在孕晚期，子宫会出现不规律的宫缩，宫缩的时候，肚子会变硬。准妈妈如果摸到肚皮发硬，就不能做抚摸胎教了，需要等到肚皮变软了再做。

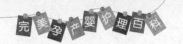

准爸爸做妻子的"出气筒"

准妈妈在怀孕时身心皆承受着巨大的负担，这时非常需要准爸爸的关怀与照顾，如此不但能表现出丈夫对妻子的爱，也能与胎儿产生紧密的连结，因而能生出一个乐观的孩子，并确保家庭的和乐幸福。

当准妈妈的情绪出现恐惧、焦虑、不安时，当一点鸡毛蒜皮的事情在她的眼里成为影响孩子一生的大事时，当她"无视"准爸爸的辛劳开始埋怨饭菜的不可口时，准爸爸要清醒地知道这是激素惹的祸，千万别迁怒于她。偶尔做个"出气筒"吧，这是准爸爸对小家庭的重要贡献之一。

准爸爸做妻子的营养师

准爸爸应做好妻子的"营养师"，要遵守的原则是：

首先，孕早期要鼓励妻子多吃。由于孕早期胎盘会分泌绒毛膜促性腺激素，会引起胃酸减少，导致消化酶活性降低，影响准妈妈的食欲与消化功能。此时，丈夫就要想方设法让妻子多吃。可以让妻子采取少吃多餐的方法，选择清淡的食物。这样能减轻妻子呕吐的症状，可以保证准妈妈和胎儿最基本的营养，等度过早孕反应期后，再让妻子加强营养的补充。

其次，孕中期要帮助妻子合理进食。有的准妈妈怀孕后不停地想吃，以至于吃得太多，营养过剩，就会导致胎儿过大，造成产程延长或产后大出血。这时，丈夫就要提高警惕，不能让妻子过量进食低质量食物。

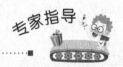

专家指导

孕期采用最优饮食方式的准妈妈，所生下的宝宝中95%的健康状况为良好或最优，只有5%为普通或不良。而大部分采用普通饮食方式的准妈妈，所生的孩子中88%的健康状况是良好或普通，只有6%是最优的。

孕5月：最爱听妈妈说话

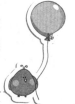

　　小宝贝此时已经能够听见妈妈讲话了，准妈妈不妨每天抽出点时间和小宝贝交流一下，让小宝贝和妈妈一起分享快乐。同时准妈妈每天要带小宝贝一起散步噢，让宝贝充分呼吸新鲜空气并接受日光浴。

胎宝宝的发育

　　此时胎儿耳朵的入口张开；牙床开始形成；头发、眉毛齐备。手指、脚趾长出指甲，并呈现出隆起，胎宝宝还会用口舔尝吸吮拇指，那样子就像在品味手指的味道。

　　宝宝此时约19厘米长，重约460克，全身长出细毛，头发、眉毛、指甲等已齐备。胎头约占身长的1/3，脑袋的大小像个鸡蛋。由于皮下脂肪开始聚集，皮肤就变成不透明的了。皮脂腺已开始发育，四肢活动增强，因此母亲可以感到胎动。心脏的搏动更加有力，用听诊器透过腹壁可以听到胎儿心脏的跳动。神经组织已经比较发达，并且开始有了一些感觉。这时胎儿已经具有了吞咽及排尿功能。

准妈妈的身体变化

　　这个月子宫在腹腔内慢慢增大，对膀胱的刺激症状随之减轻，所以尿频现象基本消失。此时可测得子宫底高厚度在耻骨联合上缘的15～18厘米处。宝宝19周的时候，准妈妈的子宫底每周会升高1厘米。乳房比以前膨胀得更为显著，有些准妈妈还能挤出透明、黏稠、颜色微白的液体。臀部也因脂肪的增多而显得浑圆，从外形上开始显现出较从前丰满的样子。早孕反应自然消失，准妈妈身体和心情舒爽多了。另外，准妈妈最少增加了2千克体重，有的也许会增加5千克。

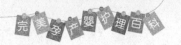

吃好三餐更有活力

·准妈妈需要充足的营养，保证胎儿的生长，因此准妈妈的食量摄入要比平时约增加10%~20%。

·孕期血容量猛增30%，需要700毫克铁来制造红细胞，是平时的三四倍，宜多吃瘦肉、禽、鱼等动物性食物，每周吃二三次猪肝，必要时可服用铁剂，避免贫血，但不宜饮茶。

·增加含钙乳制品或食品的摄入，并多晒太阳，还可服用钙片。

·每天要进食500~700克蔬菜，补充孕妇所需要的维生素，中、晚餐后吃一些水果。

·摄入足量的优质蛋白质。应从饮食中增加肉、蛋、奶、豆类食物的摄入，保证优质蛋白质的供给。

准妈妈要多吃粗粮

女性怀孕之后是一个很特殊的时期的，有的时候准妈妈可以吃一些粗粮，这些粗粮也是有利于准妈妈身体健康的。

·玉米富含镁、不饱和脂肪酸、粗蛋白、淀粉、矿物质、胡萝卜素等多种营养成分，深受全世界各地居民的青睐。玉米全身都是宝，各个部位都有不同的营养成分。

·红薯富含淀粉，其氨基酸、维生素A、B族维生素、维生素C及纤维素的含量都高于大米与白面。它还富含人体必需的铁、钙等矿物质，是营养全面的长寿食品。

·糙米也十分适合准妈妈食用。

贴心叮咛

粗粮虽然很好，但是因为粗粮里含有比较丰富的纤维素，人体摄入过多纤维素，可能影响对微量元素的吸收。例如，燕麦片如果和用于缓解准妈妈贫血的补铁剂一起吃，或者和补钙剂一起吃，就会影响准妈妈对铁、钙的吸收。

🐘 动动手做果蔬汁

蔬菜瓜果除了可以做成可口的菜肴外，还可以制成富含抗氧化物的果蔬汁饮品。新鲜水果蔬菜汁能有效为人体补充维生素以及钙、磷、钾、镁等矿物质，可以调整人体功能，增强细胞活力以及肠胃功能，促进消化液分泌、缓解疲劳。

果蔬汁需要现榨现喝，而且并不是所有蔬菜都适合生吃，一般适合做果蔬汁的有山药、胡萝卜、西红柿、生菜、黄瓜、萝卜、芹菜、香菜，等等。如山药煮熟后碾碎拌上椰奶，既可口又营养；还有用青瓜、苹果、陈皮等做成瓜果绿宾治，酸甜开胃，很适合暖暖的春天食用。

🐘 本月饮食策略

孕中期准妈妈身体的基础代谢加强，糖利用增加，应增加热量摄入；保证优质足量的蛋白质，每日应在原基础上增加15克蛋白质；增加维生素的摄入量，多食用新鲜蔬菜和水果；多吃富含矿物质和微量元素的食物。

鱼是本月准妈妈不可少的食物。还要吃一些干果，因为带壳类的食物里含锌很高，是胎儿发育头发、大脑不可缺少的；此外，水果、蔬菜、豆类、牛奶、蛋、瘦肉也不可少。

早餐应该品种丰富，量要充足。午餐应该荤素兼备，膳食平衡；晚餐尽量清淡，不要吃得太多。将绿色蔬菜、胡萝卜、白萝卜、小黄瓜等作为凉拌的材料制作菜肴，能够补充所需要的维生素，也能增强食欲。

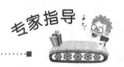

专家指导

建议早餐可以吃蛋花、豆奶、面包、香蕉，午餐可以吃京酱肉丝、香菇肉汤、凉拌萝卜丝，晚餐可以吃西红柿蛋汤、凉拌豆腐。如果胃口不好，可以少量多餐。

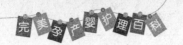
洗澡水温不要过高

炎炎夏日，准妈妈很容易出汗，洗澡成了每天的必修课。冲个澡很舒服，能及时缓解燥热带来的烦闷感。准妈妈应坚持经常洗澡，保持身体清洁。但洗澡的水温不可过高，以免对胎儿发育不利，损害大脑。

胎儿泡在羊水中，通过脐带与母体相连。羊水有保持宫腔内恒温、恒压的作用，以使胎儿正常发育。如果准妈妈洗澡时水温过高，就会使母体体温暂时升高，羊水的温度也随之升高。研究表明，准妈妈体温比正常体温升高1.5℃时，胎儿脑细胞发育就可以停止；准妈妈体温上升3℃，就可能有杀伤胎儿脑细胞的危险。这种胎儿脑细胞受损的现象，会使胎儿全身发育不良。

有的准妈妈为了皮肤保健在淋浴时会冷热水结合，这种方法很容易影响子宫和胎儿，不宜采取。

洗澡忌时间过长

洗澡时，浴室内由于通风不良，空气混浊，湿度大，就会降低空气中的氧气含量，再加上热水的刺激，会使人体内的血管扩张。这样血液流入人体躯干、四肢较多，而进入大脑和胎盘的血液就要相对暂时减少，氧气的含量也必然减少，且人的脑细胞对缺氧的耐力很低，就会造成洗澡时昏倒情况。

> 洗澡时间不宜超过15分钟

如果准妈妈洗澡时间过长，除发生以上情况外，还会造成胎儿缺氧。如果胎儿脑缺氧时间很短，一般不会造成什么不良后果，如果时间过长，就会影响神经系统的生长发育。因此，一般准妈妈洗澡时间不宜超过15分钟，或以准妈妈本身不出现头昏、胸闷为度。

在浴室洗澡要小心

洗澡也有一些危险因素，因此准妈妈要小心防范以下方面，洗个安全澡。

·洗澡前后的温差过大，很容易刺激准妈妈的子宫收缩，造成早产、流产等现象。尤其是夏冬两季，冬天气温低，准妈妈不宜马上进入高温的浴室中洗澡，应提早进入浴室，慢慢适应浴室内逐渐升高的温度。

·坐浴容易使细菌进入阴道，造成阴道炎、附件炎等疾病。

·准妈妈洗澡时要注意室内的通风，避免晕厥，最好不要锁门，以防万一晕倒、摔倒可得到及时救护。

睡眠宜选左侧卧位

当准妈妈采取左侧卧位时，右旋的子宫得到缓解，减少了增大的子宫对腹主动脉及下腔静脉和输尿管的压迫。同时增加了子宫、胎盘血流的灌注量和肾血流量，使回心血量增加，各器官血供应量也增加了，有效减轻或预防妊高征的发生，减轻水钠潴留，减轻准妈妈水肿。

有些准妈妈为了一夜不变地保持左侧卧位，闹得不能安心入睡，这样不仅会影响母体的健康，也会影响胎儿的发育，是不明智的。准妈妈做到以下几点就足够了：

·当躺下休息时，要尽可能采取左侧卧位。

·如果醒来时发现自己没有左侧卧位，就改成左侧卧位；如果感到不舒服，就采取能让自己舒适的体位。

·感到舒适的睡眠姿势是最好的姿势，不要因为不能保持左侧卧位而烦恼。

贴心叮咛

最好在怀孕第1个月，就让自己学会左侧卧睡觉。这种睡势有助于血液和营养物质流向子宫和胎宝宝，同时有利于肾脏排出代谢废物。习惯这种睡眠姿势后，随着肚子越长越大，你也能休息得更好。

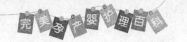

保证良好的睡眠

孕期必须保证有足够的睡眠时间以达到休息的目的。准妈妈良好的睡眠来自以下几个方面：

·准妈妈因身体各方面的变化，容易感到疲劳，故睡眠时间应比平时多1小时，最低不能少于8小时。怀孕7～8个月后，每天中午最好有2小时的午睡时间，但不要睡得太久，以免影响晚上的睡眠。

·准妈妈采取头西脚东的睡眠方向比其他方向睡得更香、更甜，婴儿的致畸率相对较小。孕中期以后，准妈妈的最佳睡姿是左侧卧位，切忌仰卧。

·睡前不宜饮浓茶、咖啡及巧克力等易使大脑兴奋的饮料和食物。

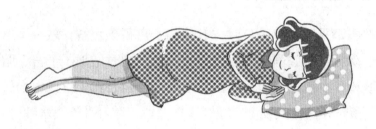

远离妊娠斑

·需要保证每天摄入一定量的维生素，可以食用维生素含量高的食物。

·需要保持充足的睡眠，保持良好的心情，以及进行简单的运动，如散步，这样可以防止妊娠斑的出现，对小孩的成长也是非常有帮助的。

·需要保持肌肤的清洁，在怀孕期间应避免使用化妆品，可以适量使用护肤品来护理肌肤。预防妊娠斑最重要的是在妊娠期前后做好肌肤的保养。

·做户外运动，放松心情，清洁肌肤也是很重要的。

预防妊娠纹的方法

从怀孕后，每天坚持用身体调和油擦肚皮和腰部，由于准妈妈怀孕后身体其余部位变化不是很大，因此重点擦肚皮和腰部。最重要的就是每天对皮肤的按摩，通过按摩可以增加皮肤的弹性，舒缓由于皮肤快速膨胀引起的不适，促进皮肤的血液循环。

苹果所含丰富的营养物质对皮肤很好，不仅可以养颜，也对预防妊娠纹有一定的作用，同时还可以缓解孕吐，缓解孕期便秘，真是一举多得。当然，即使是水果也不要吃过量。

穿出完美孕味

孕妇装的款式选择，首先要注重易穿易脱，穿上不会有拘束之感；其次是服装造型能掩饰不断变化的体形。

怀孕期间皮肤变得敏感，如果经常接触人造纤维的面料，容易发生过敏。所以，纯天然质地的孕妇装是最好的选择，如纯棉、丝绸。春秋季以绒织物、毛织物、混纺织物及针织品为宜。

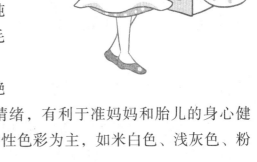

在色彩的选择上，色彩鲜艳的衣服穿起来能调节准妈妈的情绪，有利于准妈妈和胎儿的身心健康。孕妇装多以赏心悦目的柔和性色彩为主，如米白色、浅灰色、粉红、苹果绿等。

高个子、身材略胖的妈妈购买衣服时一定要考量胸部、肩膀的宽度，可以选择连袖的孕妇装，不要挑选太膨松感的衣服，以免看起来更臃肿。娇小个子的准妈妈，购衣要点是可爱、轻巧，若是两件式衣服，上衣不要太长，才不会看来有点腿短。

注意身体护理

准妈妈在孕期一定要注意身体各方面的护理。

头发护理

头发的生长速度会加快，油性的发质变得更油，干性的发质变得更干、更脆，而且头发也掉得很多。

解决方法：宜选择温和且适合自己的洗发精、护发素；常洗头（最好每天洗一次）；芝麻、核桃、瘦肉和新鲜水果等，不仅有利于头发的健康生长，其中所含的钙、锌、铜和维生素C等，也正是这个阶段的胎宝宝生长发育所必需的。

手部护理

内分泌的变化使准妈妈的指甲也长得很快，而且易脆、易折断。

解决方法：剪短指甲，不留长指甲，更不要涂抹指甲油；做家务时，如接触洗涤剂，宜带上防护的塑胶手套；经常涂抹护手霜。

脚部护理

脚部负担也很重，双脚更不堪重负，肿胀、干燥，甚至疼痛现象时有发生。

解决方法：每天清洗双脚，水温40℃为宜。脚部按摩，干刷按摩，以划圈方式从上往下按摩。涂抹保湿类型的足底护理霜，并加以按摩促进吸收。

进行性生活的注意事项

·性交前，夫妻双方应清洁外阴，保持卫生。

·注意性交姿势，防止腹部受压，应避免的姿势有屈曲体位、骑乘体位和肘膝体位。

·性交时间、强度要适当，动作和缓，避免过强刺激；持续时间相应缩短。

·使用安全套。精液中含有丰富的前列腺素，它能使子宫及输卵管平滑肌收缩，建议在过性生活时准爸爸最好使用安全套。

日常生活注意事项

· 准妈妈要避免干重活和长时间站或坐，因为增大的子宫压迫静脉回流，会造成下肢静脉曲张和痔疮。

· 在原来睡眠时间的基础上增加1~2小时的午休，尤其是在夏天。

· 提取物品要注意，不要压迫或碰撞腹部，要屈膝后再弯腰，以免扭伤腰肌。

· 准妈妈在做家务时，如接触洗涤剂，尽量带上防护的塑胶手套。

· 注意保养皮肤，在夏季要避免日光直射，冬季可选天然护肤品滋润皮肤，每天按摩皮肤，促进皮肤血液循环。

· 这个月，准妈妈的腹部更加隆起，进一步增加准妈妈行动的困难，所以出行时要特别小心。

· 由于怀孕后体内激素的变化，可能会发生皮肤瘙痒。经常洗澡、勤换内衣、避免吃刺激性食物、保证睡眠充足、保证大便通畅。

贴心叮咛

增大的子宫使你必须采用侧卧位睡眠，尤以左侧卧位为好。不过，单一的左侧卧位会使心脏受压，所以适当地左右交替侧卧是必要的。为了翻身方便，不宜睡软床。

本月乳房护理

随着乳房的胀大，左、右乳头之间的距离开始逐渐变宽，双乳开始向腋下扩展并下垂。周围的皮肤缺乏弹性和张力，双乳的外侧还有可能出现少量的妊娠纹。乳头很干燥，乳头有时内陷。

解决方法：必须每天穿戴胸罩给乳房提供良好的支撑；涂些天然护肤油，既保护皮肤又减小摩擦力；每天用手轻柔地按摩乳房，促进乳腺发育；经常清洗乳头。乳房出现肿胀甚至疼痛的情况，可以采用热敷、按摩等方式来缓解。

准妈妈旅行要求多

准妈妈如果需要外出旅行，需注意以下几点。

·有人陪同。怀孕的准妈妈最好不要一个人独自出行，而要有丈夫或朋友陪同。这样做的目的是以防不测。

·选择安全的交通工具。准妈妈不宜乘坐颠簸较大、时间较长的长途公共汽车，如果可能，尽量坐火车或飞机。

·注意尽量少带行李，不要穿高跟鞋，衣服宜宽松。

·旅行途中要安全饮食，注意营养吸取。

·旅行时一般很难找到药房，因此要在医生的指导下带上一些常备药物，尤其是长期服用处方药的准妈妈。

·旅行时发生腹泻很常见，但是如果情况严重，会导致准妈妈脱水、虚弱，危及肚中的宝宝，因此要喝足水及时就医。

·如果打算做长时间旅行，一定不能落下自己的产前检查，可以提前咨询医生，自己下一阶段要做的检查项目，以便到当地医院例行产检。

·旅程中多安排些休息时间。

适当锻炼好处多

适当的、合理的运动能促进准妈妈消化、吸收功能，可以给肚子里的宝宝提供充足的营养，到时候会有充足的体力顺利分娩，分娩后也能迅速恢复身材。

怀孕期间进行适当的运动，可以促进血液循环，增强心肺功能，提高血液中氧的含量，消除身体的疲劳和不适，保持精神振奋和心情舒畅。

孕期运动能刺激胎儿的大脑、感觉器官、平衡器官以及呼吸系统的发育。

适当运动可以促进母体及胎儿的新陈代谢，既增强了准妈妈的体质，又使胎儿的免疫力有所增强。

运动时由于准妈妈肌肉和骨盆关节等受到了锻炼，也为日后顺利分娩创造了条件。

胎儿宫内发育迟缓

有两种检测方法可帮助判断宝宝是否宫内发育迟缓，并跟踪宝宝在子宫内的生长状况。

·在怀孕期间通常每3～4周做一次超声波检查，医生可了解胎儿的内脏器官，测量生长发育指标。

·无负荷试验。这个试验可反映胎儿的心跳反应能力，健康的胎儿活动时心跳会加快。

如果发现胎儿宫内发育迟缓，要及时治疗。准妈妈可以左侧卧位休息；高蛋白饮食，加强营养；在医生建议下进行药物治疗；加强监护，观察胎动。

平时要注意预防，避免感冒等传染病，避免接触有毒物和放射性物质。加强营养，注意休息，以增加胎盘血流量。

羊膜穿刺技术

准妈妈可以了解一下羊膜穿刺技术。

·对条件适合的准妈妈，采用B超探查确定腹部穿刺点（羊水多且无胎儿肢体处），或在B超监测下实施穿刺。

·穿刺羊水前，可让准妈妈卧床连续翻转5次体位，使子宫内羊水中的胎儿细胞悬浮起来，以便穿刺抽取更多的胎儿细胞。

·使用穿刺包按无菌要求消毒穿刺点，铺洞巾，用穿刺针头穿刺，缓缓抽取10～20毫升羊水，沿管壁缓缓注入无菌离心管，用无菌封口封好。

·常规离心，无菌条件下打开封口，弃去上清液，留1毫升左右羊水混匀细胞沉淀物成细胞悬液，用于基因测试或细胞培养。

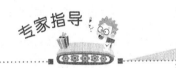
专家指导

一般来说，年龄在35岁以上的高危产妇建议做羊水穿刺，因为35岁以上的准妈妈生下愚型儿的比例比35岁以下准妈妈要高3～5倍。羊水穿刺并不是强制性的，但为了下一代的健康，医生建议最好做羊水穿刺。

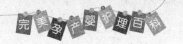

挑选合适的内衣

准妈妈从怀孕开始，乳腺数目及发达程度逐渐增加，使胸部日益胀大。孕育约5个月后，胸罩尺码应该增加大约一个或以上，同时腹部也已明显隆起；怀孕约7个月后，胸罩比未怀孕时应增加约两个尺码。而且生产前孕妇容易出现乳房胀痛，因此，准妈妈应该多准备几件尺寸大小不一的内衣，且不要穿戴有钢托的内衣，避免造成乳腺管堵塞，导致生产后乳汁分泌困难。

准妈妈最好选纯棉面料、质地柔软舒适的内衣裤，这样的内衣裤可以充分吸汗，保持准妈妈皮肤的干爽和清洁。

基本上准妈妈可以分两个时段选购内衣。第一次可以选在怀孕初期，开始察觉胸部变大，一般胸罩已经过紧的时候购买；等到怀孕中、晚期，胸部更加胀大，再进行第二次的选购，这样基本上就能满足需求了。

腰酸背痛缓解法

准妈妈怀孕期间，胎儿快速发育，很容易缺乏各种营养及矿物质，特别是钙、维生素和铁等，一旦缺乏就很易引起腰痛。所以必须注意饮食，摄取充足营养。

准妈妈若要提东西，首先确保东西不能太重，然后用腿力而不是用腰力提起来，保持背部挺直，自膝盖处弯曲举物。不要在胳膊上携带东西。

不要睡软床，休息时不要躺在软的沙发上，选用可提供良好支撑的坚硬的床垫。不要穿高跟鞋。

🐘 应对坐骨神经痛

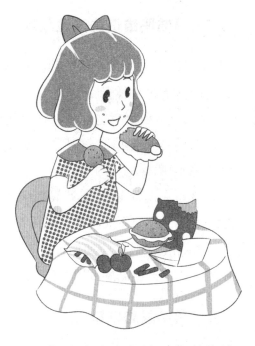

患有坐骨神经痛患的准妈妈要严禁吸烟，因为香烟含有尼古丁等有害物质，能置换血液中红细胞内的氧，使坐骨神经干本来就不充足的营养成分变得更少，从而使坐骨神经痛加重。

肥胖容易导致神经受到压迫，从而产生坐骨神经痛。多食"两素"，指的是维生素和纤维素。尤其是B族维生素，它是神经代谢非常重要的物质，维生素C和维生素D等都是人体不可缺少的，它们含有丰富的神经代谢营养物质。

长期坐位工作时要注意调整桌椅的高度、坐下的姿势，桌椅的高度要舒适，尽量保持屈髋屈膝90°左右，以长期工作后不至于引起腰背酸痛疲劳为标准。

🐘 预防静脉曲张

刚发生静脉曲张时，就不要长久站立，也不要久坐不动，而要经常变换体位休息；如果久坐要注意常活动脚部；每次蹲厕不要时间太长。

每天起床后趁静脉曲张和下肢水肿较轻时，穿上高弹力尼龙袜或在小腿缠上弹力绷带；外阴部可用弹力月经带，待到晚上取下；内衣不要过紧地勒在腹部。这样，即可减轻静脉曲张的症状，也可避免磕碰等外伤造成的出血及感染。

睡眠时用枕头垫高双腿，促使静脉血回流；避免用过冷或过热的水洗澡，水温与体温相同最为适宜；防止便秘，如患有慢性咳嗽或咳喘应彻底治愈，以减轻静脉压。

预防阴道炎的注意事项

·穿棉质内裤，并且勤换，清洗外阴的毛巾和盆要单独分开。洗后的内裤要放在太阳下暴晒，不要晾置于卫生间内。

·大便后擦拭的方向应由前至后，避免将肛门处的念珠菌带至阴道。

·请尽量保持心情开朗，因为心理原因也会降低身体免疫力，使念珠菌乘虚而入。

·霉菌对干燥、紫外线以及化学制剂的抵抗力较强，但却惧怕高温。所以，最好每天将换下的内裤用60℃以上的热水浸泡或煮沸消毒。

·性生活时，应使用安全套，防止夫妻双方交叉感染、反复感染。必要时，丈夫也需要到医院做相应检查，如果感染也应进行治疗。

预防尿路感染

·准妈妈要养成多饮水的习惯，饮水多、排尿多，尿液可以不断冲刷泌尿道，使细菌不易生长繁殖。

·无论大小便，都要用流动水（最好是温开水）从前向后冲洗私处，然后用煮沸过的干净毛巾从前向后擦干净。

·裤子要宽松，太紧的裤子会束压外阴，使得细菌容易侵入尿道。

·保持大便通畅，以减少对输尿管的压迫。

·睡觉时应采取侧卧位，以减轻对输尿管的压迫，使尿流通畅。

·饮食宜清淡，可吃冬瓜、西瓜、青菜等清热利湿的食物，也可用莲子肉、赤小豆、绿豆等煮汤喝，既有利于减少尿路感染的发生，还可以保胎养胎。

贴心叮咛

值得注意的是，部分尿路感染患者仅表现有腰酸不适，易被忽视。准妈妈患了尿路感染，不仅会损害自己的健康，同时由于高热和不恰当地使用某些药物，易损伤胎儿，引起流产、早产。

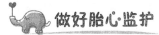 **不能服用安眠药**

妊娠期的女性因为正在经历特殊的生理时期，不能轻易使用安眠类药物，妊娠造成的失眠症只能通过脏腑气血功能的调整来加以控制。失眠症可以分为阴虚血燥型、痰热内扰型和心脾两虚型三类。涉及这三类失眠表现的调节，方法略有差异。治疗时以补益心脾、养心安神为原则。炒白术、茯苓、党参、炙黄芪、生地、酸枣仁、当归、木香、山药、远志、砂仁、制首乌等药物能够起到调节睡眠作用，建议在医生指导下服用。

做好胎心监护

目前我国大多数地区都是在怀孕34周以后开始做胎心监护，每周都要做一次，每次必须连续二十分钟无间断地监听。

胎心监护能够全面检查胎宝宝的状态，也能看胎宝宝在子宫内是否缺氧，以便进行及时的治疗。胎心监护能够检查出胎宝宝的胎心率的快慢，太慢或太快都表示严重缺氧。另外，胎心异常不都是缺氧引起的，也可能是由于准妈妈服用某些药物导致的。当胎心出现异常时要仔细分析，做出正确的医学判断，采取正确的应对措施。

做胎心监护时准妈妈也要注意一些问题。在做胎心监护前半个小时吃点东西，巧克力就是不错的选择，不然空腹做胎心监护是很难受的。做监护的时候要选择一个舒服的姿势，有时候胎心监护效果不理想的话会持续做很久。

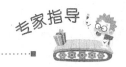 专家指导

胎心监护就是用胎心监护仪通过信号描记瞬间的胎心变化所形成的监护图形的曲线，可以了解胎动时、宫缩时胎心的反应，以推测宫内胎儿有无缺氧，胎心率每分钟在120～160次之间都是属于正常的，一次大概要持续20分钟左右。

测量子宫底高度

测量子宫底高度的方法很简单，可以在小便排空以后，用一根皮尺，自耻骨联合上缘中点处到宫底测量其距离。但测量时不可用力牵压，以免影响准确性。测量宫底高度时间，一般可以从怀孕20周开始，每个月量1次。如果发现异常，间隔的时间可以缩短些。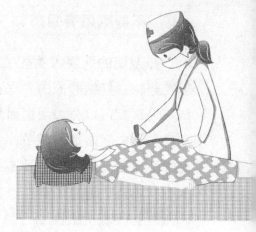

一般情况下，在怀孕3个月末，子宫底约在耻骨联合上缘以上2～3横指；4个月末，在肚脐与耻骨联合上缘之间；5个月末，子宫底在肚脐下一指，6个月末，子宫底在肚脐上一横指；7个月末，子宫底在肚脐以上三横指；妊娠到8个月末，子宫底在肚脐与剑突之间；9个月末，子宫底最高，其中央部位在剑突下二横指，两侧正好在肋缘下。妊娠到了第10个月末，胎头下降到骨盆，子宫底恢复到妊娠8个月末时的高度，然而子宫底却比那时要宽得的多。测量子宫底的高度既可以推算出胎儿的发育指数，还可以推算出胎儿体重。

进行胎动监护

正常情况下自妊娠7个月开始，每日早晨、中午、晚上在左侧卧位的情况下，各测一小时胎动，然后把测得的3次胎动数相加，再乘以4，就是12小时的胎动数。

一般正常时每小时胎动在3次以上。12小时胎动在30次以上表明胎儿情况良好，少于20次意味着胎儿有宫内缺氧，10次以下说明胎儿有危险，预后不良。准妈妈在自我监护时，一但发现胎动次数低于正常，应立即到医院检查以明确原因，及时抢救胎儿。

有胎动表明胎儿情况良好，当胎盘功能减退，胎儿慢性缺氧时，胎动减少直至停止。胎动减少可持续几天至一周，如不及时处理可造成胎儿死亡。

学会辨别异常胎动

异常胎动是因病理情况和功能障碍，如脐带绕颈较紧、胎盘功能障碍，或准妈妈不正常用药及外界的不良刺激等，导致胎儿在子宫内缺氧。当胎儿的生命受到威胁时，胎儿便出现异常的胎动，不仅表现在次数上，还体现在性质上，如强烈的、持续不停的推扭样的胎动或踢动，甚或是微弱的胎动，这些都是异常反应。出现异常胎动，应及时就诊。

在妊娠28周后，胎动部位多在中上腹，很少出现在小腹下部。如果小腹下部经常出现胎动，则可视为异常，表明胎位不正常，多为臀位或横位，容易造成分娩困难，应及时就诊。

和胎儿玩踢肚子游戏

怀孕5个月的准妈妈，可开始与胎儿玩"踢肚子游戏"。当胎儿踢肚子时，准妈妈轻轻拍打被踢的部位，然后等待第2次踢肚子。一般在1或2分钟后，胎儿会再踢，这时再轻拍几下，接着停下来。如果你拍的地方改变了，胎儿会向你改变的地方再踢，注意改拍的位置与原胎动的位置不要太远。

每天进行2次，每次数分钟。这种方法经胎教实验，结果显示生下来的宝宝在听、说和使用语言技巧方面都获得最高分，有助于孩子的智能发展。经过这种刺激胎教训练的胎儿，出生后学站、学走都快，身体健壮，手脚灵活，出生时宝宝大多数拳头松弛，啼哭不多。与未经过训练的同龄宝宝比，显得更活泼可爱。

胎心叮咛

每次玩踢肚子游戏时，可以跟着胎宝宝的节奏，胎宝宝踢到哪里，就拍到哪里。重复几次后，换一个地方拍，引导胎宝宝去踢。慢慢地，胎宝宝就会跟上准妈妈的节奏，拍到哪儿就踢到哪儿。

情绪胎教，看色彩调情绪

色彩可以影响人的精神和情绪，奇怪的色彩如同噪声，会让人感到烦躁不安，而协调悦目的颜色则让人感觉很享受、很舒服。一般来说，红色使人激动、兴奋，黄色使人感到温暖，蓝色让人平静，绿色让人清爽。

适合准妈妈的颜色是偏冷的色彩，如绿色、蓝色、白色和浅色（如淡粉色、淡青色）等颜色，冷色有利于情绪稳定，让准妈妈保持宁静的心境；浅而暖的颜色让准妈妈感觉到温暖。准妈妈不宜多接触红色、黑色、灰色等冲击性太强的颜色，以免产生烦躁或恐惧、悲伤等不良情绪，影响胎宝宝生长发育。

因此，准妈妈可以有意识地多选用淡色妆点生活。孕妇装可以买淡蓝色、淡粉色、裸色等较浅的颜色，窗帘、床品、桌布等可以换成浅绿色、浅黄色等。总体来说，那些能让你感觉平静、舒服的颜色就是适合的。

准爸爸辅助胎教4步曲

· 准爸爸帮助准妈妈创造温馨和谐的家居环境，是对胎宝宝进行情绪胎教的基础。

· 准爸爸可以为准妈妈选择适宜的胎教乐曲。研究表明，胎儿喜欢听优美而舒缓的音乐，在这些乐曲中蕴藏着一种犹如河水潺潺流动样的周期波声音，与大脑中的阿尔法波和心跳波动图形很相似，很容易被胎儿接受。尽量让妻子在固定时间听音乐，同时注意时间不要太长。

· 准爸爸可以提前为胎儿起个亲切的小名，起了名字后可随时呼唤他。胎儿出生后会更容易对爸爸妈妈的亲切呼唤做出反应，也容易与爸爸建立起亲密的关系。

· 准爸爸尽可能每天安排时间陪准妈妈一起做运动，散步、做操等，让准妈妈更安心，而且有特殊情况时，也能及时帮助。

孕6月：快乐地翻跟头

准妈妈欣喜地发现，宝贝在自己的肚子里游泳呢，并且不时地踢打妈妈的子宫让妈妈和自己一起玩耍。准妈妈要抽更多的时间和自己的小宝贝交流了哟，要给胎宝宝讲故事、唱歌，还要一起做运动，他都懂的哟！

 胎宝宝的发育

胎宝宝的眉毛和眼睑清晰可见。22周时，胎儿皮肤依然是皱的，红红的，样子像个小老头。牙齿在这时也开始发育了，主要是恒牙的牙胚在发育。胎宝宝在子宫羊水中游泳，并会用脚踢子宫，羊水因此而发生震荡。他（她）已经能够听到声音了。肺中的血管形成，呼吸系统正在快速地建立。胎宝宝在这时候还会不断地吞咽，但是他（她）还不能排便。

准妈妈的身体变化

·身体越来越重，大约以每周增加250克的速度在迅速增长。

·乳房越发变大，乳腺功能发达，挤压乳房时会流出一些黏性很强的黄色稀薄乳汁，内衣因此容易被污染。

·子宫进一步增大，子宫底已高达腹部，准妈妈自己已能准确地判断出增大的子宫。下腹部隆起更为突出，腰部增粗开始明显，体重也增加了许多。由于子宫增大和加重而使脊椎骨向后仰，身体重心向前移，由此出现准妈妈特有的姿态。由于身体对这种变化还不习惯，所以很容易出现倾倒，腰部和背部也由于不适应身体的这种变化而特别容易疲劳，准妈妈在坐下或站起时常感到有些吃力了。

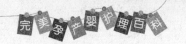

孕中期注意补钙

摄取含钙量丰富的食品。牛奶是钙最好的食物来源，还有奶制品、海产品、大豆及豆制品、深绿色的叶菜等。每天保证喝2袋牛奶或牛奶、豆浆各1袋。

增加户外活动，接受紫外线的照射，使体内产生促进钙吸收的维生素D。

适当增加运动，可通过骨骼肌的运动使钙沉积在骨骼上，有利于钙被机体利用。可在阳光明媚的大路散步，每天坚持30～40分钟；在宽敞的操场做孕期保健操。

准妈妈洗澡忌坐浴

有些准妈妈因为身体笨重，站立时间久了会感到非常累，因此就采取坐浴的方式，以减轻身体的疲劳度。但是这种洗浴方式对准妈妈来说是非常不利的，严重的会引起早产。

这是因为，在正常情况下，女性阴道会保持一定的酸度，以防止细菌的繁殖。这种生理现象与卵巢分泌的雌激素和孕激素有密切关系。准妈妈在妊娠时，胎盘绒毛分泌大量的雌激素和孕激素，而孕激素的分泌量大于雌激素。所以，在这个时期，阴道上皮细胞的脱落大于增生，会使阴道内乳酸量降低，从而对外来细菌的杀伤力降低。

如果在怀孕期间长期采用坐浴方式，那么，洗浴时流淌的脏水就有可能进入阴道，而孕期阴道的防病力减弱后，就容易引起宫颈炎、附件炎，甚至发生宫内或外阴感染而引起早产。

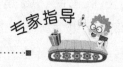

专家指导

由于孕早期准妈妈肚子较小，可以站着淋浴，但必须在浴室内设置扶手，以防准妈妈滑倒；到了怀孕中晚期，准妈妈的肚子较大、重心不稳，容易滑倒，所以必须坐在有靠背的椅子上淋浴，以避免跌倒。

远离含酞酸酯化妆品

为了宝宝的健康，像冷烫精、染发剂、口红、香水、指甲油、脱毛剂、祛斑霜等7种化妆品是绝对不能用的。

当怀孕之后，使用化学冷烫精烫发会影响胎儿的正常生长发育。染发剂不仅会引起皮肤癌，而且还会引起乳腺癌，导致胎儿畸形。准妈妈涂抹口红以后，空气中的一些有害物质就很容易侵入体内，使准妈妈腹中的胎儿受害。香水可能造

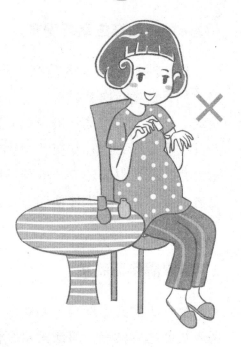

成流产。指甲油里含有一种叫"酞酸酯"的物质，若被人体吸收，不仅对健康有害，而且容易引起准妈妈流产及生出畸形儿。脱毛剂是化学制品，会影响胎儿健康。孕期祛斑不但效果不好，还由于很多祛斑霜都含有铅、汞等化学物质以及某些激素，长期使用会影响胎儿发育，有发生畸胎的可能。

 ### 不宜随便减肥

胎儿在母亲体内是非常需要营养的，而任何减肥方法都可能造成营养损失，特别是药物减肥。药物减肥，一方面是对大脑的饮食中枢造成一定抑制作用；另一方面是通过一些缓泻剂使多余的水分和脂肪排除体外，从而达到减肥的效果。这些都可能造成营养不足。假如饮食中枢过于抑制，则容易导致厌食，严重影响准妈妈对营养的吸收，从而导致胎儿的营养危机。再者，一般减肥药物都不是针对准妈妈配制的，也没有考虑到对胎儿是否有影响。一旦对胎儿有副作用，其结果难以预料，很有可能导致早产儿、畸形儿或有先天性疾病的胎儿发生。

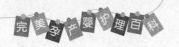

孕中期性生活巧安排

　　这个时期最重要的是维护子宫的稳定，保护胎儿生长的正常环境。如果性生活次数过多，用力比较大，压迫准妈妈腹部，胎膜就会早破。脐带就有可能从破口处脱落到阴道里甚至阴道外面。而脐带是胎儿的生命线，这种状况势必影响胎儿的营养和氧气供应，甚至会造成死亡，或者引起流产。即使胎膜不破，没有发生流产，也可能使子宫腔感染。重症感染能使胎儿死亡，轻度感染也会使胎儿智力和发育受到影响。

缓解孕期脱发

　　女性头发的更新与体内雌激素水平有密切关系。雌激素水平高，毛发更新速度就慢；雌激素水平低，毛发更新速度就快。怀孕期间，雌激素水平发生变化，因而有可能掉发。另外，怀孕期间抑郁、情绪低迷也是掉发的重要原因。洗发的时候做一些按摩是很重要的，它将给予饱受敏感折磨的头发舒缓的呵护。沐浴的时候，在使用洗发水前，把头发弄湿后做一做头部皮肤按摩操，只要简单的轻柔按压就可以了。

胎心叮咛

　　含有丰富蛋白质的鱼类、大豆、鸡蛋、瘦肉等，以及含有丰富微量元素的海藻类、贝类，富含维生素 B_2、维生素 B_6 的菠菜、芦笋、香蕉、猪肝等都对保护头发、延缓头发老化有好处；保持大便通畅也有利于头发的健康生长。

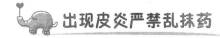 出现皮炎严禁乱抹药

怀孕后人体内激素产生变化，使准妈妈的皮肤变得很敏感。一旦晒太阳或吃了某些过敏性食物，就会引起皮肤红肿、起皮，或长水疱。不少准妈妈喜欢根据以往的经验来解决问题，自行涂抹膏药，结果适得其反。

怀孕是一段比较特殊的时期，许多药物都会影响胎儿的健康，所以准妈妈应严禁擅自用药。出现皮炎后，准妈妈可在医生指导下服用维生素C和烟酰胺等药物进行治疗。更重要的是，要注意预防，尽量避免日晒，远离过敏源。洗澡时应选用温和的沐浴露和柔软的毛巾。

坚持做孕妇体操

妊娠期间每天做孕妇体操，活动关节，锻炼肌肉，能使你感到周身轻松，精力充沛，同时可缓解因孕期中姿势失去平衡而引起身体某些部位的不适感。孕中期坚持每天锻炼，能松弛韧带和肌肉，使身体以柔韧而健壮的状态进入孕晚期和分娩。

做操最好安排在早晨和傍晚，做操前一般不宜进食，最好是空腹进行。锻炼结束后30分钟再吃东西。如果感到饥饿，可以在锻炼前1小时左右吃一些清淡的食物。

做操时宜赤脚，衣服要宽大，也可播放一些轻松的音乐。

做广播操也是比较适宜准妈妈的锻炼方法。每日可在散步之后或工间操时做几节。怀孕4个月之后，可做全套，但弯腰和跳跃要少做几节甚至不做。到了怀孕晚期，不仅要减少弯腰和跳跃运动，其他几节的节拍也需适当控制，但可以自己增加一些动作，如活动脚腕、手腕、脖子等。每次不要做得很累，微微出汗时就可以停止了。

注意头发的护理

准妈妈的皮肤更敏感，为了防止刺激头皮，影响胎儿，准妈妈要选择适合自己发质且性质比较温和的洗发水。如果原先使用的品牌性质温和，最好能沿用，不要突然更换洗发水。特别是不要使用以前从未使用过的品牌，防止皮肤过敏。发质变干的准妈妈，可以对头发进行营养护理，同时按摩头皮来促进头部血液循环。

B族维生素是能让头发强韧的"好朋友"，因此怀孕期间，准妈妈可以多食用些B族维生素含量高的食物，可多吃小麦胚芽、糙米、动物肝脏、香菇、包心菜等。

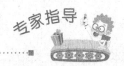

专家指导

长发的准妈妈最好坐在有靠背的椅子上，请家人帮忙冲洗。若嫌这样太麻烦，干脆将头发剪短，等生完之后再留长好了。准妈妈也可以自备洗发水到附近的美发店去洗头，或者请准爸爸帮忙洗头，来增进夫妻感情。

孕6月产检与监测

·普通检查，包括心、肺检查，血压、体重等。

·腹部检查，主要是触摸子宫的增大情况以及B超探听胎儿心跳。

·阴道检查，包括内诊、阴道镜、以及阴道分泌物检查等。

·验血及验尿，验血包括血色素、血型、梅毒、乙肝等检查，验尿包括尿糖、尿蛋白等检查。

怀孕6个月的时候除了做一些常规的检查之外，还需要做一个四维彩超的排畸检查。四维彩超可立体显示胎儿的颜色、面、各器官的发育情况，甚至胎儿在母体里的状态也可以观察到；对胎儿畸形，如唇裂、腭裂、骨骼发育异常、心血管畸形等能早期诊断。

🐘 孕 6 月注意事项

怀孕第6个月准妈妈应均衡摄取各种营养，以满足母体与胎儿的需要，尤其是铁、钙、蛋白质的需要量应该增加，但盐分应有所节制。

本月的营养重点是补铁，如果准妈妈自觉不需要补铁，那么要保证多吃含铁食物。

本月准妈妈的肌肤可能会出现干痒症状，涂抹一些保湿乳液勤加按摩，给肌肤补水的同时，还能增加肌肤的弹性。

睡前可以热水泡脚，对小腿后侧进行3~5分钟的按摩；调整睡姿，尽可能采用左侧卧位；伸懒腰时两脚不要伸得过直；注意下肢的保暖；多晒太阳。

这段时期准妈妈容易便秘，应该多吃含纤维素的蔬菜、水果。牛奶是一种有利排便的饮料，应多饮用。还应多饮水，每天至少喝6杯开水。有水肿的准妈妈晚上少喝水，白天要喝够量。

为了产后顺利哺乳，准妈妈怀孕6个月时应该注意护理乳头。尤其是乳头扁平或凹陷的准妈妈，必须先行矫正。

要保证充分休息与睡眠。短程旅行与性生活不必刻意避免，只要按正常的生活步调即可。

准爸妈共同学习有关育婴方面的知识，在心理上准备迎接宝宝的诞生。

准妈妈怀孕6个月，下腹部明显增大，注意不要受到碰撞。

🐘 缓解后背发麻

孕6月会出现一些身体不适，准妈妈要学会应对。不少准妈妈会感觉到后背发麻。这种发麻的症状多数在产后都可得到改善，平时多注意一下身体的运动。如果经过休息、锻炼等方法调适，"后背发麻"持续存在，就尽快到医院产检，排除是否先兆流产和其他专科疾病。

预防抽筋有妙招

正如我们所知，胎儿骨骼生长所需的钙全部依赖准妈妈提供。因此，准妈妈每天必须保证约1200～1500毫克的钙摄入量。若母体钙摄入不足，必将造成血钙低下。而钙是调节肌肉收缩、细胞分裂、腺体分泌的重要因子，低钙将增加神经肌肉的兴奋性，导致肌肉收缩，继而出现抽筋。

准妈妈平时要注意多吃含钙丰富的食物，如芝麻、牛奶、排骨、虾皮等。海产品、奶制品、绿叶蔬菜、葵花籽、鲑鱼中含有钙。还要注意补充其他的营养元素，例如枣、无花果、甜玉米、绿色蔬菜和苹果中含有镁，富含维生素C的食物包括柑橘类水果（如橙子、橘子和柚子）、绿叶菜、土豆和番茄等。

在怀孕期间应尽可能多地活动。走路、游泳、瑜伽或其他适度的锻炼形式都可能有助于防止抽筋加重。

缓解孕期皮肤瘙痒

对一般皮肤瘙痒，切不可用手抓，只需要在皮肤上轻轻按摩或者用温水擦洗，或采用欣赏音乐等分散注意力的方法，瘙痒即可减轻。也可用芦荟汁涂抹，将芦荟叶子捣烂，用汁水涂抹患处。或用花椒煮水涂抹患处或用食醋也可以。

对特殊瘙痒，不要自以为是"胎气"所致而置之不理，应及时就诊。

贴心叮咛

任何药物均应在医生、药师的指导下服用，能少用的药物绝不多用；可用可不用的，则不要用。

预防腰酸背痛

·当怀孕早期发生腰酸背痛时，就要特别注意姿势，避免加重。此时，准妈妈若有日常运动的习惯（轻度运动），仍应保持。

·保持良好的姿势，包括站姿、坐姿及睡姿。

·穿着合脚舒适的鞋子，可以减轻腰酸背痛的症状。

·不要提重物或抱小孩，以免腰部负荷过大。

·使用托腹带，可使腹部得到支撑，减轻腹部压力，减少因肌肉紧缩产生的后背痛。

·若是骶髂关节所引起的腰背痛，则必须使用骨盆带，而非托腹带。此外，尽量避免长时间行走。

·泡热水澡或局部热敷，再加上按摩，可以放松肌肉、改善血液循环，也能非常有效地舒缓腰背痛。

·不建议服用止痛药，若有需要，最好请教专科医师。

·不可接受推拿治疗，以免因不当的施力造成不良后果。

准妈妈睡眠以舒适为原则

不要因为准妈妈应该采取左侧卧位睡眠，而降低了睡眠质量，要是睡眠不好，也会影响胎儿和准妈妈的健康。每个准妈妈都是个性化的，感到舒适的睡眠姿势是最好的姿势。即便是采用仰卧位，把头抬高30°，也可以避免仰卧综合征。每个人都有自我保护能力，准妈妈也一样。如果仰卧位压迫了动脉，回心血量减少导致供血不足，准妈妈会在睡眠中改变体位或醒过来，但还是尽量不要采用仰卧位。

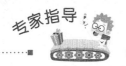

专家指导

仰卧位时，增大的子宫压迫下腔静脉，造成输出和输入心脏的血量都减少，而出现低血压，准妈妈会感觉头晕、心慌、恶心、憋气等症状，且面色苍白、四肢无力、出冷汗等，这属于仰卧综合征。

作息不正常准妈妈需注意

不要太在意压力。不妨多听听音乐，让优美的乐曲来化解精神的疲惫。

安排好自己的日程，让自己有时间去做放松的事情。

寻求帮助，让自己包围在爱和支持中。扩大支持自己的朋友和家人的范围。

如果出现失眠、食欲差、悲伤、哭泣等问题，或者对一些有趣的活动失去兴趣，或者有过多的负疚感，连续两周都出现这些症状，那么准妈妈需要与心理专家谈一谈了，因为准妈妈可能患有抑郁症。

危险行业准妈妈要小心

准妈妈面对危险职场环境时，应该申请暂时调离岗位。

放射线环境

放射科医护人员、核能发电站、抗癌药物研究人员、电器制造业、程控操作人员、石材加工基地。准妈妈如果过量接受放射线，可能影响胚胎发育，增加流产的危险性。

重金属环境

化妆品研究、印刷业操作员、照明灯生产。铅、镉、汞等重金属元素可通过胎盘渗透，引起胎儿早产或发育畸形。

化工污染环境

化工基地、化学实验员、加油站、造纸、印染、建材、皮革生产、汽车制造、农业生产。有害物质可引发畸形或流产。

物理污染环境

程控机房、纺织车间、服装车间、机场工作、俱乐部DJ、夜店管理。高温、振动、噪音会引起胎儿供血不足或缺氧。

警惕妊高征

妊高征，也叫妊娠高血压综合征，多发生在妊娠20周以后至产后48小时内。身体矮胖者、贫血及有高血压家族病史者发病率明显高于正常人。

由于小动脉痉挛，血压升高，对全身各个重要脏器都产生了不同程度的影响：影响肾脏则出现蛋白尿；影响视网膜，则出现视网膜水肿，引起视力模糊，甚至失明；脑血管痉挛影响局部血与氧的供应时，就会引起头晕，严重者引起头痛、呕吐，更甚者出现局部性或全身性抽搐、昏迷、脑水肿、脑溢血；由于水钠潴留，造成不同程度的水肿；若影响到胎盘，则会出现胎盘功能低下，胎盘早期剥离，胎儿宫内窘迫，胎儿宫内生长迟缓，最后出现胎死宫内、死产或新生儿死亡。

情绪胎教，走进大自然

准妈妈经常走进大自然，呼吸新鲜空气，有利于胎宝宝的大脑发育。曾有人在动物身上做过这样的实验，把怀孕的老鼠和兔子分别放在空气不畅的箱子里，结果，这两种受试动物所生的幼崽出现无脑畸形的比例非常高，这说明大脑发育需要充足的氧气，而大自然是最好的供氧场所。

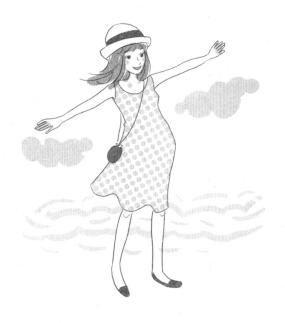

准妈妈可在工作之余，欣赏一些具有美的感召力的绘画、书法、雕塑以及戏剧、舞蹈、影视文艺等作品，接受美的艺术熏陶，并尽可能地多到风景优美的公园及郊外领略大自然的美，把内心的感受描述给腹内的胎宝宝。

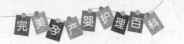
运动胎教，练习盘腿坐

保持背部的挺直坐下，两腿弯曲、脚掌相对。尽量靠近你的身体，抓住脚踝，用两肘分别向外压迫大腿的内侧，使其伸展，这种姿势每次保持20秒。重复数次。

如果感到盘腿有困难，可以在大腿两侧各放一个垫子，或者背靠墙而坐，但要尽量保持背部挺直。可以两腿交叉而坐，这种坐姿，也许会感到更舒服，但要注意不时地更换两腿的前后位置。

这项锻炼可以增加背部肌肉力量，使大腿及骨盆更为灵活，并且能改善下肢的血液循环，使两腿在分娩时能很好地分开。

准爸爸多陪妻子聊聊天

因为孕期是女人一生中的特殊时期，在这一时期里由于体内激素水平的"大起大落"，会直接影响准妈妈的心境。所以，准爸爸应多和妻子聊天，和妻子说说将要出世的孩子，说说生的时候会怎么样，以减轻妻子对怀孕及分娩的种种担心和疑虑。

妻子在怀孕期常常会莫名其妙的产生委屈、伤感、抱怨、挑剔或不安。准爸爸可能不理解，对往日温顺的妻子感到莫名其妙，或者对妻子情绪的变化无所适从。同时，自己的情绪也随之发生变化，感到心烦意乱，甚至夫妻之间相互抱怨。有些丈夫对妻子怀孕给家庭生活带来的变化无所适从。此时，准爸爸应及时与妻子沟通，双方互相理解和谦让，一起来适应特殊阶段的夫妻生活。

贴心叮咛

为了让妻子情绪稳定，丈夫自己首先要保持平静的心绪。为了让妻子情绪保持最佳，丈夫除有男人的阳刚之美，还要多些女人的温柔，经常同妻子谈心，编故事，逗笑话，使妻子的精神生活充满阳光。

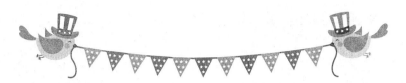

孕7月：爱吃手指的"小老头"

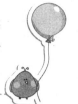

大腹便便的准妈妈行动越来越不方便了，身体也出现各种问题，准爸爸辛苦在所难免。准爸爸要照顾好妻子的身体和情绪，也不能忽略胎宝宝，多跟胎宝宝说说话，让胎宝宝感受到浓浓的父爱。

胎宝宝的发育

小家伙满面皱纹酷似饱经沧桑的老人，皮肤皱纹会逐渐减少，皮下脂肪量增多，有了明显的头发。四肢已经相当灵活，可在羊水里自如地"游泳"，胎位不能完全固定，还可能出现胎位不正。男胎的阴囊明显，女胎的小阴唇、阴核已清楚地突起。脑组织开始出现皱缩样，大脑皮层已很发达，开始能分辨妈妈的声音，同时对外界的声音是否喜欢或厌恶有所反应；感觉光线的视网膜已经形成；有了浅浅的呼吸和很微弱的吸吮力。

准妈妈的身体变化

由于胎盘增大、胎儿的成长和羊水的增多，使准妈妈体重迅速增加，每周可增加500克。腹部、乳房会出现一些暗红色的妊娠纹，从肚脐到下腹部的竖向条纹也越加明显。宫底上升到脐上1～2横指，子宫高度为24～26厘米。新陈代谢时消耗氧气的量加大，准妈妈的呼吸变得急促起来，在活动时容易气喘吁吁。胎儿的日渐增大使准妈妈的心脏负担逐渐加重，血压开始升高，心脏跳动次数由原来65～70次/分钟增加至80次以上/分钟，所以准妈妈易出现相对性贫血。有些准妈妈这时会感到眼睛不适，怕光、发干、发涩，这是比较典型的孕期反应。

少盐也能做出美食

准妈妈不宜多吃盐，少盐也能做美食。

·炒菜时可放一些醋增加口味。酸味可以突出咸味，让味道不太浓的菜肴也会感觉好吃一点儿。而且，有的维生素耐酸不耐碱，而菜肴中放些醋既可保护这些维生素，还能使菜里的钙溶出，增加钙的吸收。

·烹制菜肴时如果加糖会掩盖咸味，所以不能仅靠品尝的感觉来加温。

·注意减少酱菜、腌制品及其他过咸食品的摄入量。一般来说，20毫升酱油中含有3克食盐，10克黄酱中含盐1.5克。如果做菜时需要用酱油或者酱，就应该按比例减少食盐用量。

·放一点芥末、芝麻酱等调味品让菜更好吃。尤其是夏天，可以多吃一点凉拌菜，调味品多种多样，分散对盐的需求，也可以放一些炒熟的芝麻等增加香味。

·餐前、餐后多吃水果可以增加钾元素，减轻过多的钠对血压的不良影响。

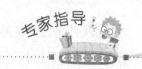

专家指导

世界卫生组织建议，每天吃6克盐最为理想，我国居民的日均摄盐量超过12克，有些地方甚至高达20克。

不宜高糖饮食

准妈妈不宜高糖饮食。

血糖偏高的准妈妈生出体重过高胎儿的可能性、胎儿先天畸形的发生率、出现妊娠高血压综合征或需要剖腹产的机会，是血糖偏低准妈妈的2~7倍。

另外，准妈妈在妊娠期肾排糖功能可有不同程度的降低，如果血糖过高则会加重准妈妈的肾脏负担，不利孕期保健。摄入过多的糖分会削弱人体的免疫力，使准妈妈抗病力降低，易受细菌、病毒感染，不利优生。

不宜多吃的几种水果

准妈妈在怀孕期间不宜多吃的水果：

山楂

山楂能活血化瘀通经，对子宫有一定的收缩作用，在怀孕早期应注意要少量食用，有流产史或有流产征兆的准妈妈应忌吃，即使是山楂制品也不例外。

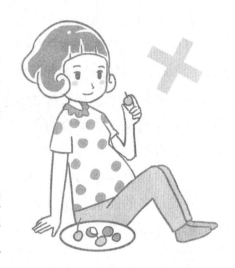

柿子

柿子有涩味，吃多了会感到口涩舌麻，其收敛作用很强，易引起大便干燥。遇酸可以凝集成块，与蛋白质结合后产生沉淀。因此，吃柿子应该适量，以一餐一个为宜。

猕猴桃

猕猴桃性寒，故脾胃虚寒者应慎食，经常性腹泻和尿频者不宜食用。食用时间以饭后1～3小时较为合适，不宜空腹吃。

多吃一些补脑食品

准妈妈应该注意从饮食中充分摄入对脑发育有促进作用的食品，以促进胎儿脑组织的发育。

芝麻，特别是黑芝麻，含有丰富的铁，同时含有丰富的钙、磷、优质蛋白质和重要的氨基酸，这些氨基酸都是构成脑神经细胞的主要成分。

核桃的营养丰富，据测定，500克核桃相当于2.5千克鸡蛋或4.75千克牛奶的营养价值，对大脑神经细胞特别有益。

海产品可为人体提供易吸收利用的钙、碘、磷、铁等微量元素和矿物质。

孕晚期适当做家务有好处

准妈妈适度活动能促进机体的新陈代谢，增强体质及提高免疫力。准妈妈体质增强了，免疫力提高了，就不容易患感冒等疾病，也可使胎儿免受疾病和药物的不良影响。

孕晚期适度活动和做些家务劳动，可以使生活内容充实，调节心情，放松情绪，获得轻松和快乐。否则，回家后无所事事，生活内容单调、枯燥，难免会滋生一些不良情绪，对准妈妈的健康和胎儿的正常发育不利。

"以静养胎"，会使准妈妈摄入的营养物质得不到必要的消耗，造成过多的能量积蓄，容易引起体重增加过多，甚至导致肥胖及巨大儿，这不但有损准妈妈健康，而且，巨大儿还会引起难产，有损胎儿的健康。

贴心叮咛

不要做长时间弯腰或下蹲的家务活，因为长时间蹲着，会引起骨盆充血最终导致流产，尤其在怀孕晚期应绝对禁止。冬天不要长时间地使用冷水，也不要长期待在寒冷的地方，身体受凉后也会导致流产。

不宜过多刺激乳房

孕期过多地刺激准妈妈的乳房、乳头，乳房、乳头会充血兴奋，容易引起子宫收缩，如果捏挤乳房和乳头，子宫收缩可能会更加明显。当然短暂性的刺激引起子宫收缩从而造成早产的可能性很小，在正常的性生活中如果不是刻意而持续长时间地刺激乳头，不会有什么问题。但是如果长时间、反复多次、粗暴地刺激乳头，尤其是在怀孕早期或晚期，可能会引起子宫收缩，从而造成流产或早产。

不宜长时间坐车

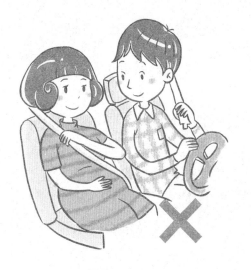

妊娠晚期，准妈妈的生理变化很大，对环境的适应能力也降低，长时间坐车会给准妈妈带来诸多不便。

长时间坐车，车里的汽油味会使准妈妈感到恶心、呕吐、食欲降低；长时间颠簸使准妈妈休息不好、睡眠减少、精神烦躁；疲劳也影响食欲；长时间坐车，下肢静脉血液回流减少会引起或加重下肢水肿，行动更加不便；乘车人多拥挤，晚期妊娠腹部膨隆，容易受到挤压或颠簸而致流产、早产；车内空气污浊，各种致病菌较多，增加了准妈妈感染疾病的机会。

一旦在车上发生流产、早产等意外，会给准妈妈及胎儿带来生命危险，故准妈妈在妊娠晚期应尽量避免长时间坐车。

化解孕期情绪波动

准妈妈如何远离抑郁症的困扰，下面介绍几种方法。

首先，丈夫在孕前、产后都要密切关注妻子的心理变化，尽一切可能关心她、体贴她，减少不良刺激，使之保持愉快心情和稳定情绪，对生男、生女也不要有过多压力。

其次，在产前要做好准妈妈的卫生宣教工作，使准妈妈对分娩和产后的卫生常识有所了解，减轻准妈妈对分娩的恐惧感和紧张感。

此外，准妈妈还应该及时调节情绪，放松心情，平时适当地进行户外运动，如短途旅游、做孕妇操等，参与一些社交活动；保持充足的孕期营养，因为足够的营养和充分的休息能够避免心理疾病的发生。

怀孕期间，准妈妈保持乐观稳定的情绪十分重要。

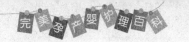

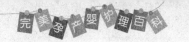 按摩消除妊娠纹

·按摩可以在沐浴时进行，效果更好，所以可以在沐浴前，点燃香熏，准备一杯热牛奶，然后用毛巾对腹部、腿部进行揉洗，再将牛奶涂在肚皮上，用双手从里向外揉。十几分钟后洗净，再用具有收紧皮肤作用的精油或橄榄油，蘸上水按顺时针方向揉十几分钟。

·洗完澡后再涂上纤美紧致露，以帮助收紧松弛肌肤，促进新陈代谢。

·注意淋浴时水温不宜过高，可以用微凉于体温的水冲洗腹部，并轻轻按摩腹部、臀部、乳房、大腿内侧、腰部等皮肤，从而增强皮肤弹性。

警惕准妈妈体重过轻

怀孕期间母体除了自身营养需要外，还得供应胎儿生长发育所需要的营养，因此没有充足的养分供给，可能会造成母体营养不良，导致贫血的发生，影响胎儿正常的生长与发育。

原本体重就偏轻的准妈妈，怀孕期间又缺乏适当的营养补充，如果在妊娠28周之后体重就不再增加，母体供给胎儿的养分自然会不够，胎儿的生长和发育会减缓甚至停滞。胎儿体重小于相应月份，为胎儿宫内发育迟缓。这样的胎儿出生后就是我们平时所说的低体重胎儿。

胎儿期及新生儿时期体重过轻，营养不良，抵抗力低下，会减弱婴儿对感染性疾病和寄生虫疾病的抵抗力，很容易感染疾病。

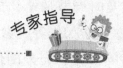

专家指导

体重过轻的准妈妈生产的婴儿患各种疾病的可能性大，死亡率也高。泛美卫生组织在20世纪70年代所做的调查报告中指出，在拉丁美洲社区出现的34%的婴儿死亡是与营养缺乏密切相关的。

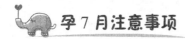 **孕7月注意事项**

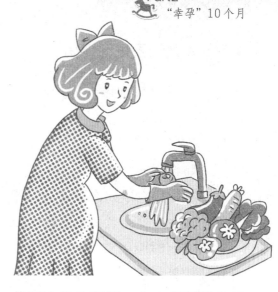

不宜做长途旅行，因为在怀孕7个月以后容易发生早产、胎盘早期剥离、高血压、静脉炎等。

怀孕第7个月，准妈妈的子宫底高度上升到肚脐以上。上腹部都大起来，准妈妈感到肚子很沉重。由于子宫越来越大，若压迫了下腔静脉，会出现静脉曲张；若压迫骨盆底部，会出现便秘和长痔疮。由于体位的关系，此时更容易出现后背和腰部的疼痛。

这个时期准妈妈如果活动过度，很容易早产。为了避免静脉曲张，不要长时间站立。若已发生此病，应注意下半身不要系带子，睡觉时把脚垫高一些。为避免便秘，多吃新鲜水果和纤维素含量多的蔬菜。

胎儿打嗝无须紧张

在妊娠中晚期，准妈妈有时会觉得腹部发生有规则的小痉挛，这就是胎儿打嗝。准妈妈的腹壁出现阵发性、规律性跳动。这种跳动现象一般出现的频率是每分钟15～30次，每次持续时间为3～15分钟，每天出现3～5次不等。打嗝说明胎儿的呼吸系统已经发育完善了。

准妈妈可以利用胎儿打嗝这一现象，自我监测胎位的变化。胎位是头位时，准妈妈腹壁出现跳动的部位大致在左、右下腹。但如果发现跳动的位置明显上升，提示胎儿已经转成异常胎位，应该在医生指导下尽快矫正。

通过观察准妈妈腹壁的跳动，也可以发现异常胎位是否转为正常。例如，胎位是横位或臀位时，准妈妈腹壁的跳动一般出现在中、上腹。若是发现跳动部位明显下降，有可能是胎位已经转成正常，没有必要继续矫正胎位或进行治疗了。

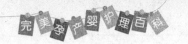

预防先天性佝偻病

新生儿出现佝偻病的症状：生后2～3个月内前囟门特大、前后囟门通连、胸部左右两侧失去正常的弧形而成平坦面，甚至发生低钙抽搐。

预防佝偻病的方法：

·准妈妈在孕期内多进行户外活动、晒晒太阳。

·饮食上要注意多吃富含钙和其他营养素的食物。

·必要时服用维生素D制剂，尤其是在孕期有手脚发麻、抽筋等低钙症状者，更应注意补充维生素和钙粉等。

贴心叮咛

胎儿在第8～10周，长骨骨干开始骨化，尤其是在妊娠后半期，胎儿生长发育迅速，维生素D和钙的需要量也相对较高。如果此时准妈妈体内维生素D和钙量不足，可影响胎儿的骨骼发育而发生先天性佝偻病。

妊娠期肝炎的调养

妊娠早期得肝炎，会使妊娠反应加重，增加早产机会。肝炎发生在妊娠晚期，会引起产后出血和感染。对胎儿、婴儿的影响是流产率高，死胎较多。即使顺利分娩，在新生儿时期发生某些并发症、智力低下甚至死亡的概率，也比正常准妈妈所生的孩子要高得多。

对怀孕后患乙肝的准妈妈，大多数专家主张在一般情况下可以继续妊娠，不必做人流。只要注意多休息，配合医生积极治疗，预后是良好的。只有少数病情严重的患者，若继续妊娠，会加重肝脏负担，使病情恶化，所以主张先做短期支持疗法，然后采取人流中止妊娠。

妊娠期得了乙肝，除了应用大量的维生素、能量合剂保护肝脏外，还可以采用中药治疗。在妊娠晚期，要注意发生贫血和凝血功能障碍，以免产后大出血。

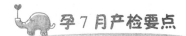 **孕7月产检要点**

怀孕7个月的产检主要有以下几项：

尿常规

随着胎儿不断增大，准妈妈容易发生尿路感染。准妈妈要做尿常规检查，如伴有尿频、尿急等症状，需及时治疗。

妊娠水肿检查

大多数准妈妈在怀孕中晚期会出现水肿，在产检的时候医生都会进行检查，以及早预防和治疗。

乙型肝炎病毒学检查

此阶段最重要的是为准妈妈抽血检查乙型肝炎，如果准妈妈的乙型肝炎两项检验皆呈阳性反应，一定要让儿科医师知道，才能在准妈妈生下胎儿24小时内，为新生儿注射疫苗，以免新生儿遭受感染。

梅毒血清学试验

要再次确认准妈妈前次所做的梅毒反应，是呈阳性还是阴性反应，如此方能在胎儿未出生前，为准妈妈彻底治疗梅毒。

德国麻疹检验

至于德国麻疹方面，准妈妈除了要抽血检验。在此特别提醒曾注射过德国麻疹疫苗的女性，由于是将活菌注射到体内，所以，最好在注射后3～6个月内不要怀孕，因为可能会对胎儿造成一些不良影响。

血糖耐量筛查

这个筛查是为了明确有无妊娠期糖尿病。检查前三天正常进食，从抽血前一天晚上19：00以后不要再进食喝水了。

筛查共抽血4次，空腹抽血1次，用200～300毫升水溶解75克葡萄糖，准妈妈5分钟内喝完，从喝第一口开始记录时间，在喝糖水后1小时、2小时、3小时再分别抽血1次。

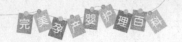
小心·防摔倒

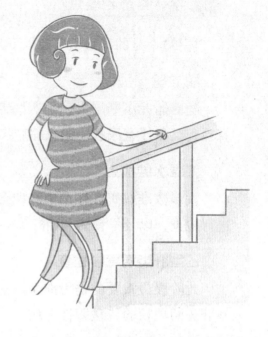

·上楼时用手扶着把手；上下车的时候提前和司机打招呼，请他为你留出时间；把自己的时间尽量安排充裕，不要"赶"。

·小心察看前方的地板是否容易滑；出门尽量穿防滑底的平底运动鞋；恶劣天气最容易出问题，如下雨、下雪，因此最好提前查看天气预报，不得不在这样的天气外出的话，最好有人陪同。

·瑜伽不仅能够增强身体的灵活性，改善准妈妈的平衡以及协调能力，还可以帮助准妈妈平衡心情、纾解烦恼。

早产征兆小·心·看

在怀孕29周至36周时，如果出现有规律的子宫收缩，而且频率也很高的话，可能预示准妈妈有早产的危险。

在怀孕29周至36周时，子宫收缩频率每10分钟2次以上，子宫颈的扩张比初次检查时超过2厘米，应该就是早产的阵痛，这时应立即去妇产科就诊。

如果准妈妈的下腹部反复变软、变硬，且肌肉也有变硬、发胀的感觉，至少每10分钟有1～2次宫缩，持续30秒以上，而且伴随着持续阵痛，这种现象就是先兆早产。

如果在怀孕晚期，准妈妈出现子宫有规律收缩，并伴随有阴道流血，这时出血量较多，也可能是早产的征兆，应立即去医院检查。

积极预防早产

· 不要到人多的地方或上下班高峰时外出。被人碰一下，就有跌倒的危险，特别是上台阶时，一定要注意一步一步地走稳。不要拿重东西或拿高处的东西，以免碰到腹部。

· 出现严重的腹泻应该引起注意。因排便时刺激子宫使其收缩加快，可引起早产。

· 准妈妈是否患有以下疾病：心脏病、肾病、糖尿病、高血压、流感、没有治愈的梅毒等。

· 对初次分娩的不安等精神紧张均可引起早产，要注意保持精神愉快。意想不到的事故、烦恼，甚至于有时噪音都能引起早产。轻度疲劳也可引起早产，要注意避免睡眠不足，过度疲劳。

· 不要长时间持续站立或下蹲，因其会使腹压升高子宫受压，也可引起早产。

缓解静脉曲张

· 如果静脉曲张严重，走路或活动时需特别小心，可用消毒过的棉纱布把小腿包扎起来。

· 每天晚上做按摩。先躺下，把脚垫高，然后准爸爸先从脚开始按摩，至小腿、膝关节、大腿。

· 如果准妈妈的工作是要经常坐着的话，工作的时候要经常动动脚趾头、转动踝关节、轻微地活动下。而且至少每隔1小时站起来走动1次，以促进血液回流。

· 如果准妈妈的工作是长时间站立的话，必须定时坐下来休息一会儿，至少每小时1次。而且进入孕晚期以后，每次站立的时间不宜超过半小时。

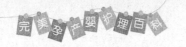

防止妊娠水肿

怀孕7个月的时候，准妈妈的脚和腿的水肿相当突出，整个脚都出现水肿，走路时难以平衡。随着体重的增加，血液循环不畅，脚底产生很大的压迫感。脚的压迫感还会使腰痛加剧。这时需要注意适当运动，可以有效减轻疼痛，并为将来的分娩减轻负担。在家时可以用足缘行走；或用脚趾走；或将双足并拢，提足跟外旋。当然，运动要量力而行，注意自己和胎宝宝的安全才是第一位。

多食用南瓜。南瓜特别适合准妈妈食用，对恢复食欲和体力，防治妊娠水肿、高血压等孕期并发症都有一定效果。南瓜的吃法很多，但建议准妈妈将其熬成粥食用，以达到更好的吸收效果，一般是500克南瓜配60克粳米熬粥。

预防妊娠贫血

多吃含维生素C丰富的果蔬；经常进食牛奶、胡萝卜、蛋黄，这些食物可以补充维生素A，有助于铁的吸收。

动物肝脏富含矿物质。像卤鸡肝、猪肝等，一周吃2次。鸭血汤、蛋黄、瘦肉、豆类、菠菜、苋菜、番茄、红枣等食物含铁量都较高，可经常吃。

妊娠中、晚期胎儿发育增快，只要每周体重不超过1千克，就要多吃高蛋白食物，如牛奶、鱼类、蛋类、瘦肉、豆类等，这些食物对贫血的调治有良好效果。

贴心叮咛

秋季正是石榴上市的季节，鲜红的石榴不仅可以让人食欲大开，还具有美容养颜的功效。准妈妈吃石榴，还可以缓解孕吐，稳定情绪，预防妊娠期贫血。此外，准妈妈多喝石榴汁可以降低胎儿大脑发育受损的概率。

乳汁的出现

怀孕时期，由于胎盘分泌大量的雌激素及黄体素，会刺激乳腺内的腺管及腺泡发育，造成准妈妈的乳房及乳头逐渐持续变大，乳晕也会变大、颜色变深。另外，脑下垂体会不断释放出泌乳素，随着胎龄周数增加血中的泌乳素浓度会越来越高，到怀孕末期的血中泌乳素浓度甚至可以高达至平时的10倍。所以，在怀孕4个月以后，有些准妈妈胸前的衣服有时会突然湿了，偶而会看到细小的白色皮屑黏在乳头上，甚至乳头可能会流出几滴透明或淡乳黄色的乳汁。

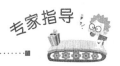

专家指导

大多数准妈妈是在产后2个小时因为分娩后激素变化开始有乳汁出现。所以新生儿出生后护士会鼓励宝宝吸吮乳头，但开始是没奶的，只是为了刺激母亲尽早分泌乳汁。

应对痔疮

准妈妈得痔疮还是比较常见的。由于直肠静脉受到增大的子宫的压迫，回流不畅所致。

每晚使用高锰酸钾溶液熏洗肛门部位，可以有效地缓解痔疮的疼痛和水肿现象；每晚用热水泡脚促进下肢血液循环，防止痔疮引发的水肿，时间不要太长，控制在5分钟以内就可以了。

平时不要经常坐着，尽量穿宽松的内裤，不要吃辣椒，更不要自行用药物，会对胎儿有影响。

多吃水果和蔬菜，多喝水，保持大便的通畅和软化。养成良好的饮食习惯，同时可以服用鲜竹沥或使用开塞露进行通便，局部可以涂抹痔疮膏或红霉素软膏。

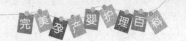

 预防妊娠高血压综合征

在妊娠中、晚期进行定期检查，主要是测血压、查尿蛋白和测体重。

准妈妈的心情要舒畅，精神要放松，争取每天卧床10小时以上，并以侧卧位为佳，以增进血液循环，改善肾脏供血状况。饮食不要过咸，保证蛋白质和维生素的摄入。

及时纠正异常情况。如发现贫血，要及时补充铁质；若发现下肢水肿，要增加卧床时间，把脚抬高休息；血压偏高时要按时服药。症状严重时要考虑终止妊娠。

体育运动可预防高血压性心血管病变，但要适量、适度。

 身体过度发热别担心

在妊娠最后几个月，由于新陈代谢加快，身体的热量释放增多，产热相应增多。准妈妈不仅可能会在温暖的天气里感觉到很热，甚至在冬天也可能感觉到很热，而这时其他人都在打颤呢。准妈妈也会大量地出汗，尤其是在晚上。这些都是好事，准妈妈不用担心。

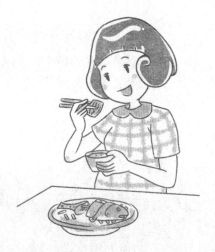

准妈妈应多吃水果和容易消化的食物，天热时可以多吃些西瓜。另外，不要因为热就随便脱衣，尤其是出汗时，要注意与环境温度的变化保持一致，不要直接吹冷风，以防不慎着凉，引起感冒。此外，准妈妈不宜多吃冷食，以免损伤胃肠消化能力。

准妈妈应注意保持凉爽。在热澡盆中洗澡或是蒸桑拿，绝不应该成为疗养计划的一部分。作为水疗法一部分的温水澡，则是安全和让人放松的。保持凉爽的同时注意避免植物油和草药的香精。

发热会使准妈妈脱水，因此发热时喝的水应该比平时多。此外，孕期发热原因很多，如果有异常情况，应及时到医院请医生检查。

🐘 语言胎教

生活中的点点滴滴都可以告诉胎宝宝。当你早晨起床的时候，你应该先对胎儿说一声：早上好，告诉他早晨已经到来了。打开窗帘，推开窗户，呼吸着清新的空气，这时你可以告诉胎宝宝：小宝贝，今天的天气真不错。当你洗脸、刷牙时，都可以念念叨叨，还可以告诉他肥皂为什么起泡沫，吹风机为什么能把头发吹干。总之，你可以把生活中的一切都对胎儿叙述。通过和胎儿一起感受一天的生活，准妈妈会觉得生活很充实。通过点点滴滴的日常语言胎教，母子之间的感情纽带会更牢固，并且有助于培养胎儿对母亲的信赖感，以及打下对外界感受力和思考力的基础。

🐘 运动胎教，进行森林浴

在草木茂盛的树林中散步会使头脑更加清醒，心情更为愉快。树木中散发出的杀菌素还可以过滤体内杂质，使血液变得更加干净。森林浴胎教的重点是不要进行剧烈运动，充分放松。准妈妈可外出到林木繁茂的公园或野外散步，为胎儿提供优质的氧气。

森林浴要保持良好心态，散步或坐在树荫下休息。时间不要过长或过短，以1个小时为宜。还要注意呼吸方法以提高吸氧效率。腹式呼吸为胎儿供氧的效果更好，比胸式呼吸吸入的氧气量更多。每次呼吸以3秒钟为宜，但要避免腹部过于用力。

胎心叮咛

风浴就是像用风洗澡一样，全身心地感受风。风浴是帮助胎儿大脑发育的一种胎教法，能够为准妈妈和胎儿提供大量的优质氧气。让皮肤感受风还能增加皮肤弹性，利于皮肤的呼吸、代谢、体温调控等功能。

准爸爸需要做的

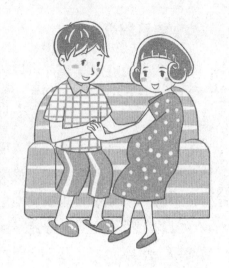

准妈妈肚子大起来时身体重心也发生了变化，在下楼梯的时候极有可能踩空；由于子宫的增大，有可能压迫到坐骨神经，坐下起来对准妈妈来说有时会变得非常困难。准爸爸有力的臂膀是对妻子最大的帮助，随时随地搀她一把，让她因为有你而感觉到安全舒适。

有些孕妇装，特别是孕妇裙都是在背后有个拉链。行动越来越"笨"的准妈妈想要自己拉好拉链还是挺吃力的。准爸爸这时如能主动上前帮妻子的忙，一定会让她心情大悦。

对于孕晚期的准妈妈来说，翻身变得越发有难度。这时，身边再有个只顾自己呼呼大睡，对妻子的困难一无所知的准爸爸，那份心情可想而知。所以，这一时期的准爸爸就要牺牲一点自己的睡眠了，警醒一些，多留意身边的妻子，适时帮她翻个身。

准爸爸克服恐惧心理

准爸爸面临的最严峻的挑战是生活负担和家庭责任，这两项几乎比以往有了成倍的增长。"我能够保护和供养我的家庭吗"，这是最基本、也是最直接的问题。对大多数工薪族家庭来说，当孩子降生时，奶粉、尿片、保姆、就医……经济负担就会突然倍增，原来两人的收入负担着两个人，而现在则要负担三个人。

一旦做了父亲，男人不仅要在经济方面给孩子和家庭提供保障，而且在感情上也要有较大的付出。妻子需要丈夫的帮助，给予精神支持和动力；她所要经历的戏剧性的感情变化需要丈夫理解，此时，妻子需要看到准爸爸镇定、乐观的表现。

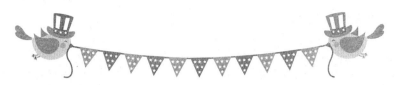

孕 8 月：圆润粉嫩的可人儿

准妈妈该控制一下饮食了。如果把胎宝宝养得胖胖的，生产时辛苦的可是自己，所以适当控制一下饮食吧，多吃一些有营养的食品。准妈妈可以适当做些家务，这有利于胎宝宝顺产噢！

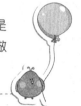

胎宝宝的发育

胎儿的体重变为1.4～1.7千克，全身的皮下脂肪也逐渐增多，将在他出生后起到调节体温的作用。此时胎儿的听力已经发育完成了，绝大多数的胎儿如果在此时出生都能够成活，因为现在他的肺部发育已基本完成。胎宝宝的皮肤淡红，并变得光滑起来，皮下脂肪日渐增多，但由于皮肤的皱褶仍然很多，所以看起来依然酷似一位面容沧桑的老人。

准妈妈的身体变化

准妈妈的肚子已经非常突出了，准妈妈会感到很疲劳，休息不好，行动更加不方便，食欲因胃部不适也有所下降。阴道分泌物增多，排尿次数也增多了。现阶段，准妈妈需要注意外阴的清洁。

准妈妈这时会觉得肚子偶尔会一阵阵地发硬发紧，这是假宫缩，是这个阶段的正常现象。要注意休息，不要走太远的路或长时间站立。

胎儿越长越大，他在母体内的活动空间相对会越来越小，胎动也会逐渐减弱，但现在胎儿还是比较好动的。可能在妈妈想睡觉的时候，胎儿醒来了，在那里动个不停，搞得准妈妈无法入睡；等准妈妈醒来时，他却睡着不动了。

适当控制饮食

准妈妈一定要适当地控制饮食，控制胎儿的体重，且餐后一定要注意适度运动。

· 在家里准备一个体重测量计，随时掌握体重变化情况。

· 一日三餐一定要有规律。

· 吃饭要细嚼慢咽，切忌狼吞虎咽。

· 尽量少吃零食和夜宵，特别是就寝前两个小时左右别吃东西。

· 避免用大盘子盛装食物，面对一大盘子美味的诱惑可能会失去控制力。可以用小盘子盛装或者实行分餐制。

· 别为了怕浪费而吃过多食物。

· 多吃一些绿色蔬菜。

· 少吃油腻食物，多吃富含蛋白、维生素的食物。

· 避免吃砂糖、甜食及饮用富含糖分的饮料等。

· 不喝酒精类饮品。

不易发胖的营养食物

· 全麦面包可以保证每天20～35克纤维素的摄入量。同时还可以提供丰富的铁和锌。

· 酸奶富含钙和蛋白质，即便是患有乳糖不耐症的准妈妈，对于酸奶也是易于吸收的，而且有助于胃肠健康。

· 对于那些坚持素食的准妈妈，豆制品是一种再好不过的健康食品了。它可以提供很多孕期所需的营养。

· 尽管柑橘类的水果里90%都是水分，但其中仍然富含维生素C、叶酸和大量的纤维，能帮助准妈妈保持体力，防止因缺水造成的疲劳。

· 香蕉可以快速地提供能量，帮准妈妈缓解疲劳。而且在准妈妈被呕吐困扰的时候，很容易消化吸收。

· 鸡蛋中含有人体所需的各种氨基酸。

准妈妈补钙要科学

孕期不但要补钙，而且要合理、足量地补。孕期的准妈妈每天最好能摄入1000～1500毫克的钙，尤其是妊娠中晚期的准妈妈，每天摄入1500毫克钙比较合适。因为，在摄入的这些钙中，有400～500毫克都是要给胎宝宝的。

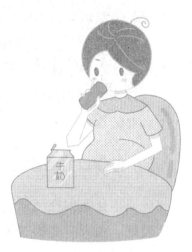

钙平衡试验表明，准妈妈只有每日摄入1.5克钙，才能达到平衡。我国居民日常膳食中钙的来源不足，因此，准妈妈应有选择地多吃些含钙丰富的食物，如雪里蕻、榨菜、紫菜、坚果、豆类、奶类、虾皮及芝麻酱等，维生素D可帮助钙的吸收，故在膳食中要适当增加富含维生素D的食物，如奶油、蛋黄、动物肝等。由于钙易与食品中的植酸、草酸结合，形成不溶性钙盐，致使钙不能充分吸收利用，因此，含植酸、草酸丰富的食物如菠菜、竹笋、蒲菜、芥菜、燕麦等，不宜与含钙丰富的食物共烹。

只要准妈妈多吃些含钙丰富的食物，不必再额外大量吃钙片等钙制剂。经食物吸收的钙足以满足准妈妈和胎儿的需要。妊娠期准妈妈额外大量补钙，有可能引起高钙血症，甚至导致结石。

摄入α-亚麻酸

α-亚麻酸能提高胎儿的大脑发育和脑神经功能，增强脑细胞信息功能，促进人脑正常发育。准妈妈体内α-亚麻酸足量，胎儿的脑神经细胞发育的数量多、功能强，并且神经胶质细胞长得多、长得好。

准妈妈应该每天多吃核桃，对自己和胎儿很有益。深海鱼类含有丰富的α-亚麻酸的代谢物，也可以多吃。还可以吃些含有α-亚麻酸的孕产妇专用营养品。

工作要量力而行

如果准妈妈的工作环境相对比较安静清洁，也没什么危险性或长期坐办公室工作，且身体状况比较良好的话，可以在预产期的前一周或两周时在家待产。

如果工作地点是工厂的操作间或暗室等环境比较阴暗嘈杂时，建议还是尽量调动工作或暂时离开。

如果准妈妈是饭店服务人员、销售人员或每天至少会有4小时以上是在行走的，在预产期的前两周半就要停止工作。

如果准妈妈的工作运动量大，提前1个月就停止工作，以免发生不必要的意外。

冬季过好居家生活

要净化室内空气质量，开窗通风是一个简单有效的办法，在阳光比较好、白天温度相对较高的时候，最好开窗通风半小时左右。

·在室内养一些仙人掌类植物或者吊兰等，这些植物有净化空气的作用。

·烹调时切勿将食用油过度加热，应该先打开抽油烟机然后再打开煤气灶，做好饭后最好开窗换气。

·被褥、地毯应该经常拿到阳光下晾晒，减少细菌滋生。

·如果需要选购家具，应选择实木家具，尽量不要选密度板和纤维板等材质的家具。

·家庭取暖尽量不要使用煤炉，如果使用，必须安装烟囱，保证排烟状况良好，并且每天临睡前检查，注意经常通风。

贴心叮咛

研究表明，室内外空气污染与早期胚胎致畸有明显关系。冬季天气寒冷，如果不经常开门窗通风，室内有害气体会不断增加，因此提醒准备在冬季怀孕和已经怀孕的准妈妈，一定要注意室内空气的质量。

不宜常去闹市散步

散步是一种很好的运动方式，不会带来任何危险，而且能够增加人的耐力，对分娩是很有好处的。但准妈妈在散步的时候地点最好选择在空气流通好、人少、环境好的地方进行。

闹市噪音会对准妈妈及胎儿的健康造成极为不利的影响。并且拥挤的人群容易对准妈妈造成碰撞、挤压，因此准妈妈不适合选拥挤的闹市、商场作为散步的地点。闹市的人流比较多，人多的地方传染疾病的机会也多，加上怀孕期妇女自身抵抗力下降，更容易遭受细菌、病毒的侵害。并且人多的地方空气污染严重，二氧化碳等有害气体含量高，氧含量相对低，对准妈妈和胎儿健康有害而无益。

产前运动坚持做

在怀孕期间，适量的产前运动可帮助您松弛肌肉和关节，减少产道的抗拒力，令生产过程更顺利。

会阴肌肉运动

有助于生产过程，也可减少生产后尿失禁的情况。首先仰卧，屈膝，双脚脚踝靠拢，膝盖分开约3个拳头的距离，然后收紧腹部、臀部、大腿、肛门、尿道及阴道口的肌肉，维持5秒，然后放松，连续做10～15次。

腹部运动

尽量吸气，呼气时将腹部收紧至有凹陷的感觉。重复8～10次。

腰部运动

可松弛背部酸痛，增强小腹、骨盆及背部的肌肉力量。这动作可于怀孕5个月后开始。头微仰，背向下压，头俯低，背向上拱。重复5～6次。

专家指导

每天早上做10～15分钟的产前运动，必定对生产有绝佳的帮助。每天做产前运动时，如发现有任何不适、疲劳、胎动等情况，都应立即停止，稍作休息。千万不要勉强，要量力而行。

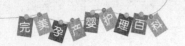

配合产前运动的呼吸法

腹式呼吸运动

仰卧于床上，放一个枕头于膝下，双手平放于身旁。吸气时腹部胀起，呼气时腹部收缩，切勿使劲，要自然松弛。每做5～6次就停下稍作休息。

腹肌呼吸运动

仰卧于床上，双手放于腰下，腿屈起，脚掌贴床。吸气时腰部微微向手上压下，呼气时放松全身。做10次。

会阴肌肉呼吸运动

仰卧于床上，双手放于腰旁，腿屈起，脚掌贴床。吸气时收紧肛门、会阴和尿道口，维持5～6秒后，放松再做。做10次。

做好围产期保健

准妈妈在产前首先应当从孕16周起做好围产保健，围产保健的内容包括体重、血压、宫高、腹围、胎位、入盆情况、乳房以及胎儿胎心等多项。

快到预产期时，准妈妈应了解见红、不规则阵发性腹痛、出现像尿液样阴道分泌物（胎膜早破表现）等临产症状，出现上述症状应及时到医院待产。

对于计划顺产的准妈妈，产前还应注意控制体重（每周增加500克左右为宜），避免因体重增加过快而增加剖宫产的概率。体重增加过快或不增加时都应及时请医生查找原因。

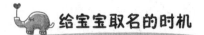

给宝宝取名的时机

什么时候给宝宝取名最合适呢？为宝宝取名的最好时机，概括起来讲有产前备名、生即取名、满月取名、三月取名及周岁取名五种。其中，以产前备名、三月取名及周岁取名最具代表性。

·产前取名指的是孩子出生之前先将名字取好。

·生即取名。分娩前父母不清楚是男孩还是女孩，不好取名，孩子出生后再按照性别来决定取名。

·满月取名，通常喝满月酒，孩子要第一个见到亲朋好友，当然要有个正式的大名，这个时候取名很适合。

·按照古代习俗，三月通常为孩子取名。

·周岁取名。

贴心叮咛

在孩子出生三个月前，在家里用小名，三个月过后，会时常相见来访者，小名不便让人呼唤或知道，为让来客知道并方便呼唤，必须给孩子取一个能够公开使用的正式名字。

宝宝取名有讲究

要选择有吉祥寓意的音、形、意的起名用字。

字形吉祥就是名字的字形要吉祥。

字音吉祥就是名字叫起来要流畅响亮，谐音要吉祥。

字意吉祥就是字义要吉祥，组合起来要有好的意义，或寄托某种理想或赋予某种祝愿或纪念某种节日，等等。

孕8月注意事项

怀孕第8个月正是胎宝宝发育最快的时候，准妈妈应多吃含有蛋白质、矿物质和维生素的食物。要控制脂肪和淀粉类食物的摄入，以免胎儿过胖，给分娩带来困难。

怀孕8个月的时候准妈妈的肚子已经很大了，各方面活动都有所不便，但是还是要做适当的运动，为顺利分娩做准备。

到了孕晚期，谨防妊娠中毒症。妊娠中毒症的主要表现有水肿、蛋白尿、高血压。控制体重，保持营养平衡和足够的睡眠是预防该症的有效措施。

可以利用胎动对胎宝宝进行家庭监护。每天早、中、晚各测1小时，3次数字相加乘以4即为12小时的胎动数。正常胎动在30～100次之间。如胎动每小时低于3次或比前一天下降一半以上，说明胎儿在宫内有缺氧现象，应及时到医院就诊。

养成早睡早起的生活习惯，切忌整日卧床休息，生活懒惰没有规律。

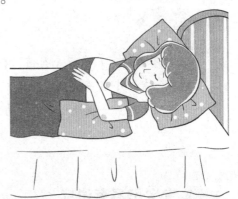

为了防止产后哺乳时发生乳头破裂，此时应经常擦洗乳头，然后涂一些油脂。

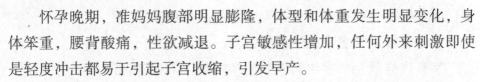
严禁发生性生活

怀孕晚期，准妈妈腹部明显膨隆，体型和体重发生明显变化，身体笨重，腰背酸痛，性欲减退。子宫敏感性增加，任何外来刺激即使是轻度冲击都易于引起子宫收缩，引发早产。

孕36周后严禁性交。此时，胎儿开始下降，性交易使宫口张开，引发细菌感染，造成胎膜早破、早产和宫内感染。夫妻可以采用亲吻和拥抱等方式传达爱意，增加交流，增进感情。准爸爸尤其要给予理解和配合，为了胎宝宝的安全，一定要节制性欲。

羊水过多的处理

如合并胎儿畸形，应立即引产。

疑有羊膜绒毛膜炎者，可在医生指导下使用抗生素。

胎儿尚未成熟，而症状严重使准妈妈无法忍受，可行羊膜腔穿刺放出羊水，注意放羊水的速度及量，防止胎盘早剥及早产。

胎儿成熟后，症状严重者，可行引产术。人工破膜时，采用高位破膜，使羊水缓慢流出，以免引起胎盘早剥或脐带脱垂。

症状较轻者，可继续妊娠，严密观察羊水量的变化。

十大因素诱发早产

·有生殖道感染史。外生殖道感染是发生早产的重要因素，因此在孕前及孕期应积极治疗感染。

·子宫过度膨胀。随着辅助生殖技术的发展，怀双胞胎、多胞胎者增多，她们更易合并羊水过多，宫腔压力增高，以致早产。

·曾有过早产或晚期流产史者，会增加其再次发生早产的概率。

·子宫发育异常、子宫畸形，如单角子宫、双子宫、纵隔子宫等。

·曾做过宫颈锥切或前次分娩为急产，致宫颈损伤者。

·准妈妈过于紧张、焦虑、精神抑郁，就有可能增加早产的风险。

·吸烟酗酒者，准妈妈每天抽10支以上的烟或酗酒。

·准妈妈孕前体重过低或身材矮小者。

·准妈妈年龄过小或过大，如年龄在17岁以下或35岁以上。

·准妈妈在孕期曾患过严重并发症或合并症。

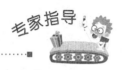

专家指导

可能发生早产的准妈妈，最好能卧床休息，这样能增加子宫、胎盘的血流量，改善胎盘功能。其次，在医生指导下可以使用一些抑制宫缩的药物。最后，使用糖皮质激素可通过胎盘，促进胎肺成熟。

警惕仰卧综合征

在妊娠8个月后，如果准妈妈仰卧的时间太久，会出现头晕、心慌、发冷、出汗、血压下降、呼吸困难等症状，甚至神志不清，这就是仰卧综合征。

妊娠晚期，如果处于仰卧位，子宫会直接压向脊柱，使脊柱两旁的大血管受压，尤其是下腔静脉受压。静脉中的血液不能顺畅流回心脏，造成回心血量减少，使心脏向全身输出血量减少，心、脑、肾等重要器官供血不足，出现一系列症状。

更严重的是，血压如果明显下降，会造成准妈妈休克。此外，心输出血量不足，会减少对子宫的供血，导致腹中的胎儿缺氧，出现胎心率增快、减慢或不规律，甚至窒息和死亡。

孕8月产检项目

怀孕8个月，产检主要有以下项目：

妊娠水肿检查

大多数准妈妈在怀孕中晚期会出现水肿，在产检的时候医生都会进行检查，以及早预防和治疗。

妊娠心电图

一般会在怀孕29～34周做一次心电图，主要是了解准妈妈的心脏功能，排除心脏疾病，以确认准妈妈是否能承受分娩，有问题的话要请内科医生及时治疗。

妊娠糖尿病检测

在怀孕晚期，医生会密切关注准妈妈是否会有妊娠糖尿病并发症，是否能顺利分娩。

妊娠高血压检测

在怀孕晚期，医生会密切关注准妈妈是否会有妊娠高血压并发症，是否能顺利分娩。

胎位不正

胎位，通俗地说就是胎儿在子宫内的位置。胎儿出生前在子宫里的姿势非常重要，它关系到顺产还是难产。

医学上称枕前位为正常胎位，胎儿背朝前胸向后，两手交叉于胸前，两腿盘曲，头俯曲，枕部最低。分娩时头部最先伸入骨盆，称为"头先露"，这种胎位分娩一般比较顺利。

有些胎儿虽然也是头部朝下，但胎头由俯曲变为仰伸或枕骨在后方，就属于胎位不正了。胎位不正包括臀位、横位、枕后位、颜面位、额位等。以臀位多见，而横位对母婴威胁最大。由于胎位异常将给分娩带来程度不同的困难和危险，故早期纠正胎位，对预防难产有着重要的意义。

胎位不正的矫正

胎位不正的矫正方法主要有以下几种：

·每小时饮1碗水（500～800毫升），每天10碗，连饮3天后休息3天，检查胎位是否纠正。

·准妈妈解尽小便，放松裤带，跪在铺有软物的硬板床上，头贴床上，侧向一方，双手前臂伸直置于头的两侧，胸部尽量与床贴紧，臀部抬高，大腿与小腿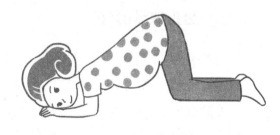成直角。如此每日两次，开始时每次3～5分钟，以后增至每次10～15分钟，胸膝卧位可使胎臀退出盆腔，增加胎头转为头位的机会。

·用激光照射准妈妈的至阴穴，每日1次，每次10分钟。

·医生做外倒转手术。将腹部子宫底部摸到的胎头，朝胎儿俯屈的方向回转腹侧，把胎头推下去，同时将臀部推上来，用手工方法逐渐一点一点地加以纠正。以后于胎儿颈部两侧垫软垫子，腹部缠浴巾或棉布，将胎儿固定为头位，待胎头衔接后解除。

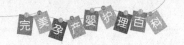

如何预防难产

·定期做产前检查。一旦确诊妊娠就应3个月内进行产前检查，以后根据医生嘱咐按期去医院检查。医务人员在做产前检查时，不仅要查胎位，还要注意检查产道是否异常，如发现骨盆狭窄，应该及早确定分娩方式（经阴道分娩还是剖宫产）。胎位不正时，还根据具体情况决定是否要由医务人员帮助矫正胎位。

·临产入院后，准妈妈要注意适当的休息和饮食，心理上不要过分紧张和恐惧；医护人员则要仔细观察产程时的情况，正确判断，及时处理。

胎心叮咛

我们必须认识到，影响分娩的因素除了产力、产道、胎儿之外，还有准妈妈的精神心理因素。初次分娩绝大多数是一个漫长的阵痛的过程，剧烈的疼痛、待产室的陌生和孤独环境等，都会增加准妈妈的恐惧、焦虑感，使产程发生异常。

胎儿缺氧的信号

胎儿缺氧是导致胎死母腹、新生儿染疾或夭折及儿童智力低下的主要原因。胎儿在缺氧早期也会发出求救的信号，他们的表现就是"发脾气"，应引起准妈妈的注意。

·胎动改变，如果一个原本活泼的胎儿突然安静，或一个原本安静的胎儿突然躁动不安，胎动低于10次/12小时或超过40次/12小时，则提示有可能胎儿宫内缺氧。

·胎心率异常。正常的胎心率为每分钟120～160次。胎动减少前，出现胎心率过频，若超过160次/分，为胎儿早期缺氧的信号；胎动减少或停止，胎心率少于120次/分，则为胎儿缺氧晚期。

·生长停止。妊娠28周以后宫底高度应每周增加1厘米左右。如果持续2周不增长，则应做进一步检查。

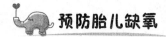 **预防胎儿缺氧**

准妈妈的卧位对自身和胎儿的安危都有重要关系。

宜采取左侧卧位，此种卧位可纠正增大子宫的右旋，能减轻子宫对腹主动脉和髂动脉的压迫，改善血液循环，增加对胎儿的供血量，有利于胎儿的生长发育。

不宜采取仰卧位。因为仰卧位时，增大的子宫压迫下腔静脉，使回心血量及心输出量减少，而出现低血压，准妈妈会感觉头晕、心慌、恶心、憋气等症状，面色苍白、四肢无力、出冷汗等。如果出现上述症状，应马上采取左侧卧位，血压可逐渐恢复正常，症状也随之消失。

 夜间失眠的自我调节

睡前喝杯热牛奶或者用热水泡脚。睡前泡脚可缓解疲劳，促进睡眠，若放少许醋效果更佳。

怀孕后饮食上会有所改变，尽量少吃油炸食品，尤其含有饱和脂肪酸的食物，含饱和脂肪酸的食物也会改变准妈妈荷尔蒙的分泌，引起身体不适，造成失眠。

多了解一些孕期知识，减少孕期疑虑和担心。

养成良好的作息时间，建立自己的生物时钟。

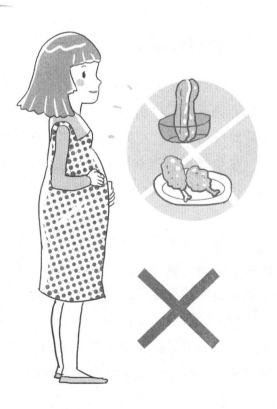

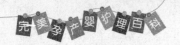

妊娠糖尿病的防护

对于那些具有高危因素的准妈妈来说，一次正常的糖耐量试验结果并不能说明问题，还需要在妊娠的第24～28周时连续检测才能排除妊娠期糖尿病的诊断。

·一天4次检测血糖水平（早餐前以及三餐后2小时。监测每餐前的血糖水平也是很有必要的）。

·在获得医生的许可后适量地运动。

·遵循健康的糖尿病饮食。通常需要合理地分配每餐饭的进餐量。

·监测体重，预防体重不正常增加。

·如果有必要的话，注射胰岛素。胰岛素是目前治疗妊娠期糖尿病的唯一药物，其他的降糖药不能在妊娠期间服用。

·控制高血压。

孕晚期腹痛的特征

随着胎宝宝长大，准妈妈的子宫也在逐渐增大。增大的子宫不断刺激肋骨下缘，可引起准妈妈肋骨钝痛。一般来讲这属于生理性的，不需要特殊治疗，左侧卧位有利于疼痛缓解。

在孕晚期，准妈妈夜间休息时，有时会因假宫缩而出现下腹阵痛，通常持续仅数秒钟，间歇时间长达数小时，无下坠感，白天症状即可缓解。

胎盘早剥多发生在孕晚期，准妈妈可能有妊娠高血压综合征、慢性高血压病、腹部外伤。下腹部撕裂样疼痛是典型症状，多伴有阴道流血。腹痛的程度受早剥面积的大小、血量多少以及子宫内部压力的高低和子宫肌层是否破损等综合因素的影响，严重者腹痛难忍、腹部变硬、胎动消失甚至休克等。所以在孕晚期，患有高血压的准妈妈或腹部受到外伤时，应及时到医院就诊，以防出现意外。

避免孕晚期尿失禁

可做骨盆放松练习，即四肢着地呈爬行状，背部伸直，收缩臀部肌肉，将骨盆推向腹部。并弓起背，持续几秒钟后放松，但如有早产的风险，事前应征求医生的意见，注意避免过于激烈的运动。

有些准妈妈为避免压力性尿失禁所带来的尴尬而少喝水，这是不对的。中断了水分的摄取只会导致更大的麻烦——便秘。

贴心叮咛

压力性尿失禁也是妊娠晚期一个正常且常见的生理现象，如果有大笑、咳嗽或打喷嚏等增大腹压的活动则更是不可避免地发生压力性尿失禁。如果你觉得尿失禁让人受窘，可使用卫生巾或卫生护垫。

语言、数字胎教

准妈妈在教胎儿学习语言文字时要循序渐进，首先以汉语拼音a、o、e开始，每天教4~5个。如果准爸爸、准妈妈想从小培养胎儿的外语天赋，也可教胎儿26个英语字母，先教大写、小写，然后是简单的单词。在教胎儿学习时，准妈妈要投入真挚的感情，充满耐心，切忌急躁、敷衍了事。

准妈妈在教胎儿数字时，一天不要超过5个，不仅要集中注意力凝视数字的形状及颜色，让其在头脑中留下鲜明的印象，还要联想身旁的各种具体事物。如"1"这个数字，即使视觉化了，对于胎儿来说，也是一个极为枯燥的形象。但如果以"竖起来的铅笔""一根电线杆""食指""英文字母I"的形状做联想游戏，或者用身旁的具体的"物"来表示"1"的意思，如1个苹果、1只猫、1个盘子，学习起来就会更加有兴趣。

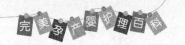

名画欣赏《哺乳圣母》

孕晚期，准妈妈越来越强烈地感觉到腹中小生命的存在，母爱的感觉逾加深刻，此时期可重点选择一些母子题材的艺术作品，或者是描绘可爱儿童的绘画作品以及家庭生活的温馨画卷。

《哺乳圣母》的画家达芬奇是意大利文艺复兴三杰之一，也是整个欧洲文艺复兴时期最杰出的代表。他是一位思想深邃，学识渊博、多才多艺的画家、寓言家、雕塑家、发明家、哲学家、音乐家、医学家、生物学家、地理学家、建筑工程师和军事工程师。

这一幅圣母像完成于1490年，是达芬奇前期肖像艺术的一个范例，现藏于俄罗斯艾尔米塔日博物馆。在这幅画中，画家更多强调的是一种母爱的普遍人性。圣母形象丰满，神态恬静，洋溢着一种年轻母亲的温柔的爱子之心。圣母怀里的婴儿形象画得很生动。

音乐胎教

除了可以选择悦耳的音乐之外，有些专业医师认为莫扎特的曲子因为比较类似母亲的心跳声，可以给胎宝宝安全感，是对胎教有帮助的音乐。比如说我们熟悉的《小星星》，就是莫扎特大师的作品。只要是能让准妈妈感到舒服、愉快的音乐，就是适合准妈妈的胎教音乐，可以在每天起床后，开启轻柔的音乐，以愉悦的心情迎接新的一天。

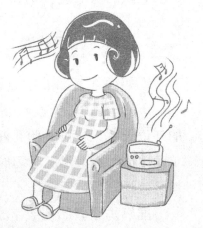

芳香胎教

准妈妈也可以尝试一下芳香精油，稀释后涂抹在身上，搭配轻柔的音乐，以达到全身舒缓的目的。值得准妈妈注意的是，精油的选择应以茶树、洋甘菊等清淡香气的为主，尽量不要使用薄荷、茴香等呛鼻刺激的精油，以免胎宝宝有抵触情绪。

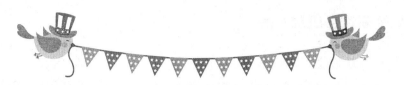

孕9月：脑袋朝下做准备

准妈妈已经迫不及待想与宝宝相见了吧，别着急，宝宝需要的东西你准备好了吗？先去选购一个待产包吧，把自己需要的和宝宝需要的东西都准备好，以免分娩时手忙脚乱。

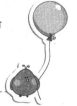

胎宝宝的发育

胎儿此时身体呈圆形，皮下脂肪较为丰富，皮肤的皱纹、毳毛都相对减少。皮肤呈淡红色，指甲长到指尖部位。手肘、小脚丫和头部可能会清楚地在准妈妈的腹部凸显出来。男宝宝的睾丸已经降至阴囊中，女宝宝的大阴唇已隆起，左右紧贴在一起，性器官、内脏已发育齐全。第33周，胎儿的呼吸系统、消化系统已近成熟。第35周，胎儿肺部发育已基本完成，存活的可能性为99%。到了第36周，两个肾脏已发育完全，他的肝脏也已能够处理一些代谢废物。

准妈妈的身体变化

在这个月准妈妈的体重还在继续增加，这时准妈妈可能会发现自己的脚、脸、手肿得更厉害了，脚踝部更是肿得高起。即使如此，这时也不要限制水分的摄入量，因为母体和胎儿都需要大量的水分。但如果手或脸突然严重肿胀，一定要去看医生。同时，准妈妈的子宫壁和腹壁已经变得很薄，当胎宝宝在腹中活动的时候，甚至可以看到胎宝宝的手脚和肘部。因胎儿增大并逐渐下降，很多准妈妈会觉得腹坠腰酸，骨盆后部肌肉和韧带变得麻木，有一种牵拉式的疼痛，使行动变得更为艰难。大约在分娩前1个月，宫缩就已经开始了。

平衡饮食应对水肿

准妈妈从以下几个方面应对水肿。

·进食足量的蔬菜水果。蔬菜和水果中含有人体必需的多种维生素和微量元素，可以提高机体抵抗力，促进新陈代谢，还具有解毒利尿等作用。少吃或不吃难消化和易胀气的食物，如油炸的糯米糕、红薯、洋葱、土豆等，以免引起腹胀，使血液回流不畅，加重水肿。

·摄取具有利尿作用的食物。包括芦笋、洋葱、大蒜、南瓜、冬瓜、菠萝、葡萄、绿豆、薏苡仁等。

·钠是电解质，可调节体液，维持体内酸碱平衡，并协助营养素通过细胞膜；当怀孕及哺乳期，钠的代谢与利用被激素的活动所改变，黄体素增加尿中钠的浓度，使得此时期的妈妈不论是否水肿，对钠的需求都比平常时期要多。

饮食重质不重量

孕晚期饮食应重质不重量。准妈妈可以多摄取DHA，如深海鱼油类的补品，对胎儿的脑部发育会有较大帮助。另外，宝宝体内铁的储存量多半决定于准妈妈在怀孕期间的铁质摄取量，再加上准妈妈在生产时会流失较多血液，所以在此时也需要食用铁质含量丰富的食物，如深绿色蔬菜、动物内脏类及水果等。也建议准妈妈可以遵从医嘱食用适量铁剂，达到营养补充的效果，日后哺乳时也能为宝宝提供充足的铁质。

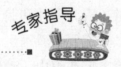
专家指导

如果准妈妈吃的食物过多，含糖量和含油量过高，会造成胎儿负担，对自身的健康也会产生负面影响，增加准妈妈产后瘦身的难度。还可能引起一些病症，并且使生产更加困难。

摄入膳食纤维、铁、钙

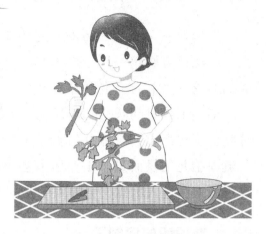

孕晚期，逐渐增大的胎宝宝给准妈妈带来负担，准妈妈很容易发生便秘。由于便秘，又会发生内外痔。为了缓解便秘带来的痛苦，准妈妈应该注意摄取足够量的膳食纤维，以促进肠道蠕动。全麦面包、芹菜、胡萝卜、红薯、土豆、豆芽、菜花等各种新鲜蔬菜中都含有丰富的膳食纤维。准妈妈还应该适当进行户外运动，并养成每日定时排便的习惯。

准妈妈还必须补充维生素和足够的铁、钙、充足的水溶性维生素，以硫胺素最为重要。如在孕9月，硫胺素不足，易引起呕吐、倦怠、乏力，还可影响分娩时子宫收缩，使产程延长，分娩困难。铁摄入量不足，可影响胎儿体内铁的存储，出生后易患缺钙性贫血。妊娠全过程都需要补充钙，但胎儿体内的钙一半以上是在怀孕期最后2个月储存的。如9个孕月里钙的摄入量不足，胎儿就要吸收母体骨骼中的钙，致使准妈妈发生软骨病。

不宜久站、负重

妊娠晚期由于胎儿已逐渐发育成熟，子宫逐渐膨大。站立时，腹部向前突出，身体的重心随之前移，为保持身体平衡，准妈妈上身代偿性后仰，使背部肌肉紧张，长时间站立可使背部肌肉负担过重，造成腰肌疲劳而发生腰背痛，故应避免久站。

除应避免久站、久坐外，还应避免负重或举重。因为负重或举重时，一方面可使腹压增高；另一方面可加重子宫前倾下垂的程度，从而刺激诱发子宫收缩所致。因此，准妈妈为防止上述并发症应避免久站、久坐、负重或举重。

一周工作不超过 32 小时

准妈妈一周工作32小时以上给胎儿带来的风险几乎与吸烟一样大。因此，准妈妈一周工作时间不要超过32小时。怀孕期间工作压力大的准妈妈生下的宝宝更容易哭闹。

那些工作时间长、工作压力大的准妈妈会在怀孕期间出现惊厥的症状，这种严重的妊娠并发症是由于胎盘缺陷导致的，这种缺陷会限制流向胎儿的供血量。工作压力会导致准妈妈体内的激素水平提高，这种激素会进入胎盘，会导致胎儿的发育减缓。

准妈妈如何躺下

"躺下"最重要的是注意腹部肌肉不要用力，用手支撑上半身，分几个步骤慢慢地行动：

·先由跪姿变为坐姿。想要躺下时，准妈妈先弯曲膝盖，慢慢地跪下，转身变成正坐的姿势后，再将膝盖微微分开躺下，这样会轻松些。

·移动腰部，转变成侧卧坐姿后躺下。坐稳后，再用两手撑床，慢慢移动腰部，变成侧卧坐的姿势。值得一提的是，手放在身体的侧面会比较容易移动腰部。然后，再从侧卧坐的姿势慢慢地躺倒下去。

·挪动膝盖上移，慢慢侧翻，膝间可夹坐垫。侧躺会比较轻松。由仰面改为侧躺时，不要从肩部开始扭曲上半身，而是要先将一侧膝盖曲起后倒向身体内侧，同时改变上半身的方向。

贴心叮咛

躺下时，准妈妈腹部肌肉绝对不要用力、不要扭曲身体、不要压迫腹部，一定要一边用两手支撑住上半身的重量，一边慢慢睡下。

准备一个待产包

准妈妈待产包清单如下。

证件类：孕妇身份证、产检病历及围产卡、医保卡、现金或银行卡。

卫生用品：产妇卫生巾、卫生纸、湿巾、一次性马桶垫。

食物及餐具：巧克力、香蕉、水或饮料、带吸管的水杯、弯头吸管、餐具或保温瓶。

衣物类：哺乳内衣、乳垫、吸奶器、一次性内裤、束腹带、拖鞋。

洗浴类：脸盆、毛巾、水杯、牙刷、牙膏、洗浴用品、梳子、衣架。

哺育用品：奶粉、奶瓶、奶嘴、蒸汽消毒锅、暖奶器、喂食碗、软头勺、围嘴。

婴儿物：和尚衣、爬行衣、护脐肚兜、婴儿帽、婴儿袜子、手套、脚套、抱毯、包被。

杂物类：记事本、数码相机或摄像机、手机及充电器、MP3或书刊杂志。

另外准备一个便携式便盆，不是所有的医院都能提供带有独立卫生间的房间，所以自备一个便盆还是很有必要的。还有，要准备好分娩当天需要的食品，如鸡蛋、面条、红糖等，其中红糖要预先蒸煮一下。

准妈妈入院前身体的准备

在临近预产期2周时，准妈妈要随时做好分娩的准备。入院前准妈妈的身体准备：

·注意休息。一般不能再从事体力劳动，包括繁重的家务劳动，最好预先开始休产假。每天应有8小时的睡眠，并绝对禁止房事。要求做到养精蓄锐，以保证分娩时有足够的体力。

·保证足够营养。在这段日子里，必须多吃些营养价值高的食品，分娩时才能有足够的精力和体力。

·每天用清水洗涤乳头，为哺乳做好准备。

孕9月重要的产检项目

孕9月重要的产检项目如下：

胎动计数

通过计数胎动，准妈妈可以进行自我监护，从而关注胎盘的健康状况。由于每个胎儿的活动量不同，准妈妈自感胎动数的个体差异很大，12小时内的累计数自十次至百次不等，因此每个准妈妈都有自己的胎动规律。

胎心率监测

大多使用"非加压试验"（NST），如果胎动时呈现胎心率加速变化即属正常反应，意味着胎盘功能尚好，一周内不会发生因胎儿、胎盘功能减退所致的胎儿死亡。

B超检查

做一次详细的超声波检查，包括胎儿双顶径大小、胎盘功能分级、羊水量等。以评估胎儿当时的体重及发育状况，并预估胎儿至足月生产时的重量。一旦发现胎儿体重不足，准妈妈就应多补充一些营养物质。

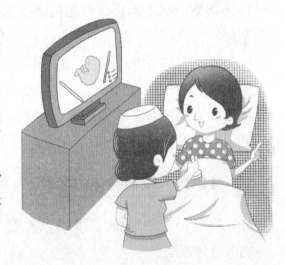

在家慢做健身操

怀孕晚期的运动突出个"慢"字，以稍慢的散步为主，过快或者时间过长都不好。在散步的同时，准妈妈还要加上静态的骨盆底肌肉和腹肌的锻炼，为分娩做准备，让胎宝宝发育更健康。所以，这个时期在早上和傍晚，做一些慢动作的健身体操是很好的运动方法。

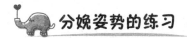 **分娩姿势的练习**

开始练习分娩姿势啦，为顺产做好准备。

腹式呼吸的练习

盘腿而坐，拉伸背部肌肉，双手放在下腹部。边呼气边放松双肩，然后用鼻子吸气，当腹部胀满后再用嘴慢慢呼气。反复练习2～3次。双手放在两膝上，上身前倾，边呼气边轻轻向下按压双膝；直起上身，边吸气边慢慢恢复两膝至原来的位置。反复练习3次。

骨盆的练习

身体呈爬姿，手脚与腰同宽；边呼气边绷紧腹部，前倾骨盆，勾起后背。吸气后，边呼气边慢慢放松腹部，然后一边回复到原来的姿势一边向上抬头。

盘腿提腹的练习

身体呈仰卧姿势，弯曲双膝，与腰同宽；双手伸直，掌心朝下，放在身体两侧。边呼气边挺起腰部。之后保持此姿势，边吸气边默数5下，然后再边呼气边慢慢放下腰部。

腰部扭转的练习

身体呈仰卧姿势，并拢双膝，向左侧慢慢倾斜，大约呈45°；保持此姿势5秒，然后恢复成原来的姿势，再向右侧倾斜。如此反复练习3次。双腿与腰同宽，用腹式呼吸进行放松。

孕晚期感冒·小·心·用药

妊娠后，准妈妈体内的酶有一定的改变，对某些药物的代谢过程有一定的影响。药物不易解毒和排泄，易发生蓄积性中毒，在孕早期胎儿器官形成时，药物对胎儿有一定的影响，故准妈妈感冒最好不吃药。但一些疾病本身对胎儿、准妈妈的影响远远超过药物的影响，这时，就应权衡利弊，在医生指导下，合理用药。

如何数胎动

一般从怀孕的第28周开始数胎动，直至分娩。每天早、中、晚固定一个自己最方便的时间数3次胎动，每次数1小时。

用纽扣或其他物品来计数，胎动一次放一粒纽扣在盒中，从胎儿开始活动到停止算一次，如其中连续动几下也只算一次，隔开5～6分钟再动算另一次。一小时完毕后，盒中的纽扣数即为1小时的胎动数，将3次数得的胎动数相加，再乘以4，即为12小时的胎动数。如果你无法做到每天数3次，也可以每天晚上胎动较频繁时数1小时，然后乘以12，一般来说应在30次以上。

正确应对产前恐惧

家人的关爱能使准妈妈减轻产前恐惧。

在妊娠最后阶段，准妈妈常表现为心理依赖性强，希望寻求保护，引起他人重视。这种反应并非娇气，而是一种正常的心理反应。准妈妈可能会喋喋不休，这是宣泄不良情绪的合理渠道。丈夫要理解妻子情绪上的波动，耐心倾听妻子诉说，给予妻子精神上的鼓励和安慰，打消其心中顾虑，特别是在孩子的性别上不要给妻子施加压力。

腹壁紧绷会给准妈妈造成多种不适，丈夫可在晚间为妻子轻抚腹部，一方面是与胎宝宝交流，另一方面又减轻了妻子的不适，使妻子依赖心理得到满足，焦虑情绪得到改善。

贴心叮咛

生育能力是女性与生俱来的能力，生产也是正常的生理现象，绝大多数女性都能顺利自然地完成。如果存在一些胎位不正、骨盆狭窄等问题，现代的医疗技术也能顺利地采取剖宫产的方式将宝宝取出，最大限度地保证母婴安全。

孕 9 月注意事项

孕晚期是阴道感染的高发期，在这个阶段，不要进食大量甜食，体内糖分的升高会增加阴道感染的概率。

在孕晚期要重视摄入维生素C、叶酸、维生素E、维生素B$_{12}$等。

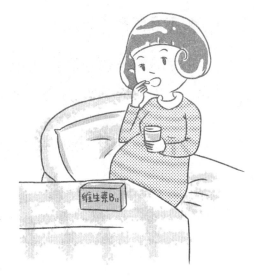

由于子宫的增大、上升，对胃、肺及心脏的压迫更为严重，胃痛、消化不良、呼吸困难等症状可能会加剧，还可能会有心慌、气喘的感觉，活动后可能加重。

腿脚的水肿会更为严重，手和脸也可能水肿了；腿部痉挛的情况增多；腰背部疼痛加剧；阴道分泌物变得更加浓稠，其中含有更多的黏液；牙龈经常出血。

随着腹部的膨大，消化功能继续减退，更加容易引起便秘。

沉重的身体加重了腿部肌肉的负担，会抽筋、疼痛，睡觉前可以按摩腿部或将脚垫高。

由于精神上的疲劳和不安，以及胎动、睡眠姿势受限制等因素，可能会经常失眠。

离预产期还很远，却多次出现宫缩般的疼痛，或者出血，这就是早产的症状，应立刻到医院检查。

要不要陪产

现在，准爸爸不妨征求妻子的意见，是否需要陪产呢？丈夫陪产对准妈妈是种莫大的支持，但陪产前准爸爸必须有充足的心理准备。妻子怀孕生产的过程是夫妻感情最容易出现危机的时候，如果丈夫能陪产，能感受到妻子的艰辛而更加爱护妻子，对夫妻感情是一次有益的促进。

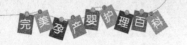

 不宜陪产的情况

并非每个准爸爸都适应产房环境，晕血、心理素质差的人就不宜陪产。因为接生时情况复杂多变，助产士无法分心再抢救晕倒的准爸爸。如果准爸爸预先评估，觉得自己心理无法承受分娩时的强烈冲击，那就不要陪产。如果坚持陪产，一定要先做好"心理铺垫"，接受必要的陪产培训。

有些陪产准爸爸不受欢迎。陪产准爸爸以下行为是大忌：等孩子生出来，丢下老婆先问"是男是女"；或者见到宝宝有出生缺陷，立即垂头丧气。这些都会让身体虚弱、心理脆弱的准妈妈倍感伤心。

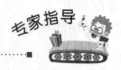

专家指导

由于陪产需要一定的条件，如单独的产房、消毒隔离设施。所以，如果想选择陪产，事先一定要询问好医院是否有此服务。丈夫陪产时，需要穿隔离消毒服。

肚子痛无须紧张

此时的准妈妈们其实已经很辛苦了，胀大的子宫会压迫到肠胃，准妈妈会常常感到上腹痛、恶心、吃不下东西。两侧的肋骨感到好像要被扒开一样疼痛，甚至会感到喘。同时，下腹部膀胱受到子宫的压迫而觉得尿频与疼痛；直肠也因受到子宫的压迫而容易腹胀及便秘。要避免这些情形，只要少量多餐、多休息即可，对怀孕过程的安全并不会构成威胁。

这时很多准妈妈会觉得子宫好像常会"硬"起来（不一定会痛），这样的子宫收缩感，如果是偶尔发生而且不频繁也不规则，只需避免劳累、多休息即可。

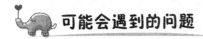 **可能会遇到的问题**

孕9月可能会遇到以下问题。

阴道分泌物增多

随着临产的到来，阴道分泌物可能会增多，要注意局部清洁，每天用清水冲洗外阴。如果用洗液，最好有医生的推荐，有些洗液会改变局部环境的酸碱度，反而增加局部感染的机会。所以，用中性的清水或洗液洗是比较安全的。

疲劳感

到了这个月，准妈妈可能会时常有疲劳的感觉，要注意休息，不要等到过度疲劳时才休息。要有规律地生活，保证足够的睡眠，尤其不要熬夜，熬夜是最不利胎儿生长发育的。如果准妈妈在孕期没有养成良好的生活习惯，会影响到胎儿，甚至影响到出生后新生儿的睡眠习惯。

呼吸不畅

增大的子宫把膈肌顶高，使得胸腔体积减小，肺部膨胀受到一定限制。进入肺泡的氧气减少了，氧供应不足，准妈妈会感觉呼吸不畅或气短。如果是能耐受的气短，不用担心胎儿会缺氧，胎儿会从母体获取足够的氧气来满足生长的需要。

选购产妇卫生巾

普通卫生巾使用化纤制成，含黏合剂、荧光增白剂等化学成分，非常不适合准妈妈高度敏感的皮肤，会引起产妇感染。

普通卫生巾表面潮湿、闷热，不仅使准妈妈产生湿湿黏黏不舒服的感觉，准妈妈排出的恶露还含有适宜细菌滋生的营养物质，对于准妈妈伤口的愈合极为不利。

很多品牌的卫生巾并不专门消毒，无法达到完全无菌状态的卫生标准。对于处于敏感时期的准妈妈来说，显然存在安全隐患。

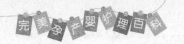

挑选合适的哺乳内衣

哺乳胸罩不仅适用于孕期，在哺乳期使用同样方便，在孕晚期，不妨选购这种有特殊设计又经济方便的胸罩。活动式扣瓣肩带，哺乳时不用将胸罩脱下，产前产后均适用；柔软定型钢丝能够完全托起丰满的乳房，保护乳房不会变形；托衬可以支持乳房不下垂；横切面设计可将乳房向中央集中，使准妈妈在孕期也能保持很好的曲线。

居家或休息时穿着的休闲胸罩更要舒适，在设计上也是体贴入微。这类胸罩可不用钢托，而采用特殊设计由胸胁安定胸部，给孕期发胀的乳房增添舒适感；柔软棉质，穿着舒适；背部无钩扣，穿着入睡也舒服；采用前扣式设计，还方便哺乳。

为什么肚子硬

孕9月下腹发紧、发硬，有时候有些疼，多半见于早产、妊娠晚期假宫缩或感染。

早产

如果每10分钟内有2~3次宫缩，每次持续30秒以上，或伴有阴道血性分泌物排出，即为先兆早产，需去医院检查观察。

假宫缩

这是不规则的弱子宫收缩，几乎不伴有疼痛。常在夜间频繁出现，翌日早晨即消失。这和妊娠晚期的分娩阵痛表现为间隔短、有规则地、渐进地腹痛不一样。大多数准妈妈可无不适感觉，但有些对痛觉敏感的准妈妈，可将子宫正常的收缩误认为临产宫缩。

感染

早产发生的原因多见于感染，其中包括生殖道感染及胎膜炎等。但泌尿道感染、肠道感染也可诱发以上症状。

孕晚期减轻不适的对策

·胃灼热。平时应在轻松的环境中慢慢进食，每次避免吃得过饱。吃完饭后，慢慢地做直立的姿势会缓解胃灼热。临睡前喝一杯热牛奶，也有很好的效果。

·不规则的肚子痛。出现这种情况的时候要注意休息，不要刺激腹部。如果痛到坐立不安，工作、生活受到影响，需要去医院。

 正确处理鼻塞和鼻出血

在鼻子不通气、流涕时，可用热毛巾敷鼻，或用热蒸气熏鼻部，这样可以缓解症状。

不要擅用滴鼻药物，如麻黄素、滴鼻净等，尤其是血压升高的孕妈妈，应用麻黄素类药物会使血压更高。使用激素类、抗组织胺等抗过敏药也应按照医嘱，以免服用后对胎宝宝不利。

鼻血管充血变粗，很容易受刺激破裂出血。出血时用手捏住鼻翼即能很快止住血，如果难以止住可在鼻孔中塞一小团清洁棉球，紧压5～10分钟并捂住鼻孔；若是出血较多或经常反复出血，应及时去医院检查。

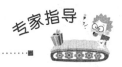

妊娠期鼻堵塞并非都是患了感冒，其中大多是由于内分泌系统分泌的多种激素刺激鼻黏膜，使鼻黏膜血管充血肿胀所致。一旦分娩，鼻塞和鼻出血随之消失，不会留下后遗症。因此，不必过于紧张。

前置胎盘怎么办

具体视检查结果而定，若有出血情况需住院治疗，程度较轻的边缘性前置胎盘，仍有可能自然生产，其他则需剖宫生产，但需等胎儿较大，约35～36周时才可进行剖宫。有前置胎盘的准妈妈最怕早产，因为未足月生产若又碰上大出血情况，准妈妈及胎儿都可能因此有休克的危险。此外，前置胎盘容易合并"子宫下段收缩不良"，造成产后大出血，因此产后需特别注意子宫收缩及恶露排量。除了可在住院期间服用子宫收缩药物之外，还需靠哺乳来刺激体内分泌"催产素"，以促进子宫收缩。

预防脐带打结

脐带的一端连于胎儿脐轮，另一端连于胎盘胎儿面，正常长度30～70厘米，是连接胎儿与母体的桥梁，通过脐带向胎儿输送营养物质。脐带异常包括脐带过长、脐带过短、脐带缠绕、脐带打结、脐带扭转、脐带脱垂等。

B超检查简单、快捷、经济，是脐带异常的初步检查手段。在B超屏幕上，可以清楚地显示脐带的图像，并可看出胎儿颈部有无脐带缠绕所导致的颈部"压迹"。如为脐带绕颈，还可初步判断脐带绕颈的圈数。

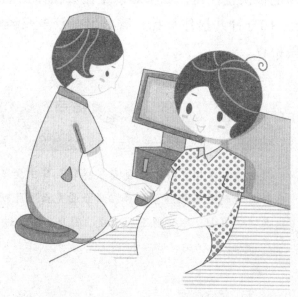

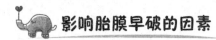 **影响胎膜早破的因素**

·性生活。妊娠晚期，子宫的敏感性增加，外界的刺激（如性生活的机械性刺激）容易诱发子宫收缩；精液中含有的前列腺素，有激发子宫收缩的作用；性生活过程中，有可能使准妈妈的腹部受到挤压、碰撞，造成羊膜腔内压力增加等，这些因素综合作用，导致胎膜发生破裂。

·生殖道炎症。阴道炎、宫颈炎容易引起胎膜感染，导致胎膜破裂。引起胎膜感染的病原体较多，有细菌、支原体和衣原体等，尤其是支原体和衣原体感染常常没有明显的症状，不易为准妈妈发现。

·胎位不正。多胎、羊水过多的准妈妈，由于羊膜腔内压力过高，容易发生胎膜早破。臀位、横位及头盆不对称的准妈妈，可因羊膜腔内压力不均而发生胎膜早破。

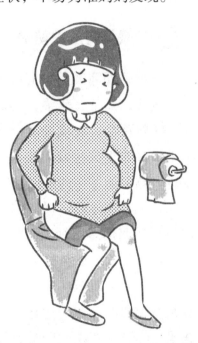

·营养不合理。准妈妈饮食中，缺乏维生素C及铜、锌等微量元素。致使胎膜变脆，缺乏弹性，容易引发胎膜早破。

·其他因素。剧烈咳嗽、便秘及提拿较重物体等因素，可导致准妈妈的腹压骤增，也易促发胎膜早破。

 宫缩与胎动的区别

孕晚期宫缩与胎动的区别：胎动是间断的，感到胎动的部位与胎儿在子宫中运动的部位一致，而且经常变换。如果是整个子宫发硬，准妈妈感到发胀、下坠，甚至有时有尿意或便意，那就是子宫收缩了。

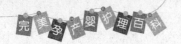

 妊娠中毒症的应对与预防

· 必须定期到妇产科门诊检查，以便在病症轻微时就彻底治疗和控制。

· 平时要注意饮食调配，以低盐、低热量、高蛋白的食物为宜，并控制水分的摄入，进餐以吃到八成饱为宜。

· 注意休息与保暖，环境宜清静，保持心身安宁，克服恐惧心理，不要过度劳累。

· 有两种或两种以上症状的准妈妈，一定要入院诊察治疗。经治疗不愈甚至病情加重的准妈妈，可以提前诱发分娩或施行手术终止妊娠。

 孕晚期痔疮的防治

· 妊娠期间准妈妈应以饮食疗法为主，多吃含粗纤维的蔬菜和水果，例如，芹菜、菠菜、韭菜、丝瓜、香蕉、梨等。

· 排便后，先洗净肛门，然后躺在床上，垫高臀部，在柔软的卫生纸或纱布上放些食用油，手拿油纸，将痔疮轻轻地推入深处，然后塞进一颗刺激性小的肛门栓。

· 如果在走路、咳嗽时痔疮易脱出，那么按上述方法处理后，在肛门口还要用多层纱布抵压住、固定。另外，可用1%~2%苏打水坐浴，每晚一次，保持外阴部位清洁。

· 一有便意就去厕所排便。因为粪便在体内积存久了，其中的水分被肠道吸收多了，不但造成排便困难，也会影响食欲。排便时也不要太用力，不要在厕所蹲太长的时间，这样会引发痔疮。

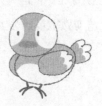

阅读胎教，有声读物

这个时期是施行阅读胎教的最佳时机，此时胎儿的脑神经已经发育到几乎与新生儿相当的水平，一旦捕捉到外界的讯息，就会通过神经系统传达到胎儿身体的各个部位。

适合准妈妈阅读的书籍，在选择上没有年龄段的限制，在体裁上也可以丰富多样、不拘泥任何一种形式，但总的来说，应当是能让心情安逸、陶冶情操、带来美好感受的读物；最好是可以激起母爱、唤起女性温柔情感的作品；并且，考虑到准妈妈的身体因素，这个时期阅读的书籍最好是散文、诗歌一类的，可以随读随放，长短由心，不受太多的时间限制。

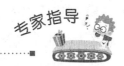

专家指导

选一则你认为读来非常有意思、能够感到身心愉悦的儿童故事、童谣、童诗，将作品中的人、事、物详细、清楚地描述出来，让胎儿融入故事描绘的世界中。

视觉、味觉胎教

这个时候胎儿几乎能对任何光线产生反应，眼睛也能灵活地眨动。胎儿尽管不可能准确区分外界事物的形态和颜色，但通过准妈妈腹壁的光线能作为大脑的视觉信息而被接受下来。特别是怀孕末期，准妈妈腹壁变薄，时亮时暗的光线会使胎儿的心跳加速。胎儿不喜欢过强的刺激。例如电影院内，明暗变化频繁的银幕及喧闹的声音都会影响到胎儿的休息。

这时候胎儿也能分辨出羊水的味道。无论是什么食物，最重要的是怀着喜悦的心情进食。无论是多么好的食品，如果准妈妈没有一个好心情，对味觉胎教是起不到作用的。准妈妈应认识到只有自己吃得香，胎儿才能吃得香。

陪妻子散步和聚会

孕期中，丈夫可以抽出时间陪伴妻子散步，尤其是孕期9个月的时候，丈夫最好每天陪同妻子散步半小时，因为预产期越近，准妈妈就会紧张，有丈夫的陪伴，她会感到很安全，对胎儿也有好处！

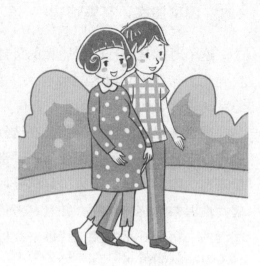

到了怀孕晚期，准妈妈身体笨重，出行也成了一个大问题。除了必须要做的事，比如上下班，其他的外出活动能少则少了。可是这样每天局限在家里，面对的只是几个家人，缺少了以前的社交活动，准妈妈难免会觉得生活乏味。准爸爸如果这时候承担起"司机"或者"护花使者"的责任，就可以改变这种状况。再有朋友的聚会，妻子不必都拒绝了，让准爸爸陪着去参加。周末有空，可以带妻子去看看朋友，尤其是去有孩子的朋友家做客，实地感受一下家有"小天使"的氛围，会让妻子更憧憬自己的宝贝早日到来。

准爸爸给妻子心理支持

怀孕也许让原来温柔、善解人意的妻子好像变了一个人，可能一句话没说好就大发脾气，或者稍不如意就泪如泉涌。准爸爸要了解，这种情绪波动是怀孕的女人的"专利"，并不是妻子真的变得不可理喻。要在以前，或许遇到这种妻子"找茬"的时候，准爸爸早跳起来了，可是现在却是练习宽容平和心态的最好时机。想一想，准妈妈为了你们的宝贝牺牲了那么多，偶尔发发脾气也是可以原谅的吧！妻子发脾气了，开个玩笑把话题转移一下，或者先把错误承认下来，再不行就干脆让妻子自己安静一会儿。只要准爸爸的姿态高些，准妈妈过后会意识到自己乱发脾气是不对的。

孕10月：快要降生了

令人激动的时刻就要来了！准妈妈不要害怕。你的丈夫、亲人，还有尚未谋面的宝宝都在陪着你。宝宝正在努力与你相见，给宝宝信心，给自己信心，幸福的时刻在等着你呢！加油吧！

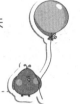

 胎宝宝的发育

此时胎儿长约36厘米，重约3400克。四肢的肌肉已发达，骨骼已变硬。头发已长3～4厘米。身体各部分器官已发育完成，其中肺部是最后一个成熟的器官，在宝宝出生后几个小时内他才能建立起正常的呼吸模式。胎儿的头在骨盆腔内摇摆，周围有骨盆的骨架保护着。胎儿现在会自动转向光源，这叫做"向光反应"。胎儿的感觉器官和神经系统可对母体内外的各种刺激做出反应，能敏锐地感知母亲的心情、情绪以及对自己的态度。

 准妈妈的身体变化

准妈妈体重达到高峰，阴道分泌物增多；常会尿急或觉得尿不净，便秘会变得明显，有更多乳汁从乳头溢出，子宫下降，对胃的压迫减轻，呼吸变得较轻松。有不规则阵痛、水肿、静脉曲张等表现，在分娩前更加明显。在表示分娩的真正的子宫收缩之前，准妈妈会经历假阵痛收缩。

准妈妈在最后的这个月会感觉很紧张，心情烦躁焦急等，同时在这几周中身体会越来越感到沉重，要注意小心活动，避免长期站立，洗澡的时候避免滑倒等。

临产前的饮食调理

在临产前准妈妈的饮食以富含糖分、蛋白质、维生素、易消化为好，并且这需要根据准妈妈自己的爱好，来选择诸如蛋糕、面汤、稀饭、肉粥、藕粉、点心、牛奶、果汁、苹果、西瓜、橘子、香蕉、巧克力等多样的饮食。

在临产前准妈妈所需要的水分可以由果汁、水果、糖水及白开水补充，需要注意既不可过于饥渴，也不能暴饮暴食。

助产食物推荐

有些食物可助产，准妈妈产前可多吃。

鸡蛋

鸡蛋富含蛋白质，人体对鸡蛋中的蛋白质的吸收率也相对较高。鸡蛋中还含有大量B族维生素，是参与机体能量代谢的必需介质。在临近预产期的一段日子里，适量多补充一些鸡蛋，作为准妈妈身体的能量储备是非常有益的。

巧克力

巧克力是一种浓缩的能量物质，脂肪、蛋白质含量都很可观，在待产过程中，准妈妈能吃的食物非常有限，作为能量补充，巧克力无疑是很好的选择。巧克力还能增加愉悦感和缓解紧张感，是必备的助产食物。

牛奶

牛奶中富含电解质，钾、钙、钠、镁含量都很丰富。比起运动型饮料，牛奶中含有更多的乳糖、蛋白质、脂肪，能量供给更出色。

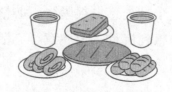

有助分娩的食谱

推荐三道准妈妈在孕10月的助产食谱。

银丝羹

材料：日本豆腐、干贝、木耳、香菜、上汤、葱、姜等。

做法：把日本豆腐及洗净去蒂的黑木耳切丝，用冷水泡着，葱、姜切丝备用；干贝蒸软，凉后搓碎，上汤烧开后下入各种配料；烧开调味、勾芡，最后撒入香菜末。

空心菜粥

材料：空心菜200克，粳米100克，盐少许，清水适量。

做法：将空心菜择洗干净，切细；粳米淘洗干净；锅置火上，放适量清水、粳米，煮至粥将成时，加入空心菜、盐，再续煮至粥成。

陈皮海带粥

材料：海带、粳米各100克，陈皮2片，白糖适量。

做法：将海带用温水浸软，换清水漂洗干净，切成碎末；陈皮用清水洗净；将粳米淘洗干净，放入锅内，加水适量，置于火上，煮沸后加入陈皮、海带，不时地搅动，用小火煮至粥成，加白糖调味即可。

减轻分娩痛苦的饮食

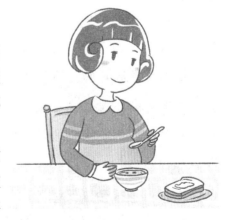

准妈妈应选体积小、营养价值高的食物，避免吃体积大、营养价值低的食物，如土豆、红薯，以减轻胃部的饱胀感。

准妈妈要摄取足够的优质蛋白质和必需脂肪酸，但尿蛋白高的孕妇应限制蛋白质、水分和食盐的摄入，多吃植物性油。注意均衡营养，平常的饮食要节制食盐的摄取，热量高的食物如甜食、米、面包等主食不要吃太多。

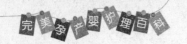

不宜出远门

这个时期准妈妈最好不要出远门。因为旅途中有许多对妊娠不利的因素，如车、船的颠簸，旅途中的紧张、疲劳等都是引起早产的危险因素，而且万一出现异常情况可能没有条件得到适当的治疗和护理。

分娩前六忌

准妈妈分娩前要注意以下六忌。

一忌：过度紧张

精神过度紧张，使机体对外界刺激的敏感度增高，轻微的外界刺激即会引起疼痛。准妈妈临产前要消除顾虑，保持心情愉快。

二忌：焦虑性急

有些准妈妈是急性子，未到预产期就焦急地盼望早日分娩，到预产期后更是焦虑不安，甚至乱用催产药物，这种心情也会给分娩带来不良影响。

三忌：粗心大意

少数准妈妈和家人粗心大意，到了妊娠末期各种准备仍不充分，临产时手脚忙乱，容易发生各种意外。

四忌：疲倦劳累

充沛的精力是保证准妈妈顺利生产的重要条件。临产前如果精神或身体处于疲惫状态，必将影响顺利生产。

五忌：忧愁苦闷

有些准妈妈临产前心情不好，处于悲伤忧愁状态，这种消极情绪也妨碍顺利生产，应努力避免与消除。

六忌：忽视孕期保健

胎儿的娩出需要消耗大量的精力。因此，孕期要吃好，营养全面均衡，注意身体健康；分娩前要营养充足，吃好、睡好，使体内能量充足，保证精力充沛。

孕10月注意事项

怀孕第10个月是等待分娩的时间，每天除了自身清洁以外，还要做好分娩准备，如充分地休息和睡眠，补充各种营养物质，蓄积体力。

怀孕第10个月准妈妈应该限制脂肪和碳水化合物等热量的摄入，以免胎儿过大，影响顺利分娩。

怀孕第10个月随时都有可能破水、阵痛而分娩，因此应该避免独自外出或长时间在外。

准妈妈在预产前几天要勤换内裤，每天用肥皂、温水洗外阴部、大腿内侧和下腹部。

做好产前的物质准备，将自己和宝宝所需的衣物及日常用品准备好，归在一处，叠放在显眼的地方，以免临时匆忙慌乱。

对分娩过程要有一定的了解，不应有过多的害怕和恐惧。

确定好要分娩的医院，最好是离家近一点的，以免在准妈妈发生阵痛时可以第一时间去医院。

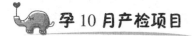 孕10月产检项目

胎动计数

通过计数胎动，准妈妈可以进行自我监护，从而关注胎盘的健康状况。

胎心率监测

借助仪器记录下瞬间的胎儿心率的变化，这是了解胎动、宫缩时胎心反应的依据，同时可以推测出宫内胎儿有无缺氧。

B超检查

第37～38周的B超检查，目的是监测羊水量、胎盘位置、胎盘成熟度及胎儿有无畸形，这次B超将为确定生产的方式提供可靠的依据。

胎位检查

确认胎位是临产前很重要的一项检查。

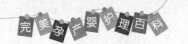

做好分娩心理准备

临近分娩，此时准妈妈可能会心情紧张，产生许多疑惑和担忧。如担心胎儿是否健康，有无畸形，新生儿是否聪明，会不会发生难产等。

准妈妈要了解分娩是正常生理过程，只要有良好的心理准备，大都能平安度过分娩这一关。准妈妈的精神状态固然受到外界各种因素的影响，但也是完全可以控制，并且可以不断进行自我调整的。

要信任医院和医生，相信现代医学的进步已经能够应付可能出现的意外，保证母子的安全。事先对分娩的过程有详细的了解，对出现各种不正常的因素都想好了如何配合助产人员。如果医生不要求提前住院准妈妈不要提前入院等待，但应该提早2周在家安静待产。

事实证明，有充足心理准备的准妈妈，比没有心理准备的准妈妈分娩要顺利得多。

留意产前信号

准妈妈要留意2个产前的信号。

腹部轻松感

初产妇在临产前1～2周，由于胎儿先露部下降进入骨盆，子宫底部降低，常感上腹部较之前舒适，呼吸较轻快，食量增多。但由于先露部下降压迫盆腔膀胱、直肠等器官，常感下腹坠胀，小便频、腰酸等。

假宫缩

准妈妈在分娩前1～2周，常有不规律的子宫收缩，持续时间短、间歇时间长，且不规律，但宫缩强度不增加，宫缩只引起轻微胀痛且局限于下腹部，宫颈口不随其扩张。小量镇静剂即能抑制这种"假宫缩"。

在亲人陪同下坚持散步

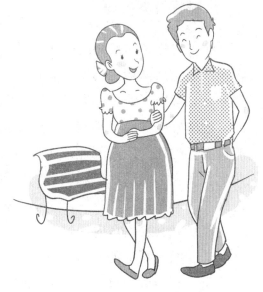

到了这个月份，准妈妈的肚子明显增大，行动笨重，很容易疲劳。有些准妈妈于是就什么都不做，整天躺在床上，这种做法是错误的。此时的适量运动是非常重要的，既可以使胎儿呼吸到新鲜空气，又可以使准妈妈锻炼腹部和盆腔的肌肉，有助于将来的顺利分娩。

但一个人散步难免会使准妈妈感到没意思，准爸爸一有时间最好陪着妻子一同散步。散步不仅有助于顺利分娩，通过一边散步一边聊天还可消除准妈妈对分娩的恐惧和紧张，同时照顾身体笨重的准妈妈不要摔倒。

 有助分娩的技巧

下面两个技巧有助分娩。

多睡觉

研究显示，孕期9个月时，日均睡眠时间不足6小时的准妈妈，与睡眠时间7小时以上的准妈妈相比，其分娩时间平均要长11小时。因此准妈妈在分娩前1个月内要有意识多睡觉，如果晚上睡不好觉，可以在白天犯困的时候，也抓住机会小睡一会儿。

锻炼腿部肌肉

研究发现，以坐姿分娩，因受重力的影响，分娩时间平均要快1小时。但这对腿部的肌肉力量要求颇高。所以，怀孕期间，准妈妈不妨多做些有助锻炼腿部肌肉的下蹲运动。但孕晚期下蹲有一定难度和风险，可以尝试使用健身球进行适度的肌力锻炼。

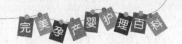 **警惕过期妊娠**

在自然临产的准妈妈中，仅5%左右正巧在预产期分娩，85%左右在预产期前后两周内分娩，这都属于正常范围。还有约10%准妈妈至妊娠≥42孕周分娩，称为"过期妊娠"。

过期妊娠的胎盘常有退行性改变，俗称胎盘老化现象，它表现为胎盘血管梗死，闭锁不通或不通畅，造成胎盘血流量减少，从而使胎儿生长发育必需的血氧和营养物质供应减少，导致胎儿营养不良和宫内缺氧。若胎盘功能进一步衰退、临产后的较强宫缩等，都会引起胎儿明显缺氧，发生宫内窘迫，甚至导致胎儿死亡的严重后果。

若过期妊娠者的胎盘没有老化，胎盘功能正常，可使胎儿出生体重偏重，甚至成为巨大儿，分娩时容易发生肩难产。其次，妊娠过期可引起胎儿颅骨钙化、变硬，分娩时容易发生颅内出血等并发症，严重威胁新生儿的健康和生命。

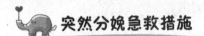 **突然分娩急救措施**

如果准妈妈突然分娩，要学会一些急救方法。

·打电话呼叫医生或救护车赶往现场。

·准妈妈仰卧在干净的卧具上，双膝弯曲、分开。采用胸式浅呼吸法、以减轻腹部阵痛。

·助产者为接生婴儿做好准备，将结扎脐带用的丝线、切断脐带的刀片、剪刀用酒精或白酒浸泡消毒；助产者自己洗净双手并用酒精或白酒消毒。

·引导准妈妈在宫缩期间屏气，方法是当出现宫缩时，先行深吸气屏住，然后如解大便样向下用力；在宫缩间歇期时，全身肌肉放松，安静休息以保存体力。

·子宫收缩规律有力时，应做好接产准备。先用肥皂水为准妈妈会阴部及大腿内上1／3处清洗消毒，然后用清水冲掉肥皂水。

音乐胎教

孕10月，准妈妈的精神处于高度紧张状态，这当然也会影响到胎宝宝。这个时候，不妨听些音乐，最好是优雅、动听、抒情的音乐，准妈妈要用心领略音乐的语言，有意识地产生联想，联想大自然充满生机的美，联想美好的明天，联想一切美好的事物。例如，一曲优美的"摇篮曲"，仿佛摇篮轻摆，充满你对孩子的未来热诚亲切的祝福。准妈

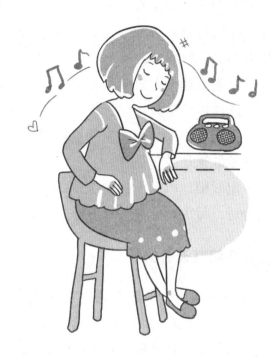

妈还可以通过唱歌、朗诵，使胎宝宝接受人类语言的信息，既可训练胎宝宝，向空白大脑中增加"音符"，又陶冶了准妈妈自身情趣，调节情绪进入一个安静的精神状态。

冥想胎教

日渐临近的分娩使准妈妈感到忐忑不安，甚至有些紧张，这时准妈妈可以开始冥想胎教。冥想能够提高自己的自信心，并能最大限度地激发宝宝的潜能，对克服怀孕抑郁症也很有效果。

摆出舒服的姿势让身体放松，然后想象最令人愉悦和安定的场景。准妈妈沉浸在美好的想象之中，格外珍惜腹中的宝宝，以其博大的母爱关注着宝宝的变化。胎儿通过感官得到这些健康的、积极的、乐观的信息，这就是胎教最好的过程。

给胎宝宝唱童谣

儿歌会让胎宝宝听起来觉得愉快，此外内容短小，胎宝宝也容易记住，不仅可以锻炼胎宝宝的语言和记忆能力，其节奏感还能让胎宝宝体会到语言的韵律。

·歌曲的选择上，曲目不宜太多太杂，曲调要稳定，根据胎宝宝的反应选择最喜欢的几首歌曲，如《小燕子》等。

·在声音的大小上，需要准妈妈来帮忙调整声音的大小，准妈妈听来感觉舒畅是最合适的。

·定时唱，以免干扰胎宝宝的睡眠，在胎宝宝有胎动的时候进行比较合适，每次10分钟左右为好。

产前准爸爸必学

在分娩前，大多数准妈妈都希望自己处在一个舒适的环境中，因此准爸爸可以准备一些让她心理安慰的东西，如她喜欢的娃娃、衣服、小摆设等，让她即使在医院里，也能感觉到家的温馨。

第一次迎接新生命，任何人都会感到紧张，然而在妻子面临分娩时，作为她的精神支柱，如果丈夫自己先紧张起来，就一定会影响到妻子的情绪，使她更加不安、惶恐。因此，准爸爸一定要学会放松自己，自己先放松，才可能去放松临产阵痛的妻子，给予她最大的安慰与支持。

生孩子前，切忌自己吓自己。因此，作为妻子精神上的支持者，丈夫一定要经常给予妻子积极的心理暗示，让她积极地面对这个自然的生理过程，而不要总是给她带来坏的消息，让她未产先怯。

贴心叮咛

当想到山楂时，口中就会感觉到酸。这是一种心理暗示，生孩子也是一样。如果妻子认为生孩子是痛苦的，在产前她就会不自觉地想到疼，无形中给分娩加大了难度。所以，丈夫要给妻子鼓励和信心。

分娩和坐月子

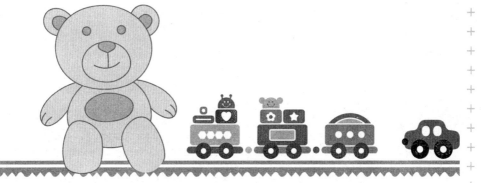

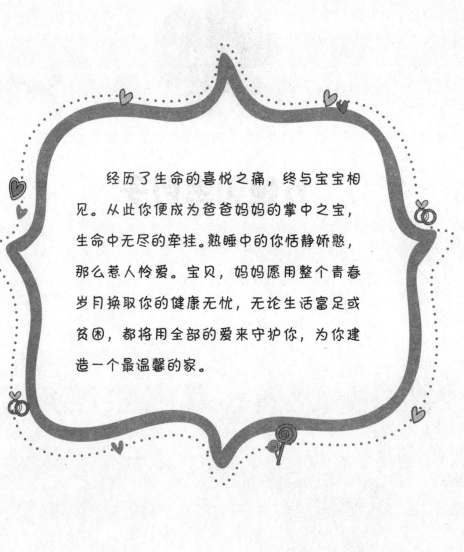

经历了生命的喜悦之痛，终与宝宝相见。从此你便成为爸爸妈妈的掌中之宝，生命中无尽的牵挂。熟睡中的你恬静娇憨，那么惹人怜爱。宝贝，妈妈愿用整个青春岁月换取你的健康无忧，无论生活富足或贫困，都将用全部的爱来守护你，为你建造一个最温馨的家。

分娩知识知多少

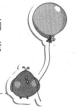

　　小宝贝在妈妈的肚子里已经住了整整 10 个月了，他早已想出来看看外面的世界了。此时准妈妈却被小宝贝折磨得痛不欲生，宝宝啊，快出来吧，爸爸妈妈终于要与你见面了！

顺产四因素

　　决定分娩是顺产还是难产，主要有四方面的因素。

　　因素一：产道。产道即胎儿娩出的通道，包括骨产道和软产道。

　　因素二：胎儿。胎儿的大小及胎位是相当重要的因素。

　　因素三：产力。将胎儿及妊娠的附属物从子宫内逼出的力量称为产力，宫缩力、腹壁肌及膈肌收缩力、肛提肌收缩力共同形成了产力。

　　因素四：精神因素。虽然分娩是一种自然的生理现象，但是对于准妈妈来讲毕竟是一个较大的生理变化与心理刺激。

常见的分娩方式

　　自然分娩、剖宫产、无痛分娩、水中分娩是常见的分娩方式。

　　自然分娩是指自然地等待阵痛的到来，经历各个产程经阴道分娩的方式。剖宫产是指在不能通过产道分娩或者被判断为产道分娩危险性很高的情况下，采用将腹部切开，剖开子宫，然后取出胎儿的一种分娩方法。

　　无痛分娩是指在阵痛开始的时候进行镇痛，或者胎儿进入产道前进行麻醉等，消除分娩时疼痛的分娩方法。水中分娩是指在一个水温保持在30℃的温水池子里进行分娩。

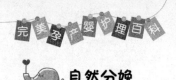

自然分娩

自然分娩对婴儿肺部有挤压的作用，对宝宝日后的发育有好处，自然分娩也是最自然的生产过程，仅有会阴部位伤口，所以，恢复比较快，对准妈妈的身体伤害也比较小，对胎儿也有好处。

在胎儿即将出世时，由于会阴和外阴部的扩展，准妈妈还会感到这些部位有烧灼感和强烈的疼痛。

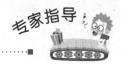

专家指导

自然分娩疼痛是怎么回事？由子宫收缩引起的疼痛，将会贯穿整个分娩过程。宫缩痛主要在下腹部，有时也发生在两股内侧或脊柱上面。多数准妈妈感觉到的宫缩痛与月经期痛性痉挛相似，只是更强烈些。

剖宫产

剖宫产是外科手术的一种。手术切开母亲的腹部及子宫，用以分娩出胎儿。通常剖宫生产是避免因阴道生产可能对胎儿或母亲性命及健康造成损害。但近年来有部分剖宫生产被用作替代本来的自然分娩。

传统剖腹生产方法使用纵线切开，从肚脐向下垂直切至耻骨上方。这种切法造成较大的空间方便取出婴儿，也比较快捷、简单，但后遗症较多。现在除了在紧急情况下，很少使用。

子宫下段横切，是现时最常用的方法，也称作"比坚尼切法"。方法在膀胱上侧，约阴毛边缘部位横向切开。这种方法出血较少，比较安全，伤口也较少感染。而且日后出现子宫爆裂的机会较少，下次怀孕时可能仍通过阴道生产。

剖宫产产妇的死亡率要比自然分娩产妇的死亡率高，麻醉意外、羊水栓塞、术后感染等危险性要比顺产妈妈高得多。

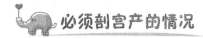

必须剖宫产的情况

以下几种情况必须实行剖宫产。

生殖器疾病

患有霉菌性阴道炎的准妈妈如果自然分娩，阴道里的细菌可能会感染胎儿，导致新生儿鹅口疮。

糖尿病准妈妈

糖尿病准妈妈怀有巨大儿的可能性较高，若胎儿体重预估在4千克以上，则需剖宫生产。

妊娠合并心脏病

如果准妈妈患有先天性心脏病，如房间隔、室间隔缺损，动脉导管未闭等，在妊娠晚期医生会提前进行分娩计划，选择适当的时机进行剖宫产。

妊娠期高血压

妊娠期高血压对准妈妈来说是比较可怕的疾病，通常会被要求终止妊娠，对于病情较轻的，在妊娠晚期，医生会提前进行分娩计划，可根据血压状况确定分娩方式。

甲状腺功能亢进症

孕晚期甲状腺功能亢进症病情有恶化表现者，应在积极治疗原发病的基础上首选剖宫产，以预防甲亢危象的发生。

无痛分娩

目前的分娩镇痛方法包括非药物性镇痛和药物性镇痛两大类。非药物性镇痛包括精神安慰法、呼吸法、水中分娩法等，其优点是对产程和胎儿无影响，但镇痛效果较差；药物性镇痛包括笑气吸入法、肌注镇痛药物法、椎管内分娩镇痛法等。椎管内分娩镇痛是迄今为止所有分娩镇痛方法中镇痛效果最确切的方法，是真正意义上的"无痛分娩"。

水中分娩的优缺点

水中分娩有自身的优点和缺点。

水中分娩的优点

· 最大限度地减少准妈妈待产的痛苦，可缩短产程。

· 水中分娩可以降低准妈妈的血压。

· 水体流动性使得准妈妈可以自主选择分娩最舒服的位置。

· 水中分娩使紧张的准妈妈更容易放松情绪。

· 给准妈妈一个积极的支持保护空间，节省准妈妈体力。

· 可以减少药物和其他介入治疗的使用。

· 可减少外阴创伤和避免外阴切开手术，可减少剖宫产概率。

水中分娩的缺点

有部分医院没有采用专业的水中分娩设备，也没有经过专业的操作培训，有可能发生不该出现的意外，如出现新生儿因呛水而死亡等严重后果，同时非专业的水中分娩设备在消毒及防止感染等方面还有难点。

了解会阴侧切

· 准妈妈的会阴部弹性较差，阴道狭小或其会阴部有炎症、水肿等情况时，需做会阴侧切术。

· 胎儿较大、胎头位置不正或有产妇产力不足等情况时，会使胎头在准妈妈的会阴处受阻而无法娩出，需做会阴侧切术。

· 35岁以上的高龄初产妇，或者合并有心脏病、妊娠高血压综合征的准妈妈分娩时，为了减少准妈妈的体力消耗、缩短产程、确保母婴安全，当胎儿头部下降到准妈妈的会阴部时，便应做会阴侧切术。

· 当准妈妈的子宫颈口已开全，胎头位置也较低，但胎儿却出现了异常变化。此时，因准妈妈需及早结束分娩，故应做会阴侧切术。

· 当准妈妈临产时出现异常、需要实施产钳助产或胎头吸引器助产时，必须按常规实行会阴侧切术。

常用的分娩姿势

目前，国内外常见的分娩姿势有以下几种。

仰卧位分娩法

对产妇处理及新生儿处理方便，适合医务人员的需要。

侧卧位分娩法

能使会阴放松，减少下腔静脉受压和防止仰卧位综合征。

直立分娩法

直立分娩时，重力使子宫收缩强而有力，有效地缩短第二产程；胎儿重力与产道方向一致，宫缩能使胎头在产道中顺利旋转。

蹲式分娩法

准妈妈以蹲式使骨产道宽度最大，可改善胎儿的血液循环，减轻胎儿在分娩过程中缺氧的程度。

现代坐位分娩

准妈妈用力得当，用力时与产轴一致，故比传统的分娩体位可缩短第二产程；可减少新生儿窒息。

跪式分娩

对长期臀位的胎儿顺利分娩很有帮助；可以帮助胎儿转换胎位；有助于骨盆摆动；减轻手腕和手臂的紧张。

把握入院待产时机

· 临近预产期时就要准备入院。

· 当宫缩间歇由时间较长，转入逐渐缩短，并且持续时间逐渐增长，强度不断增加时，应赶紧入院。

· 准妈妈如果在临产前突然感觉想上厕所，这说明胎儿头部已经入盆，即将临产了，应立即入院。

· 分娩前24小时内，50%的准妈妈会"见红"，应立即入院。

临产三大信号

分娩的日子一天天临近，准妈妈都有些惴惴不安，宝宝会什么时候来？到来时会向我们发送什么样的信号呢？

见红

因为子宫收缩，宝宝的头开始下坠入盆，胎膜和子宫壁逐渐分离摩擦就会引起血管破裂而出血，就是俗称的见红。通常是粉红色或是褐色的黏稠液体，或是分泌物中的血丝。一般见红在阵痛前的24小时出现。

阵痛

阵痛是指孕妇在临产前出现子宫收缩，伴随而产生的一种疼痛的生理现象。子宫大约3~5分钟收缩一次，每次持续30~40秒；在接近子宫口全开的时候，子宫收缩可密集到1~2分钟收缩一次，每次持续45~60秒。阵痛是逐渐变强的，疼痛增强说明胎儿就要出生了，面对节奏越来越快的阵痛，不必恐慌。

破水

破水就是包裹着胎儿的羊膜腔自然破裂，羊水流出，一般会感觉到一股热流从阴道流出，或是有湿润的感觉。正常的生产是在子宫口开大的过程中或子宫口开全、胎儿进入产道时才会开始破水。

缓解阵痛的方法

·暖脚。脚暖不只能改善全身的血液循环，还能让自己放松，达到缓解疼痛的效果。

·温热三阴交穴。在小腿的内侧距离脚踝大约四横指的地方就是三阴交穴，试着让这里温暖或是按压，有缓解阵痛的作用。

·长长地、慢慢地吐气。阵痛前请各作两次深呼吸。阵痛过后，再深呼吸两次。

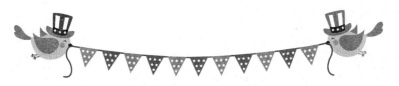

分娩三产程

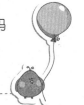

宝宝正努力冲过各种困难来与妈妈相见，虽然疼痛难以忍受，但是准妈妈还是要加油啊！母爱是神圣且伟大的，你在创造奇迹，你正在创造一个生命，他将会是你生命的延续。

分娩第一产程

第一产程是指有规则的宫缩开始到宫口开全（约为10厘米）。这个阶段初产妇约需11～12小时，经产妇约需6～8小时。

第一产程可分为两个阶段，即潜伏期和活跃期。

在潜伏期，宫缩逐渐加强，宫颈管消失至宫口开大到3厘米。该期间持续时间不定，一般需要8～16小时。

在活跃期，宫口开3厘米至开全，先露部进入中骨盆。此期产妇约持续4～8小时，宫颈扩张1～2厘米/小时。当先露部进入骨盆后，产妇开始感到有向下屏气的迫切要求。

分娩第二产程

第二产程（胎儿娩出期）指从子宫口开全到胎儿娩出。初产妇约需1～2小时，经产妇较快，第二产程不超过2小时。

宫口开全后，胎膜多已破裂，产妇有排便感，不自主地向下用力。宫缩更加频繁，约1～2分钟1次，每次持续时间可达1分钟。会阴逐膨隆变薄，在阴道口可见胎头。当胎儿枕骨到达耻骨弓下方后，额、鼻、口和颏部相继娩出。胎头娩出后发生转回和外旋转，前肩和后肩以及胎体也相继娩出，羊水随之涌出。

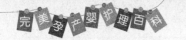

分娩第三产程

第二产程结束后，子宫会有几十分钟的休息时间，然后再度出现宫缩，这时子宫收缩的幅度明显增加，宫腔内部面积不断缩小，胎盘无法继续存在子宫内，随着最后的几次宫缩，胎盘最终与子宫分离、娩出。

最后还要由助产者检查会阴是否有裂伤，一般轻度裂伤，要按层次缝合（如做会阴切开也按层次缝合），产妇因沉浸在疲劳和喜悦之中，缝合并不感太痛，很快就结束。

贴心叮咛

产后还要在产房观察2小时，又称为第四产程，观察产妇的脉搏、血压、子宫底高度、子宫收缩情况、膀胱充盈与否、阴道流血量及有无会阴血肿等。

分娩所需要的时间

一般情况下，从准妈妈感觉阵痛到胎儿娩出的时间，初产妇大约需要13～17小时；经产妇平均需要7～9小时。这个数据只是一个统计学的平均数，具体到不同的人，也许有的会更短些，有的会更长一些。

分娩所需时间的长短，是受很多因素影响的，其中最主要的因素有三个：

·准妈妈产道的因素，也就是准妈妈骨盆出口的大小，宫颈管及会阴部的弹性等情况。

·胎儿发育的情况，如胎儿的大小、头围的大小及头骨的可塑程度（头盖骨可以变形的最大程度）。

·准妈妈的产力，也就是子宫收缩、将胎儿排出体外的力量。

倘若准妈妈的体质良好，孕前经常参加体育锻炼或劳动工作，或怀孕后能坚持做孕期助产体操、散步，腹部肌肉发达有力，那么，分娩时的产力一定比较强，分娩的时间会相对比较短。

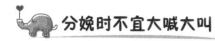

分娩时不宜大喊大叫

有些准妈妈分娩阵痛时大喊大叫，认为喊叫出来会舒服一些。其实，分娩时切忌大喊大叫，因为这样既消耗体力，又会使肠道胀气，不利于子宫扩张，胎儿下降。值得注意的是，准妈妈如果对分娩有正确认识，消除精神紧张，抓住宫缩间歇时休息、喝水，身体有足够的能量和体力，不但能促进分娩，对疼痛的耐受力也会大大增加，这应是减轻疼痛的最主要措施。

 ## 仰卧分娩如何用力

准妈妈在采取仰卧分娩的时候，一定要掌握好正确的用力方法。

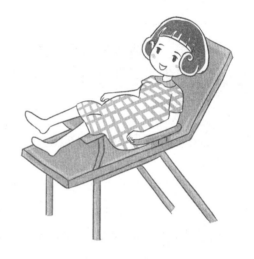

正确的用力

两腿充分张开，膝盖弯曲，脚跟尽量靠近臀部。两手向后举，抓住床头的栏杆或两侧的把手。先充分吸气，从鼻子吐气的同时停止呼吸，几秒后再慢慢像是要排便或打开肛门似的逐渐用力。此时要紧闭嘴唇，直到最后都不要让空气漏出来。从吸气、用力到吐气完毕，大约需要25秒。

确定用力的方法是否正确时，只要将手掌放在肛门附近，便可得知。方法正确时，手掌会被推向前；错误时，手掌几乎毫无感觉。

错误的用力

吸满气后，腹部鼓起，在吐气之前没有暂时停止呼吸就突然开始用力。

背脊挺起，下腹部用力过度，或吸气时动用整个胸部想吸足气所造成的。

分娩尴尬巧应对

准妈妈分娩时会遇到一些尴尬事，怎么办？

呕吐

不用太在意，呕吐是分娩过程中很普遍的一个现象，很多人都在产床上有过恶心和呕吐的感觉。如果是自然分娩，为了能最大限度地避免呕吐，从分娩开始的最初阶段，就只吃一些易消化的流食，不宜过多，宜清淡些。

排便

在配合宫缩用力时，很多准妈妈尴尬地发现，自己的大便也跟着出来了。其实这很正常，在产床上你也会有肠蠕动，也就是排便。不过，医生对这件事的态度很客观，他们认为这只是人体器官一种正常的活动。

剖宫产时准妈妈的配合

目前较常用的是硬膜外麻醉，采用此种麻醉时准妈妈的意识是清醒的，甚至术中的一举一动全都知道，但是不会有痛感。

因此产妇应自始至终镇静自若地与术者密切合作。如果麻醉效果差或麻醉平面不够，都要如实反映，切忌为了让麻醉师多给麻药而"谎报军情"，术中碰这也疼，碰那也喊，弄得真伪难辨，不但影响手术的顺利进行，也会因注射过多麻醉药而产生不良后果。

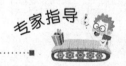

专家指导

在施行手术之前，要向准妈妈及家属说明为什么要施行手术，术中将用什么样的麻醉，术后可能有些什么感觉，可能发生什么问题。使他们充分理解，并打消准妈妈的一切思想顾虑及不安情绪，以争取很好配合。

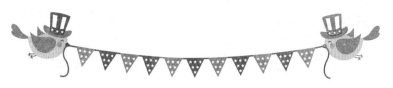

呵护身体早恢复

一切风平浪静，新妈妈打起精神，让身体好好恢复。这是一个马虎不得的时候，任何一个不小心都可能会让你留下后遗症。所以新妈妈要选择健康的产后恢复方法，和宝宝一起越变越美丽。

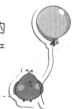

产后多久下床活动

如果是顺产，可在产后6～12小时起床稍活动，会阴侧切的新妈妈，可稍晚些下床。剖宫产的新妈妈，应绝对卧床24小时，第2天可在床上活动，第3天在床边或房内走走，第4天后逐渐加大活动范围。

产后1周如何护理

产后第1天：生产结束后，新妈妈一定要充分休息，以弥补体力与精力耗损。因此除了喂宝宝外，其他时间一定要闭目休息。产后还要多翻身，促进尽早排气。

产后第2天：孩子吮吸乳房时会有子宫收缩疼痛，此时的宫缩可促进子宫恢复。孕期体内贮存的水分会以褥汗的方式排出体外，因此每天都要换衣服。

产后第3天：开始胀奶的妈妈，需咬牙挺过这关。一般产后第3天可以在温暖的屋子里洗洗头，擦擦身子，并将头发用热风吹干。

产后第4～7天：产后第3～5天血性恶露将会减少，颜色变淡。约3/4的恶露在产后第一周内排出，但个体差异很大，因此要多加注意体温及子宫底是否按时下降，有无疼痛感（非子宫收缩时）。

产后子宫恢复的方法

产后，医生常常会嘱咐新妈妈要尽早排尿，一般在产后4小时小便。因为在分娩过程中，膀胱受压、黏膜充血、肌肉张力降低、会阴伤口疼痛、不习惯于卧床姿势排尿等原因，都容易发生尿潴留，使膀胱胀大，妨碍子宫收缩而引起产后出血或膀胱炎。

产后6~8小时，新妈妈在疲劳消除后最好别"赖床"，第2天尽量下床活动，这样有利于生理机能和体力的恢复，帮助子宫复原和恶露的排出。

刺激乳头也能帮助子宫收缩。因此，不妨在产后让宝宝尽早吃母乳，只要宝宝一吸吮，子宫就会收缩，宝宝频繁地吸吮、频繁地产生这种反射刺激，会使子宫的恢复加快。

分娩后沐浴，对新妈妈来说有益无害。如果是正常分娩，沐浴能使外阴伤口及周围的细菌不易停留，还能促进外阴伤口血液循环，有利于伤口愈合。

会阴侧切术后的恢复

会阴侧切术后要注意伤口的恢复。

·坐浴，把你的浴盆装满温水。用冰袋做一个特殊的垫子。

·清洗的时候可以用一个消过毒的瓶子装满水，用喷射出来的水流冲洗伤口，或者用水拍打会阴周围，这样比干擦感觉要好得多。

·在恢复夫妻之间的亲密后，为了避免对恢复后的肌肉组织的更多牵扯，可以使用润滑剂。

贴心叮咛

拆线前，每天应该冲洗2次伤口，大便后也要冲洗1次，避免排泄物污染伤口；拆线后，如恶露还没有干净，仍然应该坚持每天用温开水冲洗外阴2次。同时，保持大便通畅，以免伤口裂开。

产后会阴·小·心·护理

产后会阴非常脆弱，需要小心护理。

保持会阴清洁

不论是自然撕裂，还是切开的伤口，一般都可在3~5天愈合，每天要用温开水冲洗2次。

防止切口裂开

发生便秘时，不可进气用力扩张会阴部，可用开塞露或液体石蜡润滑，尤其是拆线后头2~3天，避免做下蹲、用力动作。

避免伤口血肿

产后最初几天，新妈妈宜采取右侧卧位，促使伤口内的积血流出，不致内积而形成血肿，影响愈合，也可防止恶露中的子宫内膜碎片流入伤口，日后形成子宫内膜异位症。

避免切口感染

当伤口出现肿胀、疼痛、硬结，并在挤压时有脓性分泌物时，在医生的指导下服用抗生素，拆除缝线，以利脓液流出；局部采用1：5000高锰酸钾温水坐浴，每天2次，每次10~15分钟，或用清热、解毒、散结中药煎液清洗伤口。

护理水肿伤口

伤口水肿时，在拆线前缝合线勒得很紧，疼痛持续不减。

性生活什么时候开始

要依据产妇分娩的方式（顺产还是手术产）、身体健康状况等而定，应当在产后42天到医院检查时由医生指导。一般情况下，合适的过性生活时间在产后2个月以后。需要等待这么一段时间的理由是，女性生殖器官大约需要8周左右才能恢复正常，分娩时撑大的阴道黏膜变得很薄，容易受损伤，需要一段时间才能恢复。

适度运动有助身体恢复

·胸部运动：平躺，手平放两侧，将双手向前直举，双臂向左右伸直平放，然后上举至双掌相合，再将双臂向下伸直平放，最后回前胸复原。

·腿部运动：平躺，举右腿使腿与身体呈直角，然后慢慢将腿放下。

·阴道肌肉收缩运动：平躺，双膝弯曲，两脚打开与肩同宽，利用肩部及足部力量将臀部抬高成一个斜度，并将两膝并拢数1、2、3后再将腿打开，然后放下臀部。

·仰卧起坐运动：重复做5～10次，待体力增强可增至20次。

·按摩：全身按摩。

产后42天要做产后检查

产后42天要到医院做产后检查，检查主要有以下几方面内容。

·体重：测量体重非常简单，新妈妈可在家里自行测量。

·血压恢复情况：血压的变化会对新妈妈身体产生多方面的影响。

·尿路感染问题：患妊娠高血压综合征与自我感觉小便不适的新妈妈，需要做尿常规检查。

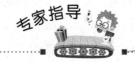

专家指导

不要单纯地认为产后月经没有恢复就不会怀孕，有排卵就有可能受孕，与月经没有必然联系。再次怀孕对于正在恢复中的产妇来说是十分有害的。

·是否存在贫血：产后重度贫血会影响到新妈妈的身体恢复，也会引起乳汁分泌不足。

·慢性病的稳定情况：孕期循环、内分泌等系统负担增加，往往会加重原有疾病，产后要积极随访，及时调节用药。

·盆腔器官恢复情况：盆腔器官检查是最为重要的环节之一。

·乳房：哺乳期新妈妈乳房健康很重要。

·分娩伤口的愈合情况：产后检查的重点，正常来说，在产褥期应该已愈合良好。

饮食调理月子餐

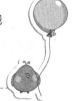

生产过后，新妈妈的身体变得异常虚弱，所以补充营养刻不容缓。但是也要讲科学，不科学的进补只会将新妈妈补胖，而科学的进补会将新妈妈补壮。所以科学进补才是王道。

产后正确的进食顺序

正确的进餐顺序应为：汤→青菜→饭→肉，半小时后再进食水果。

· 饭前先喝汤。饭后喝汤会冲淡食物消化所需要的胃酸。新妈妈吃饭时忌边吃饭边喝汤，或以汤泡饭或吃过饭后再喝汤。

· 米饭、面食、肉食等含淀粉及蛋白质成分的食物需要在胃里停留1~2小时，甚至更长的时间，所以要在汤后吃。

· 水果比饭菜消化快，如果饭后马上吃甜食或水果，最大的害处就是会中断、阻碍体内的消化过程。

产后应进补哪些营养

产后饮食要注意营养补充。

· 产后的营养首先需要高热量。可吃牛肉、羊肉、瘦猪肉、鸡蛋、果仁或鱼虾类食物。

· 优质蛋白质。新妈妈在哺乳期间为了保证新生儿的生长发育，每天要分泌大量的乳汁，乳汁含有优质蛋白质。

· 在哺乳期补充含钙丰富的食物或适当的钙剂是十分重要的，高龄产妇更应引起重视。

· 足够的水分。新妈妈在产后会丢失大量的水分，如产后出血、恶露和褥汗等，所以要及时补充水分。

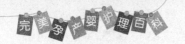

产后吃红糖宜适量

产后新妈妈吃红糖是中国的传统，产妇红糖是在普通红糖的基础上，添加补血功能的阿胶，活血镇痛的胡椒。

虽说新妈妈吃红糖好，但是一定要适量。如果产后无限制地食用红糖，对身体不但无益，反而有害。如果新妈妈吃红糖时间过长，阴道排出的液体多为鲜红色血液，会造成失血性贫血，还可影响子宫复原和身体康复。因此，新妈妈产后吃红糖的时间不宜太长，不宜多吃。

高效催乳食物

·黑芝麻：含有的多种人体必需的氨基酸和维生素E、维生素B_1等，能加速人体的代谢功能。

·花生：可用于脾虚反胃、水肿、妇女白带、贫血及各种出血症及肺燥咳嗽、干咳久咳、产后缺乳等病症。

·丝瓜：如果出现乳腺炎症，发奶时有包块，乳汁分泌不畅时，中医会建议将丝瓜络放在高汤内炖煮，可以起到通调乳房气血，催乳和开胃化痰的作用。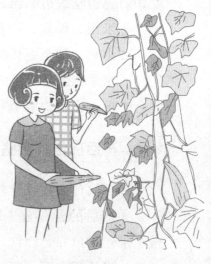

·金针菜：由于金针菜营养丰富，故有较高的食疗价值，有利湿热、宽胸、利尿、止血、下乳的功效。

·莴笋：莴笋分叶用和茎用两种，叶用莴笋又名"生菜"，茎用莴笋则称"莴笋"，都具有丰富的营养素。

·豌豆：有利小便、生津液、解疮毒、止泻痢、通乳之功效。

·豆腐：有益气和中、生津润燥、清热解毒之功效，也是一种催乳食物。

·茭白：中医学认为茭白性味甘冷，有解热毒、防烦渴、利二便和催乳功效。

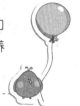

保健护理更健康

十月怀胎，一朝分娩，好不容易生下了宝宝，不少新妈妈以为可以松一口气了，殊不知月子期间自己的身体才最娇贵。碰不得冷，吹不得凉。静心调养好身体，恢复健康的身体吧。

产后不宜久坐、久卧

很多新妈妈受传统"坐月子"观念影响，产后经常仰卧在床或者是久坐不动，殊不知这种做法很容易诱发下肢静脉血栓。

孕妇生产之后，应改变传统的"坐月子"方式，避免久坐、久卧，尽早下地活动。如果确实行动不便，也要经常在床上活动活动自己的下肢，避免发生静脉血栓。新妈妈过度营养也不科学，如果产后过度进食高蛋白、高脂肪、高糖的食物，会使血液黏稠度增高，下肢血流缓慢。应鼓励新妈妈多饮水，进食低糖、高纤维素、高钙、含适量脂肪的饮食。另外，提醒新妈妈若发现下肢肿胀、疼痛时，千万不能大意，不要随意按摩挤压患肢，要及时去医院就诊，避免延误就医而引起肺栓塞，出现严重的并发症。

产后合适的睡姿

新妈妈在分娩后体力的消耗非常大，现在要尽量放松心情，好好地睡一觉。睡觉可要注意卧床的姿势。由于产后3～7天的恶露最多，所以睡姿应采取侧卧位和俯卧位。如果总是仰卧，不但易出现子宫后倾，引发腰痛，白带增多，恶露也不易排出。俯卧与侧卧最好交替，从产后第2天开始俯卧，每天1～2次，每次15～20分钟。产后2周可以采用胸膝卧位，利于子宫复位并防止后倾。

月子房要通风

不要让风直接吹到您的小宝宝，如果外面风和日丽，天气已经暖和了，春风拂面，会感到很舒服的。

不要因担心宝宝着凉就把他（她）关在密不透风的屋子里。

室温一般应保持在20℃上下，湿度在60%左右比较合适。但也要根据气候灵活掌握，妈妈感到环境很舒服，宝宝也会感到舒服的。

春季气候转暖，每天可以多开窗开门，使室内空气流通。但在北方仍不能开窗睡觉，睡觉时最好把窗户关上。

贴心叮咛

坐月子的时候，新妈妈对温度的感觉会比平时的感觉稍高1～2℃，因此，注意温度不要低，只要感觉不热就可以了。人体要适当出点汗，如果汗排不出来，反而容易出现问题，因此，不要太贪图凉快。

不宜吹电扇和空调

坐月子应注意居室的定时通风，避免因室内温度、湿度过高而出现高热等产褥中暑现象。如果室内温度过高，新妈妈可以适当使用空调，室温一般以25～28℃为宜，但应注意空调的风不可以吹到新妈妈，而应将风挡住。新妈妈应穿长袖衣和长裤，最好还穿上一双薄袜子。产妇坐月子期间不可碰冷水，以防受凉或产生肢体酸痛的现象。

吹电扇、开空调的目的是为了适度降温。新妈妈要注意不要让电扇直接对着自己吹，因为直吹容易受凉，引发疾病。新妈妈可以让风扇对着墙吹，让风反弹回来，这样风会柔和一些，也可以把电风扇调到柔风档。开空调则要温度适宜，不要太凉，也不要太热。每个人对温度的敏感性不太一样，所以自己的身体感觉舒适就可以了。

新妈妈选择内衣

对新妈妈来说，胸部被乳罩钢圈勒得太紧会影响乳房的淋巴回流，以及将来的母乳喂养；对新妈妈而言，则会直接影响乳汁的分泌。

前扣型乳罩是哺乳期新妈妈的最佳选择，尤其适合冬季。新妈妈们在睡眠时大多会摘下乳罩，让乳房充分放松，这是有益于乳腺健康的做法。但如果戴着传统的后扣型乳罩，新妈妈无论穿脱都很吃力，冬季费时间脱还容易着凉。

乳罩是贴身的，对材质要求相当高，全棉是最理想的材料，千万别选化纤材料的产品。新妈妈容易出汗，抵抗力又低，化纤材质容易造成皮肤瘙痒，如果耐不住痒不慎抓破皮肤造成感染就得用药，这对新妈妈不利。

月子洗澡忌盆浴

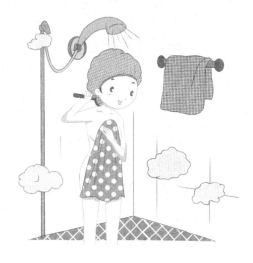

传统观点认为新妈妈在坐月子期间是不能洗澡，不能洗头的，老一辈的人表示如果坐月子洗澡、洗头，身体会受风受凉而落下病根。实际上，新妈妈在坐月子期间，应该每天用温水清洗外阴部的分泌物，保持下身的洁净。恶露会在产后4个星期至6个星期干净。新妈妈需要特别注意的是，洗澡时必须坚持擦浴，不能洗盆浴，以免让脏水灌入生殖道而引起感染。要看伤口的恢复情况，如果恢复得不好，可以用温毛巾擦身。6周后可以洗淋浴。

在冬天洗澡，必须密室避风，浴室宜暖，水温适宜，洗澡时不能出太多的汗，因为出汗过多会伤阴耗气，导致头昏、恶心欲吐等情况发生。夏天的浴室宜空气流通，洗澡水与人的体温相宜，37℃即可，不可贪凉，否则会因为满足一时之快而导致后患无穷。

可以洗头，常梳头

月子里是可以梳头、洗头的。洗头、梳头可去掉新妈妈头发中的灰尘、污物，避免引起细菌感染；可刺激头皮及头部的经络，令新妈妈心情舒畅；可促进头皮的血液循环，增加头发的营养，避免脱发、发丝断裂或分叉，使头发更密、更亮。

注意事项：

·洗完头立即用吹风机吹干，避免受冷气吹袭。

·洗头时的水温要适宜，不要过凉。

·洗完头及时把头发擦干，避免湿头发挥发时带走大量的热量，使头皮血管在受到冷刺激后骤然收缩，引起头痛。

·洗完头后，在头发未干时不要结辫，也不可马上睡觉，避免湿邪侵入体内，引起头痛和脖子痛等。

做好乳房护理

避免过度使用沐浴用品。宝宝的嗅觉非常敏感，经常使用沐浴用品清洁乳头，会使得母乳味道改变，影响宝宝的吸吮欲望。

可以利用洗澡的时间，用清水清洁乳头。

用奶水或是羊脂膏环状涂抹。哺乳妈妈若遇到乳头受伤的情况，可于每次哺喂母乳后用奶水或市售的羊脂膏进行乳头的环状涂抹，以保护好乳头，避免乳头发生感染。

内衣选戴要松紧合适，令其发挥最佳提托效果，也可有效地防止乳房下垂。

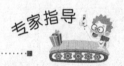

专家指导

在哺乳期间，由于宝宝的吸吮，乳头经常被乳汁浸渍，加上与衣物的摩擦，容易产生皲裂、破损或湿疹，因此要精心护理乳头；为了保持局部清洁和干燥，每次哺乳前和哺乳后都要用温开水轻轻洗净乳头和乳晕。

学做催乳按摩

下面给准妈妈推荐几种催乳的按摩方法。

木梳按摩法

将木梳烤热，平放乳房，上下左右轻轻揉按，反复数次。

乳头催乳按摩法

用一只手从乳房下面撑住，用另一只手轻轻地挤压乳晕部分，让其变得柔软。用拇指、食指和中指三根手指与胸部垂直夹起乳头，轻轻向外拉。一边压迫着尽量让手指收紧，一边变化位置，可以转360°。

乳房底部按摩法

按摩时把乳房往中间推，尽量让两个乳头靠近。把大拇指放到腋下，其余四指从乳房底下横着托住，让胸部挺起来。用两只手把乳房包住，像揉面团似的，朝着每只手的手指方向揉动乳房。

矫正凹陷乳头

新妈妈可以用下面的方法矫正凹陷乳头。

乳头伸展练习

用拇指（或食指）平行放在乳头两侧，慢慢地由乳头向两侧外方拉开，牵拉乳晕皮肤及皮下组织，使乳头向外突出；以同样方法将乳头向上、下纵行牵拉。每日2次，每次5分钟。

乳头牵拉练习

用一手托住乳房，另一手拇指、中指和食指抓住乳头，轻轻向外牵拉，并左右捻转乳头。严重凹陷者可用吸奶器吸牵乳头，使其向外突出。每日2次，每次重复10～20下。

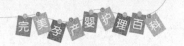

恶露不净怎么办

引起产后恶露不净的原因有以下几方面。

·组织物残留。可因妊娠月份较大，或子宫畸形、子宫肌瘤等原因，也可因手术操作者技术不熟练，致使妊娠组织物未完全清除，导致部分组织物残留于宫腔内。

·宫腔感染。可因生产后洗盆浴，或卫生巾不洁，或生产后不久即行房事，也可因手术操作者消毒不严密等原因致使宫腔感染。

·宫缩乏力。可因生产后未能很好休息，或平素身体虚弱多病，或生产时间过长，耗伤气血，致使宫缩乏力，恶露不净。

建议注意局部的卫生，积极调整饮食，少食辛辣刺激性食物，同时考虑这种情况应该及时到医院复查子宫恢复情况。如果是分泌物异常的情况，建议积极清洗外阴即可，同时注意休息，平时避免食用生冷水果等。

预防产褥感染

产房以及接生用具应该严格消毒；所有与产妇接触的人必须戴口罩，呼吸道感染患者及带菌者均应调离产房；助产者必须严格遵守无菌技术，不轻易作阴道检查，认真观察产程，避免产程延长和产后出血；仔细检查软产道和胎盘、胎膜，发现产道损伤应及时缝合，怀疑有胎盘、胎膜残留，需在严格消毒后进行宫腔探查，用手剥离残留的胎盘或用刮匙搔刮。

新妈妈出院后要注意补充营养，保证休息，适当活动，按医嘱正确使用药物；同时做好口腔、皮肤、乳房的保健，保持会阴的清洁，做好避孕。

贴心叮咛

一旦发现有产褥感染的表现，要及时去医院求诊检查，查出病因，给予治疗；密切关注病患身体的变化。

得了痔疮怎么办

新妈妈月子里患了痔疮可以考虑以下调理措施。

养生调理法

新妈妈保持心情开朗、乐观豁达，并注意劳逸结合，是预防痔疮的重要方法。

药物调理法

新妈妈每日用1∶5000高锰酸钾溶液清洗外阴或坐浴，防治痔疮效果尤佳。为了减轻肛门疼痛，还可以局部冷敷或热敷，也可涂痔疮油膏或外敷九华膏等。

运动调养法

通过适当的运动可以降低静脉压，加强心脑血管系统的机能，消除便秘，增强肌肉的力量，这对痔疮的防治很有作用。提肛运动是最简便也是最有效的方法，如能持之以恒将起到事半功倍的效果。

防治急性乳腺炎

新妈妈可以用下面的方法防治急性乳腺炎。

·推抚法：取坐位或侧卧位，充分暴露胸部。先在患侧乳房上撒些滑石粉或涂上少许石蜡油，然后双手全掌由乳房四周沿乳腺管轻轻向乳头方向推抚50～100次。

·揉压法：以手掌的小鱼际或大鱼际着力于患部，在红肿胀痛处施以轻揉手法，有硬块的地方反复揉压数次，直到肿块柔软为止。

·揉、捏、拿法：以右手五指着力，抓起患侧乳房部，施以揉捏手法，一抓一松，反复揉捏10～15次。左手轻轻将乳头揪动数次，以扩张乳头部的输乳管。

·振荡法：以右手小鱼际部着力，从乳头肿结处，沿乳根向乳头方向做高速振荡推按，反复3～5遍。

注意防治感冒

新妈妈的抵抗力较低，容易受到呼吸道病毒的侵害而患感冒。引起感冒的病毒可能原本就存在人的呼吸道，在抵抗力下降的时候大量繁殖而致病；也可能因感染了外界的病毒而致病。因此，预防感冒首先要增强身体的抵抗力，产后充分休息，补充营养，适当进行活动。其次，减少外界病毒的传入。减少亲戚朋友的探视，避免交叉感染；房间要清洁通风，保持空气流通。再次，保持房间温度。冬天不要太冷，夏天不要太热，有空调的话，可将温度设定在20～25℃，室内外温差不要相差太大。

为了满足产褥期间新妈妈对各种营养素的需求，加强新妈妈的饮食调养，新妈妈的饮食方法也是很重要的。

小心预防产后风

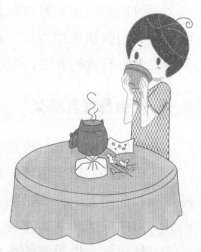

新妈妈在产褥期要避免受寒，不能吹冷风或是喝凉水，饮食方面也不能吃凉的或刺激性的食物。平时要特别注意避免身体劳累或精神刺激。

分娩前一点小小的刺激在分娩后都会出现问题，因此产后2～3周内绝对不能过度活动关节。

补益类中药对补充产妇气血、帮助产后快速恢复、预防产后病效果显著，但必须在恶露排净的产后3周后服用。恶露全部排出之前服用补药反而会诱发产后风。

预防产后风的食品有鲤鱼、鳢鱼、猪蹄、南瓜等。但补养食品顾名思义是为了补养身体而食用，不能一次服用太多或者只吃一种。

患有产后风应当及早治疗，否则非常难治。治疗产后风一般用中药，如果出现骨节发冷、关节刺痛等产后痛症状时，建议立即去中医院接受必要的治疗。

美丽大变身

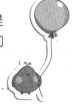

看着自己依然臃肿的身体和身上的疤痕，爱美的新妈妈可坐不住了。于是决定大变身，美胸、祛疤、减肥，一样都不落下。当你重新拥有迷人的身材和水嫩的皮肤，所有的人都会对你啧啧称赞。

产后美胸方法

新妈妈产后丰胸，防止乳房下垂有方法。

·维生素E美胸丰胸小秘方。维生素E具有促进乳房丰满的功能：年轻妈妈哺乳可能出现乳房干瘪，可服维生素E100毫克，每日1次，连续2个月，乳房会明显丰满。

·酒酿美胸丰胸小秘方。酒酿加水适量，微波加热2分钟左右即可，或制成酒酿蛋、酒酿汤圆。早、晚各食用一次，效果不错。

·屈腿舒展式丰胸操。第一步：吸气，右腿向内屈膝，左腿伸直。手心交叉，两臂慢慢举至头顶并拉直，感觉胸部有明显的拉升效果，头轻轻向上仰。第二步：呼气。手臂慢慢向后展开，同时右腿伸直，双脚打开，头向后侧。

怎样去除妊娠纹

妊娠纹如果是较轻和点状的，可以多吃一些水果蔬菜补充维生素C，采用光子疗法对点状妊娠纹直接进行治疗。如果是较重和片状的，可选用一些治疗妊娠纹产品。物理去妊娠纹有激光、光子、射频等，创伤很小，不太疼痛，但是需要多次治疗，治疗效果不彻底。微晶磨削、果酸换肤都属于磨削类的，创伤小，不太疼痛，术后无需休息，但治疗效果有限，不彻底，不适应于腹部松弛者。

剖宫产疤痕巧淡化

新妈妈可以用下面的方法淡化难看的剖宫产疤痕。

按摩法

用手掌根部揉按疤痕，每天三次，每次5～10分钟。这个方法对于刚脱痂的伤口效果最佳，对于旧伤疤效果比较弱。

姜片摩擦法

生姜切片后轻轻擦揉疤痕，可以抑制肉芽组织继续生长。

维生素E涂抹法

维生素E可渗透至皮肤内部而发挥润肤作用，同时，维生素E还能保持皮肤弹性。

维生素C涂抹法

维生素C具有美白功效，把维生素C涂抹在颜色较深的疤痕上，使之与周围健康的肌肤色调一致。

薰衣草精油涂抹法

薰衣草的美容功效总是很神奇的，薰衣草精油淡化疤痕的作用也被广泛认同。不过薰衣草精油对于新疤和8年以上的旧疤效果不明显，对于疤龄1～2年的伤疤效果比较好。

产后多久可减肥

新妈妈在产后1周可做点儿轻微的家务活。每日饭后坚持散步，可以促进新陈代谢的调节，促进脂肪分解，消耗体内多余的能量，使自己不致发胖。产后1周，可以开始在床上做一些仰卧起坐、抬腿活动，以此锻炼腹肌和腰肌，有助于皮下纤维分离的腹直肌的恢复，同时又可减少腹部、臀部的脂肪。

产后第4天，新妈妈除了上肢活动和下地走动以外，还要增加腹肌、盆底肌、提肛肌的一些训练，但剖宫产妈妈除外。

勤做产后瘦身操

新妈妈产后勤做瘦身操，减掉手臂、腹部、腿部的赘肉。

手臂减肥

·两手的五指交叉，手臂向前伸，手掌向外用力推，然后手心相对合掌，手臂弯曲，两肘尽力向内用力，交替做10次。

·两手五指交叉，两臂尽力向远处伸的同时向上抬，手臂向后伸，如果能够感觉到上臂和肩部有发胀、发热的感觉，说明肌肉得到了放松。

腹部减肥

产后腹部减肥动作是平卧床上，做腹部收缩，两手先要叠放在腹部，自然呼吸，然后腹部用力收缩，速度要快，慢慢再放松，此动作做10～20次，以后逐渐增加至50次。

腿部减肥

·上身放松平卧在床上，右腿抬起弯曲，双手抱膝向内收，尽量与腹部贴近，停一会儿，慢慢将右腿放平，再做左腿。各做10次。

·双脚的脚尖同时尽力向回勾，平卧两腿并拢，此时小腿肌肉有拉紧的感觉，慢慢恢复初始姿势，然后再脚尖尽力往下压，停一会儿，慢慢放松。

产后阴道收缩运动

新妈妈做些缩阴运动，令阴道恢复弹性和紧致。

·屏住小便：在小便的过程中，有意识地屏住小便几秒钟，中断排尿，稍停后再继续排尿。如此反复，可以提高阴道周围肌肉的张力。

·提肛运动：在有便意的时候，屏住大便，并做提肛运动。经常反复，可以很好地锻炼盆腔肌肉。

·收缩运动：仰卧，放松身体，将一个手指轻轻插入阴道，收缩阴道，持续3秒钟，然后放松，反复重复几次。

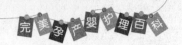

新妈妈平腹全攻略

新妈妈要拥有平坦腹部，从以下几方面下工夫。

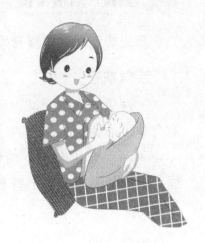

母乳喂养

在产后最初的日子里，要积极进行母乳喂养，婴儿的吸吮刺激会产生使子宫收缩的激素，使腹部恢复较快。母乳的分泌还能消耗体内的脂肪，使新妈妈瘦下来。

使用腹带

需要穿具有一定收腹作用的腹带，腹带的上端高过肚脐，这样腹部肌肉通过外力收紧，不至下垂。

适当控制饮食

不要吃得过多，避免营养过盛，脂肪在体内堆积，合理安排饮食，既要吃肉类，也要进食蔬菜、水果，保持营养均衡，并适当运动。

腹部按摩

躺在床上，手指并拢，从腹部两侧及中下腹部做轻推按摩，沿结肠走向（环形）推摩。每晚按摩1次，每次5~10分钟为宜。

新妈妈产后心理恢复

新妈妈产后要注意心理调适，避免抑郁。

·不管是育儿还是自我调整，新妈妈首先要有一个乐观的态度。

·做了妈妈后不要整天都围着宝宝转，参加一定范围的社交活动，能保持你的头脑灵活和增加信息量。

·人的情绪是受人的意识和意志控制的，新妈妈们应学习怎样驾驭自己的情绪。任意放纵消极情绪滋长，经常发怒，将导致情绪失调，引起疾病。

Part 4

新生宝宝的养护

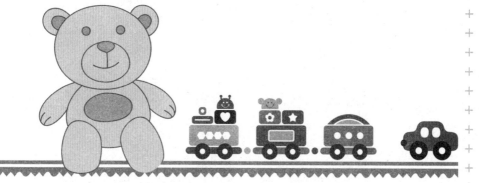

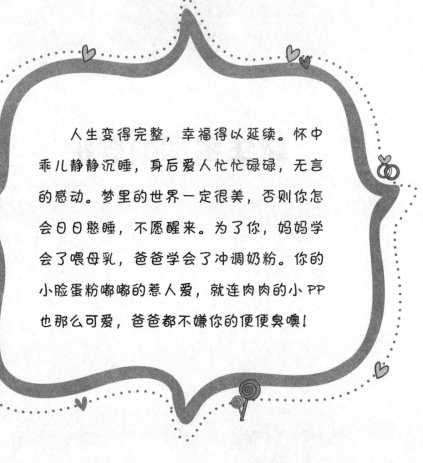

人生变得完整，幸福得以延续。怀中乖儿静静沉睡，身后爱人忙忙碌碌，无言的感动。梦里的世界一定很美，否则你怎会日日憨睡，不愿醒来。为了你，妈妈学会了喂母乳，爸爸学会了冲调奶粉。你的小脸蛋粉嘟嘟的惹人爱，就连肉肉的小 PP 也那么可爱，爸爸都不嫌你的便便臭噢！

认识你的小宝贝

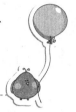

荣升妈妈的你幸福洋溢在脸上，可别只顾着高兴，学会怎样照顾小宝宝了吗？出生不久的小宝宝非常可爱，也有这样那样的问题，如果没有细心地照顾，可是会生病哦。

什么是新生儿期

新生儿期指自胎儿娩出、脐带结扎时开始至出生28天。由于这段时期在生长发育和疾病易感方面具有非常明显的特殊性，且发病率高，死亡率也高，因此列为婴儿期中的一个特殊时期。

身长、体重、头围

新生儿出生时的平均身长为50厘米，平均体重为3～3.3千克，男女宝宝略有差异。男宝宝出生时的身长平均50.4厘米，女宝宝身长平均49.7厘米；男宝宝出生时体重平均3.32千克，女宝宝体重平均3.21千克。

到满月时，男宝宝身长平均54.8厘米，女宝宝身长平均53.7厘米；男宝宝体重平均4.51千克，女宝宝体重平均4.20千克。

呼吸、脉搏、体温

新生儿降生后先啼哭数声，后开始用肺呼吸。出生头两周每分钟呼吸40～50次。

新生儿的脉搏以每分钟120～140次为正常。

新生儿体温在37～37.5℃之间为正常。要注意保暖。

皮肤、大便、排尿

多数新生儿出生后第2~3天皮肤轻微发黄，若在出生后黄疸不退或加深则为病态。

新生儿出生头两天大便呈墨绿色黏稠状，无气味。喂奶后逐渐转为黄色（金黄色或浅黄色）。

新生儿出生后24小时内开始排尿，如果第1周内每日排尿达30次以上，则为异常。

贴心叮咛

新生宝宝每天大便次数不定。刚开始宝宝会将积存了9个月的胎便排出，而且必须借着频繁地排便才能清除干净，所以排便的次数会增多。一般需要延续2~3天，每天3~5次，浓重的墨绿色才能消失。

宝宝囟门要呵护

新生儿的颅缝尚未长满，且没有头骨和脑膜，这就是我们所说的囟门。一般情况下，新生儿头顶有两个囟门，位于头前部的叫前囟门，呈菱形，出生时大约为成人拇指头大小。由于刚出生的头几个月，新生儿大脑的生长速度比颅骨的生长速度要稍快些，所以在这段时间，前囟门会随着头围的增加而略变大，但一般不超过3厘米，也不向外突出。前囟门通常要在出生后6~7个月才开始逐渐变小，在1~1.5岁时闭合。位于头后部的叫后囟门，呈三角形，一般在出生后2~4个月时闭合。

囟门是新生儿头颅的开放空隙，容易受到外界不利因素的侵入而伤害到脑部组织；囟门平时不可用手压按，也不可用硬物碰撞，以防碰破出血和感染。所以新爸妈一定要保护好新生儿的囟门，从而利于宝宝大脑的正常发育。

假月经和白带

刚出生的女婴就出现了阴道流血，有时还有白色分泌物从阴道口流出。这是由于胎儿在母体内受到雌激素的影响，使新生儿的阴道上皮增生，阴道分泌物增多，甚至使子宫内膜增生。胎儿娩出后，雌激素水平下降，子宫内膜脱落，阴道就会流出少量血性分泌物和白色分泌物，一般发生在宝宝出生后3~7天，持续1周左右。无论是假月经还是白带，都属于正常生理现象。新爸妈不必惊慌，也不需任何治疗。

宝宝的"螳螂嘴"

每个新生儿在口腔的两侧颊部都各有一个较厚的脂肪垫隆起。因个体差异，有的新生儿更为明显，民间俗称"螳螂嘴"。旧习俗认为"螳螂嘴"妨碍新生儿吃奶，要把它割掉。实际上这种做法是非常不科学的。应该知道，新生儿颊部的脂肪垫是每一个正常的新生儿所具有的，它不仅不会妨碍新生儿吸奶，反而有助于新生儿的吸吮，属于新生儿的正常生理现象。

宝宝的马牙

新生宝宝上腭中线两侧、齿龈边缘出现了一些黄白色小点，很像是长出来的牙齿，这就是俗称的"马牙"。长马牙一般没有不适感，个别宝宝会出现爱摇头、烦躁、咬奶头，甚至拒食，这是由于局部发痒、发胀等不适感引起的，是正常的生理现象，不是病。马牙不影响宝宝吃奶和乳牙的发育，它在宝宝出生后的数月内会逐渐脱落。有的宝宝因为营养不良，"马牙"不能及时脱落，这也没多大妨碍，不需要医治。

有些人不知道"马牙"的来历，以为是一种病，拿针去挑，或用布去擦，这都是很危险的，会损伤宝宝口腔黏膜。

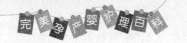

新生儿口唇发紫

新生宝宝口唇处出现青紫，可能与新生宝宝血红蛋白高有关。这是正常的生理现象，一周后消退。如果没有消退，提醒父母要注意病理性的青紫。

新生宝宝病理性口唇发紫最主要的原因是缺氧，如新生宝宝肺炎、先天性心脏病、伤寒、高热惊厥、癫痫等都能引起缺氧，具体的病因要结合临床症状及实验室检查来确诊。如先天性心脏病常见的表现主要有呼吸困难、心率加快、心跳加快，极个别的会出现口唇发紫，临床上称为紫绀；先天性食管闭锁的新生儿除了有吃多少吐多少，一吃就吐的临床表现，还会出现气喘、呼吸困难、口唇发紫等类似肺炎的症状；新生宝宝高热惊厥常表现为无定型多变的异常动作，如呼吸暂停、不规则，两眼凝视、阵发性苍白或紫绀。

宝宝的"先锋头"

胎儿在娩出过程中随着阵阵宫缩，头部受到产道的外力挤压，引起头皮水肿、淤血、充血，头骨出现部分重叠，头部高而尖，像个"先锋"，用手指压上去呈可凹陷性鼓包，临床称产瘤。一般婴儿出生后一两天自然消退。对新生宝宝健康没有影响，无须处理。

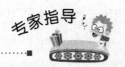

专家指导

新生宝宝出现"先锋头"大多是由宝宝娩出不顺所引起。个别的新生宝宝可能需更长些的时间，要4～6个月才吸收消失。剖宫产的新生儿，头部比较圆，没有明显的变形，所以就不存在"先锋头"了。

宝宝皮肤很娇嫩

正常新生宝宝的皮肤柔嫩，表面的角质层薄，皮层下毛细血管丰富，因此皮肤呈玫瑰红色。初生时，新生宝宝皮肤表面覆盖一层灰白色的胎脂，是由皮脂腺分泌的皮脂等组成的，具有保护皮肤、防止感染等作用。生后数小时，胎脂开始逐渐被皮肤吸收，一般不要人为地用水洗去或用纱布等将它擦去。

新生宝宝爱啼哭

哭是宝宝跟家长表达意愿的一种方式，家长要掌握宝宝哭的规律，尽量满足宝宝的需求，这样宝宝就不会哭啦。

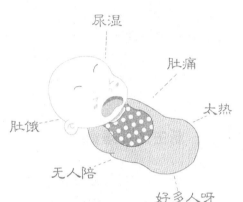

新生宝宝爱放屁

宝宝放屁的现象是很常见的，这与宝宝的胃肠道发育不成熟有关系。胃肠道功能不成熟会使宝宝肠蠕动不协调，引起肚子胀气，爸爸妈妈就会听到宝宝的肚子里咕噜咕噜响，并且放屁多，有时还会造成不明原因的哭闹，这种现象就是平常说的婴儿肠绞痛。难以缓解的婴儿肠绞痛，也有可能是奶蛋白过敏所致，新爸妈可以适当减少每天的喂奶量或将奶冲稀。

新生宝宝的微笑

新生宝宝大部分的时间都在睡觉。如果仔细观察，会发现婴儿的脸上浮现出刹那间的笑容。这是由于婴儿体内受到刺激，而发出的机械性笑容，医学称这种微笑为自发性微笑。相反，因为外在刺激而出现的微笑，称为诱发性微笑，这种微笑至少要到出生后4周才会出现。

新生儿爱出汗

婴幼儿皮肤含水量较大，皮肤表层微血管分布较多，又因为正处于生长发育阶段，新陈代谢旺盛，而且活泼好动，因此出汗常比成人多。

贴心叮咛

过度兴奋、恐惧、发热、血糖低等多种病症都会引起宝宝出汗多。不管宝宝出汗或是不出汗，都需要及时给宝宝补充水分。

新生儿爱睡觉

大多数新生宝宝爱睡觉，他们只有到饿的时候才醒来吃奶，然后又睡。一般新生宝宝的睡眠时间是在18～22小时。当然，宝宝不是故意"偷懒"，而是醒不过来。新生宝宝大脑等各个器官发育不够完善，所以处于睡眠状态，主要是在睡眠中成长。这样过一两个星期后，宝宝就能自己"觉醒"了。

新生宝宝会怕冷

新生宝宝的体温调节能力差，主要是因为他们的中枢神经系统发育尚未完善。胎儿在母体内的体温比妈妈高0.5℃，出生后进入外环境，即使分娩室的温度高达24℃，还是比新生宝宝体温低13℃，这么大的温度差，再加上新生儿体表面积大、皮肤薄、皮下脂肪少、血管多等原因，新生宝宝散热更加快，出生1小时内体温可降低2.5℃。

新生宝宝的适中温度与其成熟度和天数有关，正常新生宝宝第1天的适中温度为30～32℃，第2天以后逐渐降至22～26℃。刚出生的新生宝宝在中性温度下6～8小时体温才能恢复到正常水平，之后的1～2天体温仍不稳定，所以出生后前2天不要给新生宝宝洗澡。

新生儿原始神经反射

新生宝宝的原始反射指婴儿具有的先天反射，不受意识控制。这些神经反射是新生宝宝特有的本能，标志着宝宝的机体是否健全、神经系统是否正常。随着月龄的增长，神经系统的逐渐成熟，原始神经反射分别在出生2～5个月内逐渐消失，这一过程，说明了人类是从比较简单的生命形式进化而来的。

常见的原始神经反射有觅食反射、吸吮反射、握持反射、拥抱反射、踏步反射、交叉伸腿反射等。

宝宝模仿能力强

新生宝宝在安静觉醒状态，不但会注视你的脸，还有模仿你脸部表情的奇妙能力。宝宝还会模仿其他脸部动作和表情，如张口、哭、悲哀、生气等。不模仿的新生宝宝也是正常的，只是他们不愿意和你玩这种游戏罢了。

宝宝嗅觉很灵敏

新生宝宝的嗅觉也已成熟了，闻到奶香气味，会露出笑脸并将头转向奶瓶，若闻到某些刺鼻的气味就转头避开。

慢慢地，宝宝开始能识别不同的气味，当他们闻到一种新的气味时，会出现心率加快、活动量改变的反应，并能转过头朝向气味发出的方向，这是对这种新的气味感兴趣的表现。一旦适应了这种气味，反应就会减弱或消失。

宝宝对来自母亲身上的气味特别敏感，经验观察和医学研究证明，正常情况下，新生儿出生后第6天，就能通过嗅觉，准确辨别妈妈的气味了。喂奶时能闻到母乳的香味并寻找奶头。宝宝对妈妈身上的气味熟悉后，气味便成为了母子间互相了解的方式。

宝宝味觉很灵敏

新生儿足月出生时味觉发育已经比较完善，出生后味觉就已经很灵敏，对不同的味道会表现出不同的反应。对有甜味的东西喜欢吸吮和吞咽，而对有苦味、酸味、咸味的东西则表示拒绝，用舌头把东西推出来，甚至引起哭泣、恶心和呕吐。生后4～5个月时对食物的任何改变都非常敏感。

宝宝视觉待发育

视觉是成熟最晚、发展最慢的一种感觉。虽然基本视觉皮层能在怀孕7个月时从胎儿眼睛接收讯号，但视觉通道的神经细胞在出生后数月仍不成熟，对宝贝来说，世界大都是模糊的。出生时，通过眼睛接收视觉信息的视觉皮层神经细胞还没有发育成熟，所以新生的小宝贝看到的只是光和影。他们的最佳焦距是20～38厘米之间，也就是说宝贝吃奶时刚好可以看到妈妈的脸。尽管视力模糊，但他们能分辨圆形与方形，并且比较喜欢圆形，喜欢看爸爸妈妈的脸。在出生后短时间内，宝贝的颜色视觉就开始发展。3个月左右的婴儿能在人工条件下对红、黄、绿等不同颜色的灯光进行分化；分别给他们看大小、亮度相等的灰色圆盘和彩色圆盘，注视彩色圆盘的时间是看灰色圆盘的2倍。

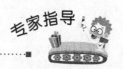
专家指导

宝宝从3～4岁开始能够辨认红色、黄色、蓝色、绿色、橙色、紫色等基本颜色，对棕色、灰色等混合色辨认较困难。最容易掌握的是红色，其次为黄色、绿色等。随年龄增长，对颜色的辨别和名称的掌握都有所发展。

科学喂养面面观

新妈妈你的乳汁有了吗？注意你的初乳，这可是分外珍贵的，将它小心地喂给你的宝宝吧。如果奶水充足，新妈妈一定要坚持母乳喂养，这样有利于小宝贝的生长发育。

 初乳很珍贵

产后1~2周内分泌的奶水，虽然外表看上去很清淡，就像水一样。但是这样的初乳里往往含有丰富的蛋白质、微量元素锌及免疫物质，而脂肪则较少，有利于增强宝宝的免疫力。

 母乳喂养的优点

母乳中含有新生儿所需要的全部营养成分。所含的β-双糖、不饱和脂肪酸较为丰富，有利于婴儿的大脑发育；含有大量的免疫蛋白和免疫活性细胞，能够促进宝宝免疫功能的成熟，提高抵御疾病的免疫力；母乳中的蛋白质、脂肪、乳糖、矿物质、维生素和水分等主要成分的比例，最适合婴儿机体的需要，也最易于婴儿消化和吸收。

 母乳喂养的频率

因为新生宝宝体内还储存着从母体得来的营养，出生后要逐步适应体外的环境。新生宝宝常整日憨睡，还不急于吃奶，这时可喂5%糖或葡萄糖水，以补充体液。也有的新生儿适应出生后的环境较快，产后不久即可吃奶。初次喂奶不可太多，一般隔2~3小时一次，两次喂奶中间喂少量的葡萄糖水。

每次喂奶时间

先吸出的母奶中蛋白质含量高，而脂肪含量低，随着吸出奶汁的量逐渐增多，母乳中脂肪含量逐渐增高，而蛋白质的量逐渐降低。吃奶时间过长，会使脂肪摄入过多，易引起小儿腹泻。其次乳房中奶已吸空，再含着奶头吸，那么吸入的都是空气，婴儿胃内空气一多容易造成溢乳。所以一般一侧哺奶时间只需10分钟，吸奶最初2分钟，已经可以吃到总奶量的50%，最初4分钟，可吃到总奶量的80%～90%，最后的5分钟几乎吃不到多少奶了。由此可见，并非吃奶时间越长，吃到奶越多。

两侧乳房轮流喂

妈妈给新生宝宝喂奶时一定要两侧乳房交替喂，时间一般为15～20分钟。左右乳房轮换着喂，吸空一侧乳房后再换另一侧，下次哺乳时先后调换，这样可以使左、右乳房轮流被吸空。既可保证新生宝宝吸到最后一部分含脂肪较多的乳液，又可促进乳腺继续分泌更多的乳液，对妈妈和新生儿都是有益的。为此，每次哺乳应尽量两边都喂。即使宝宝吃了一侧乳房的奶水就饱了，妈妈也应排空另一侧乳房。

贴心叮咛

如果一次只喂一侧乳房，另一侧乳房所受的刺激减少，泌乳自然也会减少。哺乳时，如果一侧的乳房还没有吸空就换到另一侧乳房，同样不利于促进乳房继续分泌更多的乳汁，导致乳汁减少。

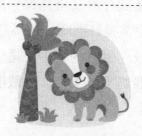

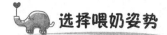 **选择喂奶姿势**

· 妈妈在有扶手的椅子上坐直，将孩子抱在怀里，用前臂和手掌托着孩子的身体和头部。喂右侧时用左手托，喂左侧时用右手托。放在乳房下的手呈U形，不要弯腰，也不要探身，而是让孩子贴近你的乳房。

· 与上述方法类似，但喂右侧时用右手托，喂左侧时用左手托。

· 将孩子抱在身体一侧，胳膊肘弯曲，手掌伸开，托住孩子的头，让他面对乳房，让孩子的后背靠着你的前臂。为舒服起见，可以在腿上放个垫子。适合剖宫产，或乳房较大的妈妈。

· 疲倦时可躺着喂奶。身体侧卧，让孩子面对乳房，用一只手揽着宝宝，一只手将奶头送到孩子嘴里。适合早期喂奶，也适合剖宫产妈妈。

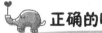 **正确的喂奶方法**

· 喂奶之前，用除菌皂清洗双手，用干净的毛巾蘸着温水擦拭一下乳头。

· 喂奶时先挤出少许奶水，冲洗乳头周围。

· 开始喂奶时，妈妈要用手指夹住乳头，整个塞进宝宝的嘴里，让宝宝充分吮吸的同时，也能够避免吸入一些空气而造成溢奶。

· 喂奶时，要先将一侧的乳房喂空后，再换另一侧，乳房排得越空，越能刺激乳腺分泌乳汁。

· 喂完两侧乳房，宝宝停止吸吮时，轻轻用食指按压宝宝紧闭的下嘴唇，宝宝嘴巴就会张开，于是轻柔地移出乳头，避免在宝宝闭嘴的情况下强行将乳头拉出，使乳头破损。

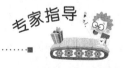 专家指导

喂完奶后，妈妈要把乳头擦干净，然后挤出少许乳汁抹在乳头上，短暂暴露片刻，等到干燥后穿上内衣，这样可以预防乳头的皲裂。

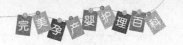

喂奶后要拍嗝

在吃奶的过程中，宝宝小小的肚子里不慎灌进空气，通常需要大人的帮助才能排出来。如不及时拍嗝很容易吐奶，尤其是宝宝剧烈哭闹后，如果立即喂奶将吸入大量空气。

轻拍或抚摸宝宝的背部是让他排出吞入气体的最好方式。尽量利用喂奶过程中的自然停顿时间来拍嗝，比如宝宝放开奶瓶嘴或换吸另一只乳房时。待喂奶结束后，也要再次给宝宝拍嗝。如果宝宝在几分钟后仍没有打嗝，这可能说明他并不需要打嗝。然而，对有些宝宝来说，打嗝排气却是比较困难的，而且他们会明显地表现出不舒服，这时，你需要继续坚持拍嗝。

你可以试试以下几种方法：

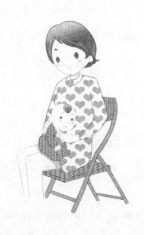

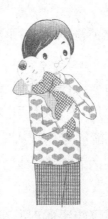

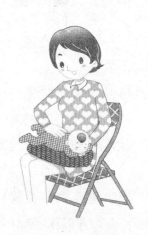

让宝宝坐在你的膝盖上，一只手托住他的身体，另一只手轻轻拍打他的背。

将宝宝抱到你的肩膀位置，这样，他的小肚子就会贴在你的胸上。抱着他走动一会儿，边走边轻轻拍打他的背。

让宝宝趴在你的腿上，一只手托住他的头和脖子，另一只手轻轻拍宝宝的背。

夜间喂奶须注意

大部分的小宝宝在夜间还需要妈妈喂奶，这是因为婴儿时期还没有形成一定的生活规律。那么新妈妈们要注意了！夜里喂奶，最好坐着喂；尽量在每次哺乳时，让宝宝多吃，以增加他的消化时间，延长他的睡眠；如果新生宝宝在夜间熟睡不醒，就尽量少惊动他们，延长喂奶的时间间隔，一般一夜给新生宝宝喂2次奶就可以了。

贴心叮咛

夜间哺乳可以使母体内有镇静作用的激素水平提高，从而有助于睡眠。宝宝对乳头的吮吸和刺激，会使母体产生更多的乳汁。

宝宝呛奶巧应对

新生儿神经系统发育还不完善，很容易会厌失灵，而呛奶就是会厌失灵的一种表现。那么新妈妈们就应当注意了！

·掌握宝宝吃奶规律，及时喂奶。妈妈一定要掌握好宝宝吃奶间隔时间，不要等宝宝饿了再喂，宝宝吃得急了呛奶就很难避免。另外，宝宝吃奶时大人们应该避免逗宝宝玩笑。

·宝宝吃奶姿势要正确。在给宝宝喂奶时，妈妈一定要让宝宝斜躺在自己怀里，不要让宝宝躺在床上侧喂，更不能让宝宝趴在妈妈怀里吃奶。

·控制奶水流量。奶水充足的妈妈在喂奶时用手指轻轻按压乳晕，既能防止乳房挤压宝宝又能减少乳汁流量。

·宝宝吃饱后要直立抱起，轻轻拍打宝宝的背部，这样做能帮助宝宝排出胃里的气体，最好能拍打至宝宝打嗝，再将宝宝放回床上。

·宝宝吃完奶之后，不宜让宝宝马上仰卧，而应先侧卧一会儿，再仰卧。

怎样正确挤奶

一般认为在分娩后1~2天就应该开始练习用手挤奶了，如果等3~4天乳房变硬时就不容易挤奶了。

将拇指及食指放在距乳头根部2厘米处，二指相对，其他手指托住乳房。用拇指及食指向胸壁方向轻轻下压，为防治乳腺管阻塞，不要按压太重。按压的作用力主要在拇指及食指间乳晕下方的乳房组织上。准确地说，就是按压在乳晕下方的乳窦上。哺乳期的乳房有时能触摸到乳窦，黄豆粒大小，不很硬，一旦摸到乳窦，即能准确挤压。

一侧乳房至少挤压3~5分钟，双侧乳房交替挤压，反复数次。需要强调的是，挤奶时间应以20~30分钟为宜，特别是分娩后的头几天。

母乳贮存方法

最好将母乳分成小份（60~120毫升）冷冻或冷藏，以便家人或保姆依据宝宝的食量喂食，不会浪费，并要贴上标签，记上日期。

宝宝不吃奶怎么办

当妈妈发现宝宝有厌奶情形，可以先改为少量多餐的方式，并且尽量营造安静的喂乳环境，让宝宝吃奶时感到安心及愉悦，通常可起到较好效果。

喂奶前半小时不要和宝宝斗乐玩耍，让他慢慢安静下来，便于进入吃奶状态。喂奶前关上门窗，关掉电视、音响、电话、手机，家人也不要随意在宝宝身边走动，以保证房间的安静。妈妈喂奶时要放松，宝宝看到妈妈面带微笑和平静温和的眼神，便会安心吃奶。晚上给宝宝喂奶时，床头的小灯光线宜柔和。

感冒期间可以喂奶

很多妈妈感冒以后，担心会传染给宝宝，于是就停止喂奶，而改用奶粉喂养宝宝。其实，妈妈感冒后不需要给宝宝断奶。因为在妈妈感冒发作前，宝宝已经接触到了感冒病毒，而母乳里就有其最需要的抗体，这些都是奶粉不能提供的。另外，继续哺乳也会帮助妈妈得到适当的休息。但要注意的是，妈妈感冒后尽量不要吃药，虽然渗透到母乳中的药量非常小，一般不会对宝宝产生很大影响。如果确实需要吃药，最好先咨询医生，以防对宝宝的健康不利。

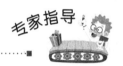

专家指导

新妈妈们须谨记：为了防止病毒通过唾液飞沫传染给宝宝，感冒期间最好戴上口罩给宝宝喂奶。抱宝宝和接触宝宝的用品之前，一定要先把手洗干净。另外，请记住，无论何时，都不要直接对着宝宝打喷嚏。

不宜母乳喂养的情况

主要是患有特殊疾病的宝宝，比较典型的是半乳糖血症和枫糖尿病。

对于妈妈来说，患有严重乳头皲裂和乳腺炎等疾病时，应暂停母乳喂养，及时治疗，以免加重病情。如果妈妈患慢性病需长期用药、处于细菌或病毒急性感染期、进行放射性碘治疗、患严重心脏病、严重肾脏疾病、处于传染病急性期，哺乳将很有可能传染给宝宝。比如开放性结核病、各型肝炎的传染期，都不宜进行母乳喂养。

总之，妈妈们要仔细地衡量母乳喂养与母婴安康之间的利害关系，再确定用哪种哺乳方式。

了解人工喂养

人工喂养是当妈妈因各种原因不能喂哺婴儿时，可选用牛、羊乳等兽乳，或其他代乳品喂养婴儿，这些统称为人工喂养。人工喂养需要适量而定，否则不利于婴儿发育。

人工喂养宝宝的工作可以由别人来分担。母乳喂养只能是妈妈一个人来做，而人工喂养可以让爸爸、奶奶爷爷、外公外婆、保姆等都来参与，减轻妈妈的劳累。便于掌握喂奶的量，采用人工喂养，每次宝宝吃了多少毫升的奶是显而易见的。

人工喂养最大的不利之处是可能由于消毒不严格引起婴儿的腹泻、胃部不适。需要购买专门器具以及奶粉，没有母乳喂养经济。需要掌握一系列的调配制奶、消毒等技术，没有母乳喂养那么便利。

选择配方奶粉

·看颜色。奶粉应是白色略带淡黄色，如果色深或带有焦黄色为次品。包装完整，标识有商标、生产厂名、生产日期、批号、保存期限等。不同材料的包装，其保存期限不同。

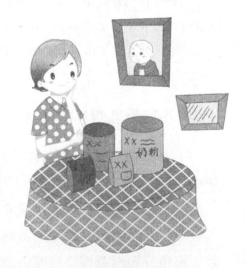

·凭手感。用手捏奶粉时应是松散柔软。倘若奶粉结了块，一捏就碎，是受了潮。若是结块较大而硬，捏不碎，说明已变质。塑料袋装的奶粉用手捏时，感觉柔软松散，有轻微的沙沙声；玻璃罐装的奶粉，将罐慢慢倒置，轻微振摇时，罐底无黏着的奶粉。

·闻气味。奶粉应是带有轻淡的乳香味，如果有腥味、霉味、酸味，说明奶粉已变质。

·水冲调。奶粉用开水冲调后放置5分钟，若无沉淀说明质量正常。如有沉淀物，表面有悬浮物，说明已变质，不要给宝宝吃。

挑选奶瓶和奶嘴

奶瓶、奶嘴都是哺育宝宝的重要"装备"，虽然各种商店都有卖的，但妈妈们在购买时除了要注意有目的的选择外，一定切记到大商场或专卖店购买。目前市场上的奶瓶从制作材料上分主要有两种：PC制（聚碳纤维，一种无毒塑料，俗称太空玻璃）和玻璃制的。PC质轻，而且不易碎，适合外出及较大宝宝自己拿，玻璃奶瓶更适合在家里由妈妈拿着喂。

奶嘴除了看材质（橡胶和硅胶）还要看孔型，一般根据宝宝月龄大小来选择奶嘴型号。但是，关于"标准月龄"，每个婴儿都有自己的喝法、生长情况和吮吸力，所以请根据实际情况，选择适合婴儿的奶嘴大小。

学会调配和冲调奶粉

刚出生的宝宝消化功能弱，不能消化浓度较高的奶粉，也就是说，不能喂全奶，应该喂1/3奶。3天后可喂1/2奶，1周后才能喂养全奶。

全奶的配制方法是：1平勺奶粉加4勺（同样大小）的水，奶粉恰好溶解成奶水。

1/2奶的配制方法是：1平勺奶粉加8勺水。

1/3奶的配制方法是：1平勺奶粉加12勺水。

当然不是每次配奶都这么麻烦。比如1平勺奶粉加20毫升水配成了全奶，要配8勺奶粉的全奶，就加水160毫升水，要配1/2奶，就加320毫升水，要配1/3奶，就加480毫升水，以此类推就可以了。

贴心叮咛

┌───┐
冲调奶粉时，可用手腕内侧皮肤测温，以感觉温热而不烫手为宜。如果奶没有喝完，切忌反复煮沸，以免营养物质损失，可用温水或温奶器温热。
└───┘

奶粉品牌不要常换

婴儿换奶粉品牌是一个循序渐进的过程，需要非常谨慎对待，不能操之过急，否则容易出现腹泻、呕吐、便秘、过敏等不适反应。给婴儿换奶粉时，需要特别重视方法是否正确恰当。因为宝宝的消化系统发育尚不完全，突如其来的口味变化会导致他们的不适反应。如果要给宝宝换奶粉，切记过快，要结合"新旧混合"的方法，即在原来的奶粉中适当添加新的奶粉，添加量可以从少量开始慢慢增加。前半阶段增加得稍稍缓慢一些，让宝宝有个适应的过程，到后半段可以加快速度，直到完全转换为新的奶粉品牌为止。

奶粉不宜冲太浓

目前全脂奶粉或强化奶粉均含有较多钠离子，如不适当稀释，可使钠摄入量增高，增加血管负担，血压上升，可引起毛细血管破裂，出现出血、抽风、昏迷等危险症状。强化奶粉还补充了加工过程中损失的维生素与牛奶中容易缺少的元素，更应加以稀释，才能适用于新生宝宝。此外，奶粉中的蛋白质，虽经过高温凝固，虽说牛奶蛋白质较容易消化，但新生宝宝的消化能力差，如果奶粉过浓，仍不易消化，故必须稀释才可代替母乳。

喂奶前奶瓶宜消毒

为了新生宝宝的健康，必须要在新生宝宝每次吃奶之后将奶瓶进行清洗和消毒，以消灭残留在奶瓶里的细菌。如果奶瓶、奶嘴没有及时消毒，也有可能感染病原微生物，引起宝宝腹泻，而新生宝宝病情变化十分迅猛，一旦发生腹泻，后果比较严重。所以无论如何，一定要保证消毒，而且要多准备几个奶瓶，把消毒好的奶瓶放在冰箱中备用。

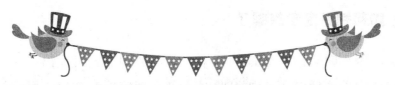

保健护理用爱心

如果新妈妈还不太会照顾自己的小宝宝，就要适当补一下育儿知识了！宝宝怎样睡觉、何时应该哺乳，这都是很关键的问题。但新妈妈也不要惊慌失措，手忙脚乱，慢慢学！

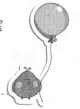

 ## 如何布置婴儿房

婴儿房首先要考虑房间的安全性，房间里的家具和墙漆要采用环保材料，以免宝宝受到有毒气体的伤害。

婴儿房要以柔和活泼的色彩为主，采用活泼的颜色相搭配装饰出的房间，有利于培养宝宝乐观向上的个性和智力的开发。一般婴儿的可视距离只有25厘米左右，宝宝醒着的时候，喜欢用眼睛来搜寻自己的目标，一旦抓住目标就会紧紧盯住不放，久而久之，就形成了"斗鸡眼"。因此，在选购玩具时，最好购买那种会转动的、可以吊在婴儿床头的玩具。

另外，婴儿房的灯光不宜过强，光线柔和且无刺眼的炫光，这样才不会刺激到孩子的眼睛。

 ## 婴儿房的温度、湿度

室内温度不能忽高忽低。夏季应保持在26℃左右，冬季应保持在20℃左右，春、秋两季不需特别调整，只要保持自然温度就可以基本符合要求。春、夏、秋三季都可以较长时间地打开窗户，但要避免对流风。室内湿度保持在45%～70%是基本的要求，对宝宝的呼吸道健康非常重要。

如何判断宝宝想睡了

婴儿困乏时会出现烦躁的情绪，并以哭的形式发泄出来，以此告诉爸爸妈妈他要睡觉了。如果此时父母不理解他的意思，继续逗他的话，宝宝会哭得越来越厉害。当宝宝眼神迷离的时候，一般也表明要睡觉了，而且这种情况大多出现在吃完奶后。如果爸爸妈妈在此时逗宝宝时，会发现宝宝反应不那么灵敏，并且开始哭闹了。这可能是因为累了困了，妈妈可以抱起宝宝轻轻摇晃，有节奏地拍拍小屁股哄宝宝入睡。

有时宝宝在刚醒后或入睡前，眼半睁半闭，眼睑出现闪动，眼闭合前眼球可能向上滚动；目光变呆滞、反应迟钝；有时会微笑、皱眉或撅起嘴唇，常伴有轻度惊跳。当小宝宝处于这种状态时，要尽量保证他安静地睡觉，千万不要因为他的一些小动作、小表情而误以为"宝宝醒了""需要喂奶了"去打扰他。

宝宝需要睡多长时间

宝宝越小，大脑发育越快，需要睡眠的时间越多。睡眠有浅睡和深睡之分。宝宝睡眠发展变化和大脑发育有密切关系。1岁以内的宝宝大脑发育最快，睡眠发展变化也最明显。

新生宝宝每天平均睡眠时间需要16小时（范围14～20小时），每个睡眠周期约45分钟，在一个睡眠周期中浅睡和深睡时间约各占一半。新生宝宝大多数时间在睡觉，由一个睡眠周期进入另一个并睁开眼觉醒数分钟到1小时。

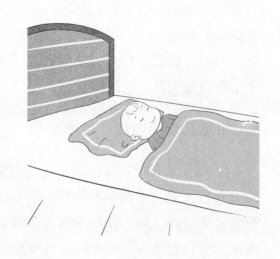

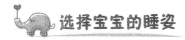 选择宝宝的睡姿

宝宝睡姿主要有趴睡、仰睡、侧睡几种。

趴睡

胎儿在母亲的子宫内就是腹部朝内，背部朝外的蜷曲姿势，这种姿势是最自然的自我保护姿势，所以宝宝趴睡时更有安全感，容易睡得熟，不易惊醒，有利于宝宝神经系统的发育。

仰睡

可以使肌肉放松，对心、肺、胃肠和膀胱等全身脏器不会形成压迫感，还可以让爸妈直接观察到宝宝睡觉时的脸部情况。

侧睡

许多医生都提倡宝宝侧睡。对消化道未健全、吃奶后容易溢奶的婴儿来说，侧睡可以更好地避免溢出的呕吐物进入呼吸道引起窒息。侧睡时脊柱略微弯曲，肩膀前倾，两腿弯曲，双臂自由放置，全身肌肉处于松弛状态，血液循环畅通，宝宝睡得安稳。

 不要让宝宝睡偏头

宝宝出生头3个月是塑头型的关键时期。从宝宝出生的第1天起，妈妈就应该经常变换着姿势让宝宝睡觉，以保持宝宝头部两侧受力均匀。不要让宝宝经常采取同一种睡姿，特别是在白天。由于刚出生的宝宝在头3个月不需要枕头或定型枕，因为这样容易造成宝宝的脖颈弯曲，引起呼吸困难。这个时

贴心叮咛

宝宝在出生后，正常情况下其左右头颅应该是对称的，不会有"偏头"一说。但这个时候宝宝的头部比较软，骨骼发育很快，加上颈部肌肉也未发育完全，就比较容易受外力影响而变形。

候妈妈可以在宝宝的头下垫一些松软的棉絮或者是质地比较好的纯棉毛巾（叠成长方形块）等物品，以缓解其头部着枕处所受的压力。

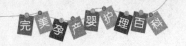

🐘 抱宝宝的方法

抱宝宝有手托法、腕抱法。

手托法

用左手托住宝宝的背、颈、头，右手托住他的小屁股和腰。这一方法比较多用于把宝宝从床上抱起和放下。

腕抱法

将宝宝的头放在左臂弯里，肘部护着宝宝的头，左腕和左手护背和腰部，右小臂从宝宝身上伸过护着宝宝的腿部，右手托着宝宝的屁股和腰部。这一方法是比较常用的姿势。

不要竖着抱宝宝。新生儿的头占全身长的1/4。竖抱宝宝时，宝宝头的重量全部压在颈椎上。宝宝在1～2个月时，颈肌还没有完全发育，颈部肌肉无力，应防止这种不正确抱姿对宝宝脊椎的损伤。

不要久抱。人们对宝宝亲不够，爱不够，就抱来抱去。这种做法违背了婴儿生长发育的自然规律，对孩子是有害无利的。

🐘 抱新生儿的步骤

抱新生儿按以下步骤。

第一步：把手放在新生儿头下。

把一只手轻轻地放到新生儿的头下，用手掌包住整个头部，注意要托住新生儿的颈部，支撑起他的头。

第二步：另一只手去抱屁股。

稳定住头部后，再把另一只手伸到新生儿的屁股下面，包住新生儿的整个小屁屁，力量都集中在两个手腕上。

第三步：慢慢地把新生儿的头支撑起来。

这个时候，就可以慢慢地把新生儿的头支撑起来了。注意，一定要托住新生儿的颈部，否则他的头会往后仰，这样会不舒服。妈妈要用腰部和手部力量配合，托起新生儿。

新生宝宝重保暖

由于新生宝宝体温调节功能尚不稳定，自身体表面积相对较大，并且皮下脂肪较薄，很容易散失热量，新生宝宝为了将体温保持在正常范围，会动用大量的营养物质来调节体温。外界环境温度过低，持续时间过长，有的新生宝宝出现体温下降，影响代谢及血液循环，容易发生新生儿硬肿症及出血等一系列病症，并可危及生命，在新生儿时期注意保暖是非常重要的。

 如何包裹新生儿

合适的包裹是新生儿一种很好的过渡性衣服，它具有保暖、增加柔感和定位的作用，新生儿在包内近似在母体内。包裹在早春、秋、冬季节要厚些，使里边的温度保持在24～26℃；夏季天热要薄些，一般只用两层布制成夹被。要包松一些，以不致散开为原则。包时不要把新生儿的双手直直地绑在两肋旁，这样会使孩子的呼吸受压抑，甚至影响肺部发育。包好后要使新生儿双腿能在包裹内自由活动，类似蛙腿姿势。

宝宝的衣服需纯棉

纯棉的衣服透气性好，吸汗，不刺激皮肤。夏天给宝宝穿纯棉的衣服不会起痱子，冬天穿暖和又舒服。棉纤维具有较好的吸湿性，可向周围的大气中吸收水分，所以它接触宝宝的皮肤，使皮肤感到柔软而不僵硬。

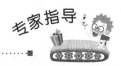 专家指导

由于宝宝正是身体发育成长的时候，所以宝宝的衣服要选择宽松一点，方便脱换、式样简单的。给宝宝买来新衣服，妈妈们要记得检查衣物的拉链、接缝等处缝制是否平整，以免磨伤宝宝皮肤哦。

为新生儿穿衣服

穿衣服时，先将衣服平放在床上，让新宝宝平躺在衣服上。将宝宝的一只胳膊轻轻地抬起来，先向上再向外侧伸入袖子中，将身子下面的衣服向对侧稍稍拉平；抬起另一只胳膊，使肘关节稍稍弯曲，将小手伸向袖子中，并将小手拉出来，再将衣服带子结好就可以了。

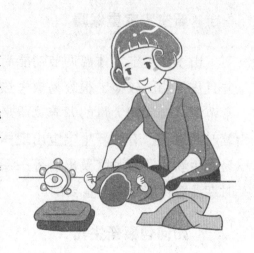

穿连衣裤时，先将连衣裤解开口子，平放在床上，让新生儿躺在上面，先穿裤腿，再用穿上衣的方法将手穿入袖子中，然后扣上所有的纽扣就好了。

为新生儿脱衣服

脱上衣时，把衣服从腰部上卷到胸前，然后握着宝宝的肘部，把袖口卷成圆圈形，轻轻地把胳膊从中拉出来。最后，把领口张开，小心地从头上取下。

脱裤子时，把宝宝放在床上，一只手轻轻抬起宝宝的小屁股，另一只手将裤腰脱至膝盖处；然后用一只手抓住裤口，另一只手轻握新生儿的膝盖，将腿顺势拉出来，另一条腿采用相同的做法。

脱连衣裤时，先要解开扣子，把袖卷成圈形，然后轻轻地把手臂从中拉出，然后按脱裤子的方法将其脱下。

给宝宝剪指甲

让宝宝平躺床上或抱在怀里，然后抓住宝宝的小手，用专用婴儿指甲剪。重点捏住其中一个指头剪，剪好一个换一个。宝宝的指甲剪好后，务必要把这些尖角再修剪圆滑，避免此尖角长后成为宝宝抓伤自己的"凶器"。

给新生宝宝洗脸

宝宝的脸部皮肤十分娇嫩，皮下毛细血管丰富，脸颊部有较厚的脂肪垫，看起来特别红润、饱满、有光泽。但宝宝的免疫功能不完善，若不注意清洁，皮肤若有破损，就很容易继发感染。因此给小宝宝洗脸时，动作要轻、慢、柔，切莫擦伤了肌肤。

母乳洗脸有弊端

母乳中含有丰富的蛋白质、脂肪和糖，这些营养物质也是细菌生长繁殖的良好培养基，为细菌的生长提供了条件。而且新生宝宝的皮肤娇嫩、血管丰富、皮肤角质层也薄、通透性强，这都为细菌通过毛孔进入体内创造了有利条件，从而易引起毛囊炎，甚至引起毛囊周围皮肤化脓感染，若不及时治疗可发生败血症及全身感染。另外，用乳汁洗脸后，在皮肤上可形成一层紧张的膜，使面部肌肉活动受限，而且也极不舒服。

洗澡前的准备事项

先将沐浴中需用的物品备齐。例如，消毒脐带用物（新生儿脐带未掉落之前）、预换的婴儿包被、衣服、尿片，以及小毛巾、大浴巾、澡盆、冷水、热水、婴儿爽身粉等物。同时检查一下自己的手指甲，以免擦伤宝宝，再用肥皂洗净双手。

贴心叮咛

沐浴时要避免阵风的正面吹袭，以防着凉生病。沐浴时间应安排在给宝宝哺乳1～2小时后，否则易引起呕吐。

新生宝宝身体是娇嫩的，他刚离开最安稳的子宫不久，所以需要一个理想的环境和适宜的温度。给新生宝宝洗澡时最好使室温维持在一般觉得最舒畅的26～28℃之间；水温则以37～42℃为宜。盆内的水温可用手腕或手肘试一下，使水温适宜。

给宝宝洗澡的要领

若新生儿的脐带尚未脱落，应上下身分开洗，以免弄湿脐带，引起炎症。先洗上身，取洗头时同样的姿势，依次洗新生儿的颈、腋、前胸、后背、双臂和手。然后洗下身，将新生儿的头部靠在左肘窝，左手握住新生儿的左大腿，依次洗新生儿的阴部、臀部、大腿、小腿和脚。

洗面：用洗脸的纱布或小毛巾沾水后轻轻擦拭。

洗眼：由内眼角向外眼角擦。

洗额：由眉心向两侧轻轻擦拭前额。

洗耳：用手指裹毛巾轻轻擦拭耳廓及耳背。

洗头：将婴儿专用、对眼睛无刺激的洗头水倒在手上，然后在宝宝的头上轻轻揉洗。不要用指甲接触宝宝的头皮。若头皮上有污垢，可在洗澡前将婴儿油涂抹在宝宝头上，这样可使头垢软化而易于去除。将新生儿头上的洗发水洗干净。

洗完澡后，将宝宝抱离水中，放在大浴巾上，抹干全身。在皮肤褶皱处，可替宝宝抹些爽身粉，使他感到干爽舒适。在宝宝的臀部涂上护肤油，防止尿液刺激皮肤产生尿布疹。给宝宝围上尿片，穿上衣服。如果宝宝脸部皮肤干燥，还可以在脸上涂少量的滋润油，使皮肤保持湿润、光滑。若肌肤有疹块、红臀等情形时，应保持干燥，按医生嘱咐涂药。

清洁宝宝的小肚脐

每天用消毒棉签蘸含70%纯度的酒精，清洁脐带的底部（需要用手把肚脐扒开）即可。这种方法不仅可杀菌消毒、防止发炎，更可使脐带保持干爽，尽早脱落。还有就是，宝宝洗完澡后要尽快用棉签蘸温水或者消毒酒精给宝宝清洁肚脐，避免让肚脐存水。

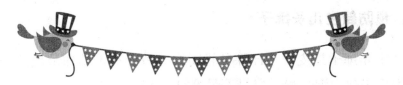

让宝宝远离疾病

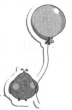

小宝宝是否生病了呢？新妈妈要多观察宝宝，看宝宝吃饭、拉便便是否正常，如果发现宝宝有特殊情况，要及时带宝宝看医生。此时宝宝正是容易感染疾病的时候，新妈妈不要疏忽哦！

 ## 新生儿黄疸怎么办

新生儿黄疸是新生期常见症状之一，尤其是1周内的新生儿，既可以是生理现象，又可为多种疾病的主要表现。

病因

由于新生儿的胆红素代谢特点，即出生后胆红素的生成过多而代谢和排泄能力低下，致使血液中的胆红素水平升高，约50%～60%的足月儿和80%的早产儿出现暂时性的、轻度的黄疸过程，称为生理性黄疸。

症状

足月儿生理性黄疸多于生后2～3天出现，4～5天达高峰，黄疸程度轻重不一，轻者仅限于面颈部，重者可延及躯干、四肢，粪便色黄，尿色不黄，一般无不适症状，黄疸持续7～10天消退。

防治措施

出现生理性黄疸，一般不会影响新生儿的健康，也无发热和食欲不好的症状。如及时停止喂母乳，黄疸大约在2～4天内减弱，6～10天内全部消失。若新生儿黄疸持续超过4周，建议家长带孩子就医。

预防新生儿长痱子

新生儿痱子是皮肤小汗腺导管闭塞导致汗液潴留而形成的皮疹。通常发生于热、湿气候，以夏季最多见。

病因

当外界气温增高，湿度大时，汗腺不能及时地挥发，导致汗孔、角质层的浸渍发炎，使汗液排泄不出，留滞于真皮内而引起长痱子。因此肥胖或穿着过厚、过暖、过敏的新生儿，当室内通风不良和夏季炎热的情况下就更容易长痱子。因为宝宝皮肤薄嫩、免疫力低，汗孔阻塞后感染致病微生物而引起痱子。特别是3个月内的婴儿汗腺不发达，体温调节能力差，最容易长痱子。

症状

新生儿长痱子常见于面、颈、背、胸及皮肤褶皱等处。并可见成批出现的红色丘疹、疱疹，有痒感。初起时为针尖大小红色斑疹，接着出现成群红色小丘疹或小水疱，有瘙痒或烧灼感。常成批发生，在天气转凉后数天内就会很快消退。

应对措施

新生儿居室既应注意保暖又不能过热，夏季居室应通风凉爽。

衣着不宜过厚、过暖或过敏；要勤换衣服和尿布，衣服要宽大，用棉布制作，不要捂得过多。

经常躺着的宝宝，要经常换枕巾和翻身，勤洗澡，洗后扑一些爽身粉或痱子粉。

入睡后要让宝宝多翻身，避免皮肤受压过久而影响汗腺分泌。

如出现痱子，可在洗浴后扑上痱子粉或涂炉甘石洗剂。

痱子形成小脓疱后，要用75%酒精棉球擦破，涂上1%龙胆紫，必要时可服少量解毒中药及抗生素。

痱子不能随便用手挤，以免扩散。

忌用软膏、糊剂、油类制剂。

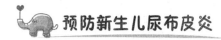

预防新生儿尿布皮炎

在新生儿的肛门附近，臀部、会阴部等处皮肤发红，有散在斑丘疹或疱疹，称为新生儿红臀，又叫尿布皮炎。

病因

尿布皮炎发生在用尿布的婴幼儿，多在新生儿期发病。轻者皮肤发红，重者出现丘疹、疱疹，或继发感染形成溃疡。婴儿尿布更换不勤或洗涤不干净，长时间接触婴儿皮肤产生刺激，加上尿布质地较硬，发生局部摩擦而引起。

症状

常局限于接触尿布的部位，如臀部凸隆部、外阴部、下腹和股内侧等，其范围与尿布遮盖部位相当，皮损初发为轻度潮红、肿胀，逐渐可出现丘疹、水疱、糜烂渗出等，病损境界清楚。根据发生于婴儿尿布区域及有不洁尿布接触史，局部呈皮炎表现，诊断一般不难。

应对措施

尿布皮炎的预防关键在于保持宝宝尿布区域的清洁和干燥，保持臀部皮肤不受尿、便的刺激和浸泡。

应选用无刺激、柔软、吸水性强的纸尿裤。使用棉布材质的尿布时要勤换勤洗，冲洗干净，避免残留肥皂等碱性物质。给宝宝洗臀部时，应用温水轻轻擦洗，然后用棉布轻轻吸干。宝宝的房间温度不宜过高，穿衣盖被不要过多，尽量减少出汗，避免湿热对皮肤的影响。尿布宜用细软白布，尿布外勿用橡胶及塑料布包裹。

贴心叮咛

新生儿及月龄较小婴儿表皮和真皮之间结构不致密，表皮角化发育不全，其臀部受尿液及积汗的刺激机会较多，皮肤容易发红，故要用心呵护！

新生儿呕吐怎么办

新生儿胃容量小，发育差，呈水平位容易发生呕吐，是新生儿时期常见症状。由于呕吐物常从口鼻同时喷出，容易窒息。所以要早诊断，及时治疗。

病因

引起新生儿呕吐的常见原因主要与新生儿的身体特点有关：新生儿食管较松弛，胃容量小，肠道蠕动的神经调节功能较差，腹腔压力较高等；胚胎时期各脏器分化和发育的异常，尤其是前、中、后肠的异常，容易造成消化道的畸形，使摄入的食物或消化道分泌物不能顺利通过肠道，逆行从口腔排出，形成呕吐；新生儿呕吐控制中枢发育不完善，容易受全身炎症或代谢障碍产生的毒素刺激引起呕吐。

症状

表现为经常有分泌物在咽部潴留，吞咽时部分乳汁进入食管，部分从鼻腔和口腔流出，部分流入呼吸道，引起新生儿肺炎。早产儿数周或数月后功能逐渐成熟，可以自行恢复，神经系统损伤引起者的预后，取决于神经系统本身的恢复。呕吐可以时轻时重，并非每次哺乳后都吐。呕吐物为奶水或奶块，不含胆汁。

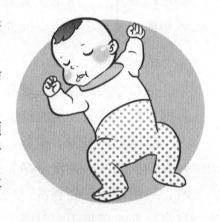

应对措施

用奶瓶喂奶时要注意橡皮奶头孔眼不要过大，防止吸奶过急；喂奶前不要让宝宝过于哭闹，不要吸吮带眼的假奶头；喂奶时要使奶瓶中的奶水充满奶头，做到这些可以防止宝宝胃内吸入过多的空气而致呕吐。此外，喂奶后不要过早地翻动宝宝，最好把宝宝竖起来，轻轻拍打背部，使他打出几个"饱嗝"后，再放回床上，这样宝宝就不容易发生呕吐了。

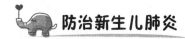 **防治新生儿肺炎**

新生婴儿在生后28天内由于多种原因而导致的肺部炎症通称为新生儿肺炎。

病因

从病因上分两大类：吸入性肺炎和感染性肺炎。

症状

轻度新生儿肺炎症状为咳嗽、气急；呼吸频率加快，小于2个月的孩子在每分钟50次以上。重症肺炎患儿咳嗽频繁，进食减少；呼吸频率增快，小于2个月的孩子在每分钟60次以上。

应对措施

不要把出汗的宝宝放到风口处凉快，也不要让宝宝快速喝冷饮等食品，这样会使宝宝敞开的汗毛孔迅速闭合，引起呼吸道感染。

宝宝虽然没有大人耐寒，但他们多处于运动状态，即使睡着了也不会安静，所以和大人穿得差不多就好了。新妈妈应根据温度变化而适当增减宝宝衣服，不要让宝宝在出汗的情况下突然到冷空气中。

尽可能避免接触呼吸道感染的病人。在疾病流行的季节应少带宝宝串门，尽量不到公共场所去，家里有人患感冒则应减少与宝宝接触。

可以让宝宝多喝温白开水，这样不但可预防感冒，更重要的是对宝宝胃肠道和肺部有益。

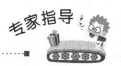
专家指导

每天将宝宝的房间通风1～2次，以保持室内空气新鲜。避免宝宝受凉，冬天洗澡时室温应升到26～28℃，水温38～40℃，以大人胳膊肘试水温为宜，洗完后用预先准备好的干燥的大毛巾包起宝宝轻轻擦干。

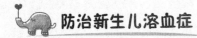

防治新生儿溶血症

因母、婴血型不合而引起的同族免疫性溶血，使胎儿在宫内或出生后发生大量红细胞破坏，出现一系列溶血性贫血、黄疸以及其他多种临床表现的疾病。

病因

Rh血型不合引起的新生儿溶血症在中国的发病率较低。通常是母亲为Rh阴性，胎儿为Rh阳性而血型不合，并引起溶血，一般第一胎不发病，而从第二胎起发病，但如果Rh阴性的母亲在第一胎前曾接受过Rh阳性的输血，则第一胎也可发病。

该病以ABO血型不合最常见，其中最多见的是母亲为O型，胎儿（或婴儿）为A型或B型。第一胎即可发病，分娩次数越多，发病率越高，且一次比一次严重。也可见于母亲为A型，胎儿（或婴儿）为B型或AB型，或母亲为B型，胎儿（或婴儿）为A型或AB型，但少见。胎儿（或婴儿）为O型者，可排除该病。

症状

严重者表现为胎儿水肿，主要发生在Rh溶血病，在胎儿期有大量红细胞破坏，患儿全身水肿、苍白、皮肤瘀斑、胸腔积液、腹水、心音低、心率快、呼吸困难、肝脾肿大。胎盘也明显水肿，胎盘重量与新生儿体重之比可达1∶（3～4），严重者可发生死胎。胎儿水肿的原因与严重贫血所致的心力衰竭、肝功能障碍所致的低蛋白血症和继发于组织缺氧的毛细血管通透性增高等因素有关。

应对措施

提早分娩可防止宫内严重贫血造成的死胎；有重症贫血、水肿，黄疸迅速加重者需换血。换血的目的是移出抗体及胆红素，防止发生胆红素脑病；纠正贫血，防止心力衰竭；一般无换血指征的患儿均可用光疗，此法简单有效。

防治新生儿硬肿症

新生儿硬肿症是我国北方地区新生儿较为常见的疾病，尤其是在冬季早产儿、出生低体重儿得这种病的最多。通常发生在生后保暖不好、喂养不足或生后一周内患病的新生儿。

病因

新生儿皮下脂肪少，保暖能力差，体表面积相对较大，皮肤较薄，血管较多，易于散热而致体温偏低。新生儿缺少使饱和脂肪酸成为不饱和脂肪酸的酶，故皮下脂肪组织中饱和脂肪酸含量较多，饱和脂肪酸溶点高，在热量不足或受寒时易发生凝固。

新生儿在缺氧、感染引起酸中毒等情况时，新生儿体内的棕色脂肪产热过程受到抑制，易出现体温不升。新生儿血液中红细胞多，当遇到寒冷等因素致皮下脂肪凝固时，血流缓慢，发生瘀滞，渗透性增加而出现水肿。

症状

最突出的表现是皮肤改变，起初皮肤发凉、发硬，不易捏起；进而皮肤肿胀，压时有凹坑儿。常见于小腿、大腿外侧皮肤，严重时脸蛋儿皮肤亦可发硬。有时从鼻子和嘴里冒出血沫，呼吸微弱，这都是病情危重的表现，要立即送医院抢救。

应对措施

预防新生儿硬肿症，首先要做好围产期保健，加强产前检查，防治妊娠高血压综合征，预防早产、出产低体重儿和产伤。其次，在冬季要做好产妇的保暖防寒工作，尤其是在寒冷地区更要引起注意。同时，鼓励早期给新生儿喂母乳，以保证足够的热量供给。另外，妈妈应学会检查出生一周内宝宝的皮下脂肪的软硬程度，以便早期发现硬肿，及时治疗。

防治新生儿斜视

刚出生的婴儿调节眼球活动的一些肌肉功能还不协调，所以绝大多数婴儿会出现斜视或两侧眼球运动不对称的情况。

病因

斜视常见的病因包括生理性、心理性、遗传性三大类。其中10%是由于眼球本身的原因，如眼球肌的异常、容纳眼球的骨和软组织的异常以及单侧眼的白内障或视网膜视神经的病变所导致的视力减退等。其余的大部分是支配眼球运动的高级中枢神经的病变。调节性内斜视被认为是由远视眼的过度调节所引起的强集合力所致。

症状

内斜视：一般俗称斗鸡眼，眼位向内偏斜。

外斜视：即眼位向外偏斜，一般可分为间歇性与持续性外斜视。

上、下斜视：即眼位向上或向下偏斜，一般较少见，上、下斜视常常并有头部歪斜的情形。

应对措施

· 给予孩子多角度的视觉刺激，尽量避免孩子长时间单一角度视物，特别是非正视的角度。

· 孩子感冒发热时注意用药，防止因身体问题导致眼肌痉挛而出现病理性斜视。

· 孩子休息时注意不要开灯。人眼有追光的本能，在闭眼休息的情况下同样存在。

· 多带孩子到户外活动，多接触大自然，多接触阳光。对于预防斜视、弱视等都有帮助。

贴心叮咛

儿童轻度的内、外隐斜视不会引起眼睛不舒服，斜度高的才有眼睛不适垂直性隐斜视有较明显的眼睛不舒服，旋转性隐斜视引起眼睛及全身不适症状很明显、隐斜视的症状也与全身健康情况、精神状态等因素有关。

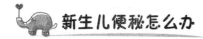
新生儿便秘怎么办

新生儿便秘是一种常见病症，指大便干硬，有时排便困难。单纯性便秘多因结肠吸收水分、电解质增多引起。

病因

新生儿吃奶少，或呕吐较多，或进食补液的新生儿都可引起暂时性的便秘。另外，新生儿的消化道肌层发育尚不完全，这样易引起便秘，可伴有吐奶。只要新生儿体重不下降，呕吐和便秘的现象都是正常的。新生儿受突然的精神刺激，或环境和生活习惯的突然改变也会引起短时间的便秘。

症状

如果宝宝排便间隔超过48小时，就可以算是便秘了。如果宝宝便秘时间较长，会出现食欲减退、腹胀甚至腹痛、头晕、睡眠不安等症状，严重的甚至会出现脱肛或肛裂出血等症状，新生宝宝出现的便秘多为功能性便秘，这常会被家长忽视，而导致病情加重。

应对措施

妈妈乳汁不足时要及时补充配方奶粉；妈妈的饮食情况直接影响着乳汁的质量，妈妈要保证饮食均衡，多吃蔬菜、水果、粗粮，多喝水或粥，汤要适量，饮食不要太过油腻；喂配方奶粉的宝宝，特别容易出现便秘，配方奶粉要按照说明冲调，不要冲调过浓；两顿喂奶间给宝宝喝些水或果汁（如橙子半个挤汁，加等量温水）；在奶中加一勺糖也有缓解便秘的功效。

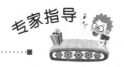
专家指导

吃母乳的宝宝，由于母乳吸收较完全，大便量较少，有的宝宝反而好几天才解一次便。所以，新生宝宝几天不大便不一定是便秘。判断新生宝宝便秘的方法是观察大便性状，如果性状正常，几天不大便也属正常。

防治新生儿腹泻

新生儿的消化功能不成熟，发育又较快，所需热量和营养物质多，一旦喂养或护理不当，就容易发生腹泻。

病因

宝宝的消化系统尚未发育成熟，神经系统调节功能也不完善，人工喂养的宝宝添加辅食过快，突然的改变超过消化道的承受能力时，会增加消化道的负担，引起消化功能紊乱而导致腹泻，也可能是气候的变化或者护理不当所引起；给新生儿喂食的奶粉过浓、奶粉不适合、奶粉中加糖、奶液过凉或过早添加米糊等淀粉类食物，都容易导致新生儿积食，从而引起宝宝腹泻。

症状

奶粉过浓所引起的腹泻，大便含泡沫，带有酸味或腐烂，有时混有消化不良的颗粒物及黏液，常伴有呕吐、哭闹。

应对措施

爸爸妈妈要特别注意宝宝的清洁卫生，经常清洗宝宝的小屁屁；患腹泻的宝宝要注意腹部保暖，可用毛巾包裹腹部或热水袋敷腹部，同时让宝宝多休息。母乳是最符合宝宝的营养需要和消化吸收的，而且母乳中含有大量可以提高宝宝免疫力的成分，宝宝出生后最初的几个月应该提倡母乳喂养；喂养时要坚持正确的喂养方法，做到按需哺乳，在夏季及宝宝有病时不宜断母乳；不要让宝宝受到不良刺激；要防止宝宝在日常生活中受到惊吓或精神过于紧张；给宝宝添衣减衣要合理，过冷过热都不行。

预防新生儿感冒

普通感冒，是最常见的急性呼吸道感染性疾病，多呈自限性，但发病率较高。由于新生儿免疫系统尚未发育成熟，所以更容易患感冒。

病因

宝宝感冒的原因大都是爸爸、妈妈以及与宝宝接触的人传染给宝宝的。由于宝宝的抵抗力差，在一般情况下，当患了感冒的妈妈、爸爸或其他人在打喷嚏、鼻子不通气、稍有发热、头痛，自己刚感觉到患感冒的时候，就已经传染给宝宝了。

症状

因感染所引起感冒的新生宝宝，精神差，情绪不佳，体温升高，不爱吃奶；另一种是宝宝的生理结构和过敏引起的鼻塞、呼吸困难，这种情况下宝宝仅仅表现鼻塞和打喷嚏，吃奶正常，精神较好，也不发热。当冷空气刺激鼻黏膜时，由于过敏可引起鼻腔黏膜肿胀，表现为鼻子不通气，鼻腔分泌物增多，流涕或鼻塞。这时宝宝呼吸不畅、吃奶不好，吃几口停下来喘口气。

应对措施

新生儿的卧室要空气流通，禁止患感冒的人接触新生儿；妈妈如果感冒了，也应当少接触新生儿，并在喂奶时戴上口罩。合理饮食是预防新生儿感冒的好办法。最好是母乳喂养，因为母乳含有对呼吸道黏膜有保护作用的多种免疫球蛋白，具有防止感冒的功效。

贴心叮咛

感冒时，宝宝吸吮奶较困难，也可将母乳挤出后用滴管或小勺喂给宝宝，以免因呼吸不畅影响进食量。要注意气候变化，冷热得当，特别是夜晚，妈妈们要注意及时为宝宝盖被子。

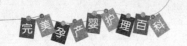

预防新生儿窒息

新生儿窒息，为胎儿娩出后1分钟，仅有心跳而无呼吸或未建立规律呼吸的缺氧状态。是出生后最常见的紧急情况，必须积极抢救和正确处理。

病因

引起新生儿窒息的母体因素有妊娠高血压综合征、急性失血、严重贫血、心脏病、急性传染病、肺结核等使母亲血液含氧量减低而影响胎儿；多胎、羊水过多使子宫过度膨胀或胎盘早期剥离、前置胎盘、胎盘功能不足等均影响胎盘间的血循环；脐带绕颈、打结或脱垂可使脐带血流中断；产程延长、产力异常、羊膜早破、头盆不称、各种手术产处理不当以及应用麻醉、镇痛、催产药物不妥等都可引起新生儿窒息。新生儿呼吸道阻塞、颅内出血、肺发育不成熟、严重的中枢神经系统、心血管系统畸形和膈疝等也可导致出生后的新生儿窒息。

症状

胎儿娩出后面部与全身皮肤青紫色或皮肤苍白，口唇暗紫；呼吸浅表，不规律或无呼吸或仅有喘息样微弱呼吸；呼吸规则或不规则；对外界刺激有反应，肌肉张力好或对外界刺激无反应，肌肉张力松弛；喉反射存在或消失。

预防应对

分娩前应做好新生儿复苏准备，急救必须及时，动作迅速、准确、轻巧，避免发生损伤；轻度窒息以保暖、清理呼吸道、吸氧为主；应加强围产期保健工作，特别对高危妊娠及高危新生儿必须加强监护，发现异常情况应及时采取措施，保证分娩时母儿健康或尽量减少发生窒息的因素，临产时慎用麻醉药或催产素等；加强胎儿监护，避免和及时纠正宫内缺氧。

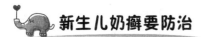

新生儿奶癣要防治

奶癣即婴儿湿疹，是婴儿期的常见问题，多在生后1～2月开始，1～2年内消失。

病因

奶癣是一种皮肤过敏现象，确切的发病机理尚不清楚，奶癣现象一般提示以下两方面的问题：①食物中存在过敏原。配方奶以牛奶为原料，人工喂养更容易发生湿疹。母乳喂养的宝宝在妈妈食用海鲜、牛奶后容易发生。②婴儿存在过敏体质。

症状

皮肤出现小米粒大小红色丘疹、表面可有小白点，婴儿可无自觉不适。严重者可出现渗出、结痂，甚至继发感染，婴儿可能有烦躁不安症状，甚至影响睡眠和进食。

应对措施

对轻度湿疹一般无须处理，注意保持皮肤清洁、干爽，避免搔抓、日晒等刺激，衣服应柔软、清洁、宽松。

如果湿疹明显，就需要在医生指导下适当使用含皮质激素的软膏，必要时内服扑尔敏、葡萄糖酸钙等抗过敏药。

护理有奶癣的宝宝：用温清水洗脸、洗澡，保持皮肤清洁；选择纯棉制品内衣；勤给宝宝修剪指甲，避免宝宝抓搔患处；室内温度不宜过高，否则会使奶癣痒感加重。

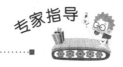

专家指导

如果宝宝是先天过敏体质，吃牛奶后更容易患奶癣。这种过敏性反应如不及时治疗或治疗不当，可使皮疹反复发作，即使成年后只要进食如鱼、虾一类的异体蛋白质食物就会复发，还可能引起哮喘或其他较严重的过敏疾病。

新生儿脱皮不是病

新生儿皮肤最外面的一层叫表皮的角化层，由于发育不完善，因此很薄，容易脱落。

病因

皮肤里面的一层叫真皮，表皮和真皮之间有基底膜相联系。新生儿基底膜不够发达，细嫩松软，使表皮和真皮联结不紧密，表皮脱落机会就更多。何况新生儿出生前是处在温暖的羊水中，出生后受寒冷和干燥空气的刺激，皮肤收缩，也容易脱皮。

症状

几乎所有的新生儿都会有脱皮的现象，不论是轻微的皮屑，或是像蛇一样的脱皮。在给宝宝洗澡或换衣服的时候，常会发现有薄而软的白色小片皮屑脱落，特别多见于手指及脚趾部位。家长会担心孩子得了皮肤病，其实这是正常现象。

应对措施

对新生儿脱皮，不必感到惊慌，只要宝宝饮食、睡眠都没问题就是正常现象。家长只要注意对新生儿皮肤的清洁护理，避免外来的感染和损伤就可以了，无须特别采取保护措施或强行将脱皮撕下。

可以在皮肤上涂些润滑油，以保持皮肤湿润，这是因为宝宝皮肤干燥，蜕皮后皮肤会出现小裂口，存在感染的可能。

如果蜕皮合并红肿或水疱等其他症状，则需要就诊。

贴心叮咛

在护肤品选择方面，尽量避免挑选香味浓郁和有鲜艳颜色的。如果家长就是过敏体质，给宝宝挑选化妆品则更应谨慎，可以先在宝宝身上选择一小块皮肤来试用几天，没有过敏现象后再大面积使用。

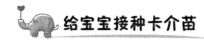 **给宝宝接种卡介苗**

卡介苗接种的主要对象是新生婴幼儿，接种后可预防发生儿童结核病，特别是能防止那些严重类型的结核病，如结核性脑膜炎。

接种作用

当孩子呱呱落地来到人间后，就可接种卡介苗，以预防结核病。结核病旧称"痨病"，是一种严重危害人体健康的疾病。所以给新生婴儿接种卡介苗就显得格外重要。

注意事宜

卡介苗是每一个健康的新生儿必须接种的疫苗，一般在胎儿出生后24小时内进行接种。在此期间给新生儿洗澡时应当注意，避免将洗澡水弄湿注射部位的皮肤。为此洗澡时可用干净的手帕或消毒纱布将上臂包扎起来，不要经常用手触摸以保持局部清洁，避免细菌感染；爸爸妈妈也不要自行把脓液挤出或涂消炎药水。

反应状况

接种后2～3天仅可见在接种部位有小红点样的针眼，几天后消退，皮肤恢复正常。新生儿快满月时才会出现反应，接种部位出现红肿并形成肿块，肿块的中央逐渐变软，形成小脓包。当小脓包自行破溃后可渗出黄白色的脓液，此时局部形成溃疡并结痂，还可再流脓，这样反复多次，最后经过2～3个月痂皮会脱落，形成一颗永久性的略凹陷的圆形疤痕，这是接种卡介苗的正常反应过程。

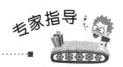
专家指导

如果新生儿出生体重不满2.5千克、早产儿、出生时有严重窒息、有吸入性肺炎、发热、腹泻、严重皮肤病以及对预防接种有过敏反应的宝宝暂时不能接种卡介苗，待身体恢复后才可接种。

给宝宝接种乙肝疫苗

新生儿成功接种乙肝疫苗就能够有效预防乙肝感染，因此，新生儿需要接种乙肝疫苗。

接种作用

由于新生儿的免疫功能尚未成熟，肝细胞的分化代谢处于幼稚阶段，乙肝病毒的脱氧核糖核酸就能整合到肝细胞染色体基因中，整合后的含病毒肝细胞非但不受细胞和体液免疫的攻击，而且能继续增殖形成克隆，情况十分严重。乙肝疫苗是预防乙肝的有效制剂，是阻断母婴传播的最佳措施。我国乙型肝炎

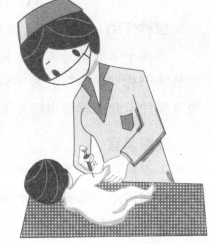

接种的关键人群是新生儿，所有的新生儿都有被乙型肝炎病毒感染的可能，所以新生儿必须接种乙肝疫苗。

注意事宜

在新生宝宝出生2天内（48小时）注射第1针；满1个月时注射第2针；满6个月时注射第3针。这3针打完后，有效预防时间在5年左右。宝宝长到5周岁，仍按上述方法再打3针。接种乙肝疫苗前一定要检查乙型肝炎病毒表面抗原、表面抗体和核心抗体，化验结果阴性者才可以注射。2岁以内的小儿如没有密切接触史，可以不用化验，直接注射乙肝疫苗。

反应状况

新生儿接种乙肝疫苗后常见的不良反应一般是轻度的红、肿、热、痛的炎症反应；有的宝宝可能会出现不同程度的发热，还伴有恶心、食欲不振、精神不好、腹痛、腹泻等不良反应，但是一般在24小时内会自动消退，最多不超过3天，如果发热特别严重可给宝宝服用退热药。

Part 5

2～12月宝宝的养护

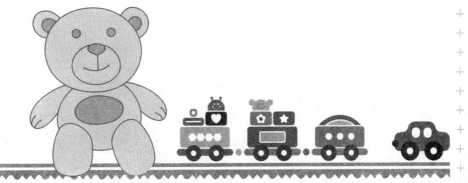

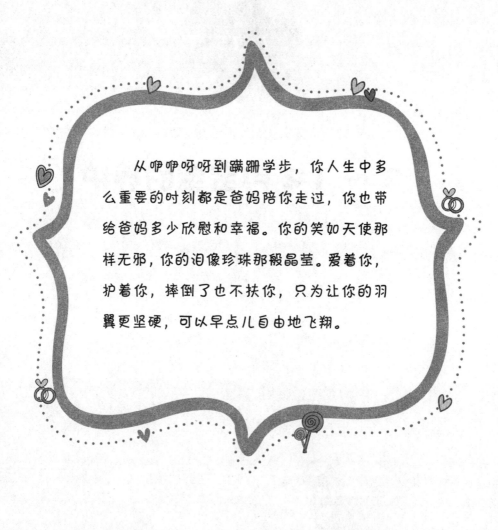

从咿咿呀呀到蹒跚学步，你人生中多么重要的时刻都是爸妈陪你走过，你也带给爸妈多少欣慰和幸福。你的笑如天使那样无邪，你的泪像珍珠那般晶莹。爱着你，护着你，摔倒了也不扶你，只为让你的羽翼更坚硬，可以早点儿自由地飞翔。

2个月：轻轻一逗咯咯笑

小宝贝已经不是那个永远睡不醒的小懒虫了，趁着宝宝不睡觉的时候多和宝宝交流一下感情，他可是会笑得很甜呢。经常给宝宝清洁，宝宝可不喜欢自己老是臭臭的，宝宝也很爱干净的哦！

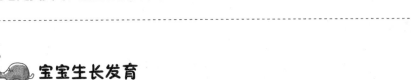

宝宝生长发育

男宝宝身高平均为58.7厘米左右，体重平均为5.68千克左右，头围平均为38.9厘米左右；女宝宝身高平均为57.4厘米左右，体重平均为5.21千克左右，头围平均为38.0厘米左右。宝宝在这个月时颅骨缝囟门是开放的，由于受睡觉姿势的影响，头很容易变形。宝宝现在非常可爱，小脸圆鼓鼓，皮肤粉嫩嫩。

宝宝智能发育

1个多月左右的宝宝已经有视觉、听觉、味觉及嗅觉，也有痛觉和触觉，能够感受到温度的差异。听到响的声音，四肢会转动，看到明亮的光线会两眼紧闭，轻触他的口唇，他会有觅食的动作，闻到奶香味，他的头会下意识地向乳房方向靠。由于宝宝还不会调整自己的情绪，在此期间爸爸妈妈能做的首要事情就是在你们和宝宝之间创造一种充满信任和爱意的情感联系。简单地讲，宝宝并不需要全方位的刺激，他只需你将他安顿舒适，提供一个令他感到安全的环境就可以了。因此，当他需要抚慰时，就抚慰他；当他哭闹时，就抱起他；当他饿了时，就喂饱他。记住，宝宝的大脑皮质发育还不完善，不要期望太多。

宝宝应按需喂养

喂养宝宝的方式是否科学，直接影响着宝宝的健康成长。因此，众多儿科专家提出非限制性喂奶法，即按需喂养法，针对小宝宝的生理特点，每当宝宝啼哭或母亲觉得应该喂奶时，就给宝宝喂奶，而不是硬性规定隔几小时必须喂奶。按需喂养不仅能随时为宝宝补充营养，促进宝宝身体发育，还能让妈妈的乳汁分泌得更多。按需喂养才能真正满足宝宝的需求。

宝宝需要的奶量

按照一般的标准，出生时体重为3~3.5千克的宝宝，在1~2个月期间，每天以吃600~800毫升的牛奶为宜，每天分7次吃，每次100~200毫升，如果吃6次，每次吃140毫升，不要喂得太多，奶量按体重逐渐增加。

2个月宝宝的喂奶

1个月宝宝是睡宝宝，2个月宝宝是吃宝宝，所以这个月的宝宝要比上个月能吃，而且这个时候应该是按需喂养。一天可以分6~7次，每次间隔3~4小时，每次80~100毫升左右。如果宝宝晚上睡着后，一般无须叫醒宝宝喂奶，以免影响宝宝的睡眠质量。

混合喂养的最佳方案

母乳不足或不能按时给宝宝哺乳时，采用母乳喂养的同时也使用代乳品来喂养婴儿，每日需加2次或2次以上的其他代乳品哺喂宝宝，为混合喂养。混合喂养虽不如母乳喂养好，但在一定程度上能保证母亲的乳房按时受到婴儿吸吮的刺激，从而维持乳汁的正常分泌。

宝宝喂养有讲究

2个月的宝宝主要喂母乳或配方奶粉，建议按需喂哺。如果母乳不足的话，可以采用混合喂养的方式。

纯母乳喂养的宝宝，在4个月以前，一般是不需要另外加水的，但人工喂养的宝宝则需要在两次哺乳之间喂一次水。

宝宝从出生后第1～3个月开始就应该酌情添加鱼肝油以促进钙、磷的吸收。剂型、药量和服药期限必须在医生指导下进行，否则摄入过量会引起中毒症状。

宝宝打嗝怎么办

· 如果宝宝因吃奶后腹部胀气，放下平躺时会打嗝。这是因为奶瓶开口小，婴儿在吸奶的时候，因用力吸而吞入太多的空气，造成了胀气现象，因此家长可以在宝宝喝完奶之后，多抱一会儿，轻轻拍宝宝背部，或是轻柔按摩腹部来帮助排气，可以预防宝宝打嗝及溢奶。

· 试着少量多餐的喂食法，或喂食后抱起宝宝拍背以加强排气。

· 喂一点温开水或以有趣的活动来转移婴儿的注意力，也可以改善宝宝打嗝症状。

· 如果宝宝频繁地打嗝，同时伴有食欲变差、体重减轻或频繁呕吐，就应该带宝宝到医院做详细检查。

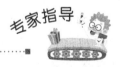

专家指导

在喂食中随时留意乳头或奶嘴的深度及角度是否正确，如果使用奶瓶喂养，可以观察奶嘴是否充满奶水，一旦奶嘴出现弯折，宝宝就会因吸吮不到奶水而过度用力，反而容易吸入过多空气。

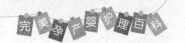

让宝宝止哭的妙招

宝宝哭了怎么办?

褪褓法

褪褓包裹宝宝也有技巧,不要把宝宝全身垂直包住,包成"蜡烛包"。应该尽量把宝宝的手臂裹紧,而把腿放松,否则会影响宝宝髋部发育。

侧卧法

安抚宝宝时,不要让宝宝的脸对着妈妈的胸口,闻到母乳的味道会让他更容易哭闹。正确的方法是让他脸朝外,侧卧,让宝宝回到在母体中时的姿势。

摇晃法

有节奏地晃动对新生宝宝非常管用,会让宝宝感觉非常舒服和放松。

吮吸法

要提醒年轻妈妈的是,给孩子吮吸奶嘴时,不要把奶嘴挂在宝宝脖子上,以免伤到宝宝,也不要在奶嘴上蘸糖。

宝宝吐奶怎么办

宝宝吐奶时,妈妈可以这么做。

·上身保持抬高的姿势。在让孩子躺下时,最好将浴巾垫在孩子身体下面并要保持上身抬高。如果孩子躺着时发生吐奶,可以把孩子脸侧向一边。

·吐奶后,要多注意观察孩子的状况。在孩子躺着时要把孩子头部垫高,或者索性把孩子竖着抱起来。吐奶后,孩子的脸色可能会不好,但只要稍后能恢复过来就没有问题。

·孩子吐奶后,最好在吐后30分钟左右用勺先一点点地试着给孩子喂些白开水。

宝宝厌奶巧应对

给予宝宝关爱与鼓励，让宝宝拥有最好的进食心情。爸爸妈妈必须保持轻松愉快的心情，因为宝宝会感受到喂食者紧绷的情绪，而影响其食欲。大多数的宝宝在一个安静、较不会被干扰的环境比较容易专心吃奶。

贴心叮咛

从出生开始，宝宝每天喝的都是同一种食物，就会产生厌恶喝奶的情况，这是宝宝在提醒爸妈，该给他吃些不同的东西了。适时给宝宝流质食物，便会逐渐恢复胃口，如果宝宝活动力佳、精神也好，爸妈不用太担心。

乳头错觉怎么办

在宝宝不是特别饿时或未哭闹前，进行母乳喂养。对于触及乳头即哭闹的宝宝，请先挤出少许乳汁至宝宝口中，使宝宝闭嘴吸吮，或用小匙将少许乳汁顺乳晕向乳头流入宝宝口中，诱发他吞咽反射使吸吮成功。只要妈妈对宝宝有爱心、耐心，乳头错觉很快就会纠正了。

宝宝喝水有讲究

别等口渴了才喝水，在夏天爸爸妈妈要随时给宝宝喝水，随时补充水分。睡前不宜多饮水，宝宝在睡前喝较多的水，会影响夜间休息，还有不少宝宝会因此而遗尿。

早晨起床时喝水有助健康，宝宝早晨起床先喝一些水，可以补充一夜所消耗的水分，降低血液黏稠度，促进血液循环，维持体液的正常水平。

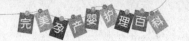 **培养排便好习惯**

新生儿大小便次数多，无须培养排便习惯。2～3个时可观察宝宝排尿和排便规律，从4个月左右就可以开始用固定的"嘘嘘"声刺激排尿，建立条件反射，养成听音排尿或排便的好习惯。

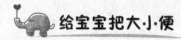 **给宝宝把大小便**

把便的姿势要正确，将宝宝抱在怀里，使宝宝的头和背部靠在妈妈身上，妈妈的身体不要挺直；把便时间不宜过长，给宝宝一个信号，使宝宝明白"信号"与排便的关系，建立起条件反射。

给宝宝清洁五官

给宝宝清洁五官有讲究，妈妈要好好学。

面部清洁
早晨，在哺喂之前用温水洗脸，然后用柔软的毛巾擦干。

眼睛的清洁
眼睫毛如果有分泌物粘连时可用清洁的脱脂棉在温开水中浸湿后，在眼上敷一会儿，然后轻轻地从眼内侧向眼外侧擦洗。

鼻腔卫生
鼻腔内的黏性分泌物结成硬痂，致使呼吸不畅，可用药棉浸一些清洁的植物油滴入鼻腔，待硬痂软化后，再用棉棍轻轻地卷出。

耳朵的保护
要防止耳内进水。若有泪水或洗脸水流入耳朵时，要及时擦干，以免引起外耳道炎症。

口腔保护
婴儿的口腔黏膜十分娇嫩，因此，除患口腔疾病外，正常婴儿的口腔不要随便擦洗。

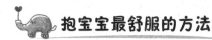 **抱宝宝最舒服的方法**

抱的时候，一定要保护好宝宝的脖子和腰。用一只手托住宝宝的头、脖子、背，另一只手托住宝宝的小屁股和腿。或者将宝宝的头放在左臂弯里，肘部护着宝宝的头，手臂托住他的腰、背部，用右胳膊护着宝宝的腿部。最好让宝宝的头贴着你的左胸。让宝宝听到熟悉的心跳声，会令他有安全感。

听懂宝宝的哭声

哭是宝宝们表达需求最主要的方式。平缓而持续的哭声常表示宝宝饿了或渴了；爆发高而尖的哭声常表示宝宝不舒服了；夜间啼哭、睡眠不宁，而白天正常，可能是因为白天生活睡眠不规则，或衣被过厚等护理不当引起的。大小便刺激引起的啼哭，一般哭声并不强烈，换尿布后哭声也就会停止。

可抱宝宝到户外

适当的户外活动可让宝宝开阔眼界，心情愉快；能增进食欲，晚上睡眠也会很好；还可增进皮肤和鼻黏膜的功能，促进大脑皮层形成条件反射以改善体温调节能力，增强适应外界的能力和对疾病的抵抗力，可预防感冒的发生；宝宝在户外，看到更多的人和物，在观察与交流中可促进智力发育。

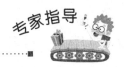

专家指导

户外活动时不能晒宝宝的眼睛，也不要暴晒，过多地晒太阳也是皮肤癌的诱因之一。而且宝宝的皮肤很嫩，晒得太厉害有可能引起不适，所以最好在树荫下晒，折射和反射的紫外线也能起到生成维生素 D 的作用，但不会过于强烈。

什么在响：听力训练

宝宝吃奶时，放一些悦耳的轻音乐给宝宝听，吃完奶后，新妈妈可以把孩子抱起来，一边轻轻拍，一边唱一些优美的歌曲或念一些短小的儿歌。

在宝宝周围远近不同的地方，人为地发出一些声音，如拨浪鼓声、钥匙声、小铃声、口哨声等，刺激宝宝对不同的声源做出反应。

周围是谁呀：转头训练

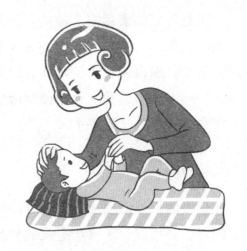

一般1～3个月的宝宝，在听见说话声音时会转过头；哭闹时听见声音会暂停下来。4～6个月时已具有视听协调能力，听到声音能很快转动头去寻找声源。

听觉训练

敲打能发出各种不同声音的物体，如敲打杯子、木块、铁筒等，使宝宝对不同质地的物体发出的声音产生兴趣。

听声音转头

新妈妈将宝宝抱坐，距宝宝一侧耳边15厘米处听各种声音练习，如音乐、拍手、小铃铛、钟等，引导宝宝转头找声源，再把有声音的物品放到宝宝的另一侧耳边，训练宝宝转头找到声音。

俯卧抬头

宝宝取俯卧位平放在床上，训练时新妈妈可配合铃声，鼓励宝宝跟着铃声抬头，此时婴儿不仅能抬起头部观察带响的棒铃，而且下颌也能短时间离开床面，双肩也随着抬了起来。每天可以练习2～3次，通过训练可以增强颈部的力量，也可以开阔眼界，丰富视觉范围。

妈妈在说什么：练习发音

2个月的宝宝对说话时的情绪表现似乎有所反应，如果妈妈爸爸用严厉怒斥的语气和宝宝说话，宝宝会哭；用和蔼亲切的语气和宝宝说话，宝宝会笑，四肢还会愉快地舞动，露出欢快的神情。两三个月是宝宝简单发音阶段。

新妈妈用亲切和温柔的语音对宝宝说话，让孩子看着大人的口型，一个音一个音地发出a、o、e等母音。练一段时间后，应停下来逗宝宝玩，引他笑，而后还可以从头再练一会儿发音。

看这里，看那里：追视锻炼

在小儿清醒时，让宝宝仰卧在小床上，新妈妈可离宝宝15厘米拿着红色毛巾慢慢抖动，使毛巾进入婴儿的视线，然后慢慢左右移动，让宝宝学习追视。如果婴儿视线中断，可重新开始。

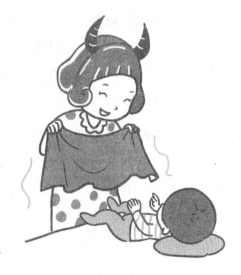

另外，新妈妈还可手拿彩球、哗呤棒等玩具让宝宝学习追视。新妈妈先在宝宝面前能看到玩具处摇几下，然后慢慢地向左或右移动，使宝宝的视线能跟踪眼前移动的玩具。宝宝对母亲的声音是最敏感的，新妈妈可用语言吸引宝宝注意玩具。

除了用玩具让宝宝学习追视外，新妈妈还可以用自己的脸引起宝宝的注视，新妈妈把脸一会儿移向左，一会儿移向右，宝宝会用眼睛追随着妈妈脸的方向。他不但会左右转脸追视，还可仰起脸向上方追视，甚至还能做环形追视，而且颈部也随着活动。

宝宝刚出生时，两只眼睛还不能完全集中在一个物体上，"视觉集中"是认识世界的开端，这些训练有助于这一能力的发展。

对宝宝做视听刺激

给宝宝两块积木，一手拿一块，相互撞击，发出声响，可以有效地刺激听觉。开始时爸妈可以扶着宝宝的双手，教宝宝撞击。

拿一个"滴答、滴答"响的钟表靠近宝宝的耳朵，让宝宝听秒针跳动的声音。在刺激听觉的同时，还可以提高宝宝的注意力。

从宝宝一出生，爸妈就必须常常与宝宝说话，让他从小就接触"有声音"的环境，对于宝宝的语言发展有相当大的帮助。

2个月宝宝智能测评

大动作测评

让宝宝俯卧，双手放在头两侧，家长在前用玩具逗引。

达标：可自行抬头离开床面，面部与床呈45°，并可注视自己的手臂5秒钟以上。

认知能力测评

宝宝仰卧，家长在距宝宝眼前11～20厘米处摇动一直径约1厘米的红球，引起宝宝注意，然后慢慢将球移向宝宝头的一侧，再由一侧移向另一侧。

达标：眼睛或头会随红球转动超过9°。

语言能力测评

面对面逗引宝宝，表情要丰富，语言要亲切。

达标：会发a、o、i等音。

情绪与社会行为测评

两种测评法：一种是用玩具或语言逗引宝宝，观察宝宝表现；另一种是让宝宝平静地仰卧，家长不要逗引，观察宝宝的表现。

达标：能发出"咯咯"的笑声；见人能自动微笑、发声或挥手蹬脚、表现出快乐的神情。

3个月：咿咿呀呀学说话

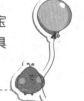

听！刚才是宝宝说话了吗，他在说什么，他会喊妈妈了吗？别着急，宝宝才刚开始发音而已。为了练习说话，宝宝流了好多口水呢！送给宝宝的小玩具准备好了吗，宝宝可是想玩了呢！

宝宝生长发育

男宝宝身高平均为62.0厘米左右，体重平均为6.70千克左右，头围平均为40.5厘米左右；女宝宝身高平均为60.6厘米左右，体重平均为6.13千克左右，头围平均为39.5厘米左右。宝宝的后囟门开始闭合。在宝宝后囟门闭合前，要防止坚硬物体碰撞，但可以用水轻轻地洗。

3个月时宝宝的睡眠时间比上个月要短些，一般在18小时左右，白天孩子一般睡3～4次，每次睡1.5～2小时，夜晚睡10～12小时。白天睡醒一觉后可以持续活动1.5～2小时。

宝宝智能发育

3个月的宝宝发育又前进了很多。在语言方面，跟宝宝说话，宝宝会笑，而且会发a、o，这不是真正的叫，但是却能发音；在社会交往方面，宝宝看到妈妈，会笑脸迎人，这也是宝宝自我意识的第一个发展。宝宝的头能够随自己的意愿转来转去，眼睛随着头的转动而左顾右盼。还经常把手放在眼前，两只手相互抓，或有滋有味地看自己的手。这个动作是这个月龄孩子动作发育的标志。

继续进行母乳喂养

宝宝在3个月时，生长发育迅速，食量增加，是脑细胞发育的第二个高峰期，也是身体生长发育的高峰期，在此时不但要注意宝宝喂奶量的多少，还要注意母乳的质量，新妈妈可在此时加强饮食营养，以提高母乳的质量。

夜间不宜频繁喂奶

随着宝宝月龄的增加，宝宝会形成定时定量进食的习惯，身体也具备了一定的储存食物的能力，夜间睡眠时间加长，只要白天的饮食正常，夜间可以逐渐减少喂哺的次数以免影响睡眠。

宝宝夜间喂奶频繁可能和依恋母乳有关。另外，如果宝宝睡觉时一有动静，妈妈就用喂哺来安抚宝宝，很容易让宝宝形成夜间频繁醒来喝奶的习惯。宝宝夜奶次数过多不但影响睡眠质量，还会影响口腔卫生，出牙后容易出现龋齿。这一时期宝宝要逐渐减少夜间喂奶的次数，如一夜喝3次，可慢慢减少为2次、1次。

醒了可给宝宝喝点水，再哄入睡。留恋母乳的宝宝可以试着和妈妈分开睡。刚减夜间喂奶时宝宝由于不适应，哭闹会比较厉害，只要经过一段时间就会好的，妈妈要下定决心，不能因为宝宝哭闹而前功尽弃。

增加泌乳量的方法

新妈妈的身体康复、母乳的质和量与合理的膳食、充足的营养有很大关系。

每日膳食标准为：主食150克，动物类食品（鱼、肉、内脏等）400克，蛋类150克，牛奶250～500毫升，豆类品50～100克，蔬菜450克，水果100克，烹调用植物油20～30克，食糖20克。每日三餐两点，多喝汤，可制订食谱供选择。同时这种营养配方可促进食欲增加，有助睡眠质量的提高，使母乳量充足。

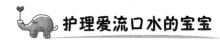 **护理爱流口水的宝宝**

不要用较粗糙的手帕或毛巾在宝宝的嘴边擦抹，容易损伤皮肤。要用非常柔软的手帕或餐巾纸一点点蘸去流在嘴巴外面的口水，让口周保持干燥。尽量避免用含香精的湿纸巾帮宝宝擦拭脸部，以免刺激皮肤。为防止口水将颈前、胸上部衣服弄湿，可以给宝宝挂个柔软、略厚、全棉、吸水性较强布料的小围嘴。

 小心宝宝被宠物伤害

禁止宠物与宝宝一起睡觉，在宝宝的摇篮上加个网罩用以保护；动物食用的碗盘应该保持十分干净，防止宝宝用手摸触；将鱼缸、鸟笼、松鼠笼及该类物品放置在宝宝摸不到的地方。不要让宝宝喂食宠物。为了安全起见，更不可留下宝宝与宠物单独在一起。

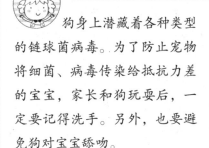

狗身上潜藏着各种类型的链球菌病毒。为了防止宠物将细菌、病毒传染给抵抗力差的宝宝，家长和狗玩耍后，一定要记得洗手。另外，也要避免狗对宝宝舔吻。

 防止宝宝被蚊虫叮咬

注意室内清洁卫生，不留卫生死角，不给蚊虫以藏身繁衍的场所；要勤开窗通风，开窗时要用纱窗做屏障，防止蚊虫飞入。

夜间宝宝睡觉时，可以给宝宝的小床配上一盏透气性较好的蚊帐。睡觉前沐浴时可以在浴盆里滴上适量花露水，使宝宝洗澡后肌肤上留有花露水的味道，对驱散蚊虫也有一定功效。

外出尽量给宝宝穿长袖衣服，出门前可给宝宝全身涂抹些驱蚊剂。不要在河边、湖边、溪边等靠近水源的地方宿营；尽量避免在草丛中行走。

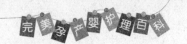 **男宝宝的臀部护理**

新妈妈要注意护理男宝宝的臀部。

解开尿布

让宝宝平躺在床上，解开纸尿裤的搭扣，男宝宝常常在此时开始撒尿，因此解开纸尿裤后仍将尿布的前半片停留在阴茎处几秒钟，等他尿完。

擦拭

妈妈站在宝宝身体右侧，先用左手抓住两只脚踝向上拉起，一只手指夹在宝宝两踝之间，再用右手翻开尿裤，用相对洁净的纸尿裤内面，擦去肛门周围残余的粪便，将纸尿裤前后两片折叠，暂时垫在小屁屁的下面。放下宝宝两脚，用专门的湿巾纸或温湿毛巾擦洗屁屁。

清洗

先擦洗小肚皮，直到脐部。再清洁大腿根部和外生殖器，由里往外顺着擦拭。用干净的湿巾清洁睾丸，包括阴茎下面，那里可能有尿渍或便渍。清洁阴茎时，要顺着离开宝宝身体的方向擦拭，不要把包皮往上推。洗完前部，再举起宝宝的双腿，清洁肛门及屁股后部。

护理

妈妈擦干双手，用纸巾抹干宝宝的小屁屁，涂上润肤露。

呵护女宝宝的小·屁屁

女宝宝擦拭肛门及屁股的方法也和男宝宝一样。妈妈提起双腿，露出肛门，用蘸湿的棉花或者柔湿巾擦拭，一定要从前向后擦，擦一遍换一块，直至擦干净。

女宝宝大便后一定要用清水清洗，清洗的时候最好用流动水，从前向后冲洗。如果女宝宝洗盆浴，毛巾和盆一定要专用，还要注意定期消毒。

清洗后给宝宝抹上护臀霜，再戴上干净的尿布。

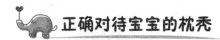 **正确对待宝宝的枕秃**

宝宝大部分时间都躺在床上，脑袋跟枕头接触的地方容易发热出汗，导致头部皮肤发痒，宝宝还不会用手抓，也无法用言语表达自己的不舒服时，通常会通过左右摇晃头部的动作，来解决自己后脑勺发痒的问题。由于经常性摩擦，宝宝枕部头发就会被磨掉，变成枕秃。

所以，妈妈们要加强护理，给宝宝选择透气、高度适中、柔软适中的枕头，随时关注宝宝的枕部，发现有潮气，要及时更换枕头，以保证宝宝头部的干爽。

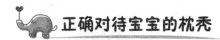 **小心预防佝偻病**

维生素D缺乏是导致婴幼儿佝偻病的常见原因，维生素D缺乏性佝偻病主要是因为日晒不足和喂养方式不当引起的，所以预防维生素D缺乏性佝偻病在保证充足日晒同时，还要从膳食入手合理调养。

母乳喂养预防佝偻病。胎儿出生后应尽早（生后半小时内）开奶，吸吮乳房越频繁，乳汁分泌越多。母乳中维生素D含量虽低，但比牛奶高，其中的钙磷比例（约2∶1）利于婴儿吸收。新妈妈要注意饮食营养，摄入足量维生素D，通过母乳供给宝宝。

宝宝4个月后，可以通过添加辅食预防佝偻病。若能及时添加辅食使小儿养成进食习惯，则既能补充日光照射的不足，又有利于减少小儿的药物服用量。

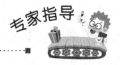 专家指导

晒太阳是预防宝宝佝偻病最方便、经济、安全有效的方法。因为紫外线照射在皮肤上，可使皮肤产生维生素D，是人体内维生素D的主要来源。宝宝满月后，在正常天气下，每日晒太阳2小时左右就可以满足维生素D的需要。

给宝宝喂药须注意

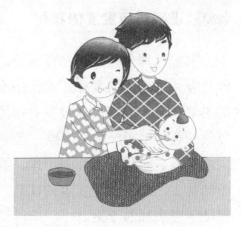

　　喂药工具勿伸入宝宝口腔太深的部位。调和药物的开水要使用温凉的，热水会破坏药物的成分。保持喂药环境的安静。如不要求饭后服用的药物，最好让宝宝在吃奶之前吃药，因为宝宝在饥饿状态下，会自然张口吸吮。宝宝不肯张口，不要硬灌药，以免日后抗拒吃药。喂宝宝服用悬浮液时，不要掺水，应等宝宝服下药物之后，再给他喝下与药物等量的水（服用1毫升悬浮液，就喝1毫升白开水）。宝宝服用药物的效用以30分钟为准，如果在30分钟以内大量呕吐，就要再补服一剂。

宝宝的免疫力很重要

　　在宝宝的成长过程中，免疫力是很重要的一个问题，家长们都知道免疫力对孩子的健康很有帮助，它能让宝宝避免疾病的侵扰。

　　为了提高宝宝的免疫力，可让宝宝在室内或室外做适量的运动。睡眠也可提高宝宝的免疫力，所以宝宝的睡眠量也很重要。宝宝的饮食一定要搭配合理，平时可适当吃一些瓜果蔬菜。

给宝宝抚触按摩

　　一般不要在宝宝刚吃完奶去做。在两顿奶之间，宝宝不饥不饱的时候，情绪比较好时做抚触按摩会比较好一些。在做宝宝抚触的时候，妈妈要注意，把指甲剪好。另外，不要戴戒指、手链，一些首饰可能会擦伤孩子。然后把手洗干净、擦干，做的时候，一定要在手上涂一点润肤油，这样增进手和宝宝皮肤之间的润滑度，不至于划伤孩子的皮肤。可以经常跟孩子说话，做面部表情的交流。

护理好宝宝的皮肤

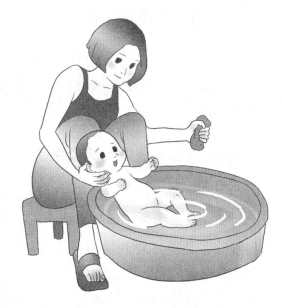

宝宝皮肤发育不完全，平衡酸碱的能力差，保护好宝宝皮肤表面的酸性保护膜很重要。在给宝宝洗澡时，要用纯净温和的婴儿沐浴露和婴儿香皂，在彻底清洁的同时，给宝宝肌肤留下天然的保护膜，不仅可以保持宝宝皮肤滋润嫩滑，也可以有效抵御细菌。另外，宝宝皮肤的真皮及纤维组织很薄、很敏感，而且抵抗干燥环境的能力较差。要给宝宝使用温和的、低敏感的保湿乳液，保持宝宝皮肤的水分平衡。给宝宝涂抹乳液时，要特别注意皮肤褶皱的地方，如颈部、腋下、肘部、腹股沟处。

宝宝不宜戴手套

给宝宝戴手套，看上去是在保护宝宝不被抓伤，其实，这种做法会影响宝宝的生长发育。

戴上手套后直接束缚了宝宝的双手，使手指活动受到限制，不能直接触摸周围的物体，不利于宝宝手指和触觉的发育。而且，如果手套面料和制作比较粗糙，还会影响手部的皮肤和手指局部的血液循环。

另外，宝宝的两只手在抓拿物品的过程中，很可能将手套上的线头拉脱下来，如果线头碰巧缠绕到手腕或手指上，越缠越紧，就会压迫血管，引起远端血液流动不畅，影响局部血液循环，导致手或手指渐渐肿胀，甚至发生坏死。而宝宝的神经系统发育不完全，对痛觉不敏感，所以尽管线头将手或手指勒得很紧，但宝宝不觉得十分痛，这个问题也就容易被家长忽视了。

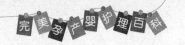

宝宝不宜用毛毯

毛毯上的细小纤维可能会飞进宝宝的嘴里、眼里，引起呼吸不畅和迷眼。宝宝的肌肤娇嫩，对于皮肤敏感的宝宝来说，毛毯会引起宝宝皮肤过敏，爸爸妈妈们最好给宝宝选择纯棉的被子盖。

给宝宝请保姆的要点

保姆在喂养、护理、早期教育所起的作用不亚于妈妈，保姆自身的文化素质决定了她能否较快地学会科学育儿知识，能否开展早教。因此，必须注意到她的身体健康、文化素质、良好的卫生习惯和品德。保姆应具备的条件是：

·身体健康。结核、肝炎、皮肤病均会传给宝宝，所以请保姆一定先做体检。

·受过正规培训的保姆，或者经过宝宝的父母指导后能适应工作的人。

·热爱小孩子，性情温柔，同小孩说话时有笑容。

·给宝宝换尿布不嫌烦，哭闹时会安慰他，耐心、细心照料孩子并积极学习科学育儿知识。

·讲究卫生，无不良生活方式。

宝宝的家长对保姆应平等相待，给予充分的信任和关心，耐心教会她如何喂养、护理和教育宝宝，详细规定一日生活制度，使保姆有章可循。但是，应当注意，把宝宝托给别人照管时，一定要经常亲近宝宝，以免宝宝把别人当作"母亲"。

贴心叮咛

养育宝宝是一门高深的学问。一个性格开朗乐观的人，会影响宝宝的一生。试想一下，如果照顾宝宝的是一个沉默寡言的人，孩子整天面对着一张冷冰冰的脸，看不见笑容，得不到正常的声音刺激，那么，他的语言和个性发展将会是什么样子呢？

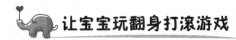 **让宝宝玩翻身打滚游戏**

训练宝宝大动作的灵活性以及视听觉与头、颈、躯体、四肢肌肉活动的协调是宝宝的基本动作，也是大脑、五官与全身动作协调的关键，它对一个人一生的学习、工作能力都是非常关键的。

训练时可让宝宝仰卧，用一件新的有声有色的玩具吸引宝宝的注意力，引导宝宝从仰卧变成侧卧、俯卧，再从俯卧转成仰卧。玩时要注意安全，最好在干净的地板上或在户外地上铺席子和被褥，让宝宝练习翻身打滚。

 加大俯卧抬头训练

3个月的宝宝大多数已能将头和前胸抬得很稳，而且能坚持较长时间。

俯卧抬头训练时，妈妈先让宝宝俯卧在稍有硬度的床上，防止物品堵住鼻子，影响呼吸，再帮助宝宝将两手臂朝前放，不要压在身下。训练的床面要平坦、舒适且有一定的硬度。

爸爸妈妈可抚摸宝宝背部，用玩具吸引等方法鼓励其抬头。最好拿色彩鲜艳、有响声的玩具在前面逗引，使宝宝努力抬头；也可慢慢地将玩具从宝宝的眼前移动到头部的两侧，让宝宝的头随着玩具的方向转。

这个方法不仅锻炼了宝宝俯卧抬头的持久力，而且也锻炼了宝宝颈部转动的灵活性。

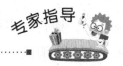
专家指导

训练时间可以根据宝宝的能力灵活安排。开始时，只练10～30秒钟，逐渐延长时间。不要让宝宝感到疲劳，每天2～3次即可。以后可根据宝宝的实际情况，逐步增加训练次数。训练要在婴儿空腹时进行。

为宝宝选择玩具

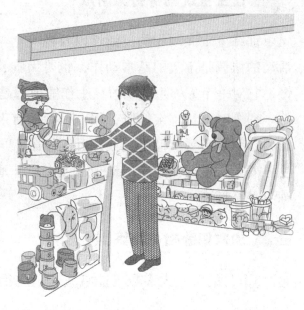

3个月宝宝眼睛调节功能增强，能看清较远和较近的物体；耳朵的灵敏度有了提高，已能初步分辨来自不同方位的声音；被大人抱起时头部可稍微竖起，头部转动自如；见到大人逗引会报之以微笑，嘴里会发出轻微的语音。爸爸妈妈可根据这些情况来选择玩具。

·和人脸相仿的彩色脸谱。妈妈利用彩色脸谱与宝宝玩游戏，既可使宝宝加深对妈妈的认识，又可使宝宝感受美的色彩。

·悬挂直径约为16厘米的彩色气球。气球光滑、无棱角，色彩又多，挂起来后十分好看，又可拍打。

·悬挂形象各异的小娃娃或小动物。

·音乐旋转玩具或音乐拉响玩具。这些玩具既可以发出动听的音乐，又有转动的美丽色彩。

·会发出悦耳声音的花铃棒、彩色小铃、可拴在手上或脚上的小铃铛。宝宝手脚运动，小铃铛就会发出响声，使宝宝获得快乐。

3个月宝宝智能测评

大运动：俯卧时可抬头45°，抱直时头很稳。

精细动作：两手可握在一起，拨浪鼓在手中留握0.5秒。

适应能力：眼睛跟红球可转180°。

语言：可以笑出声。

社交行为：模样灵敏，见人会笑。

4个月：手舞足蹈爱活动

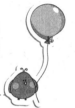

小宝贝是不是想换口味了呢？适当给宝宝添加些辅食，会更有利于宝宝生长。不要因为害怕宝宝受风寒就天天让宝宝在屋里待着，可以适当把宝宝带到户外，让他接受一下阳光的沐浴吧！

宝宝生长发育

男宝宝身高平均为64.6厘米左右，体重平均为7.45千克左右，头围平均为41.7厘米左右；女宝宝身高平均为63.1厘米，体重平均为6.83千克左右，头围平均为40.7厘米左右。在这一阶段，正常宝宝的前囟门可随着头围的增加而略变大。

宝宝智能发育

4个月的宝宝在语言发育和感情交流上进步较快，高兴时会大声笑，声音清脆悦耳。喜欢和周围人一起玩耍，能识别妈妈和面庞熟悉的人，也能识别常玩的玩具。喜欢父母逗他玩，会自言自语，咿呀不停。会听儿歌并知道自己叫什么名字。见到妈妈和喜欢的人，知道主动伸手找抱。会尝试弯曲自己的膝盖，并发现自己可以跳。俯卧能抬头至90°；竖抱时头稳定；扶着腋下可以站片刻；能把自己的衣服、小被子抓住不放；对小床周围的物品均感兴趣，都要抓碰。视线灵活，能从一个物体转移到另外一个物体；头眼协调能力好，两眼随移动的物体从一侧到另一侧，移动180°，能追视物体。

混合喂养补授法

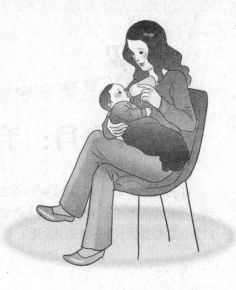

补授法是在妈妈每次喂奶时，先让宝宝吃母乳，等宝宝吸吮完两侧乳房后，再添加配方奶。如果下次母乳量够了，就不必添加了。

补授法混合喂养的优点是保证了对乳房足够的刺激，这样实施的最终结果可能会重新回归到纯母乳喂养。建议4个月以下的宝宝采用补授法。

不要一顿喂奶既吃母乳又吃牛奶，这样是不科学的。一顿喂母乳就全部喂母乳，即使没吃饱，也不要马上喂牛奶，下一次喂奶时间可以提前。如果上一顿没有喂饱母乳，下一顿一定要喂牛奶；如果上一顿宝宝吃得很饱，到下一顿喂奶时间了，妈妈感觉到乳房很胀，挤一下奶，也比较多，这一顿仍然喂母乳。这是因为，母乳不能攒，如果乳房没排空，就会减少乳汁的分泌，母乳吃得越空，分泌得越多。所以，不要攒母乳，有了就喂，慢慢或许就够宝宝吃了。

混合喂养代授法

代授法是一次喂母乳，一次喂牛奶或代乳品，轮换间隔喂食，适合于6个月以后的婴儿。这种喂法容易使母乳减少，逐渐地用牛奶、代乳品、稀饭、烂面条代授，可培养孩子的咀嚼习惯，为以后断奶做好准备。

采用代授法添加配方奶时，通常选择一个固定的时间，最好是母乳分泌较少的那次，用一次配方奶替代一次母乳。

第一次给宝宝添加配方奶时，可以先从这个月龄的宝宝每次需要奶量的最小值开始，然后慢慢增加，逐渐找到宝宝需要的合适量。在冲调配方奶时，妈妈应该注意严格按照婴儿配方奶粉包装上规定的水和奶粉的比例冲兑。

添加辅食注意事项

给孩子添加辅食应注意以下事项：

·由少量开始，逐渐增多。当孩子愿意吃并能正常消化时，再逐渐增多。

·辅食要由稀到干，由细到粗，由软到硬，由淡到浓，循序渐进逐步增加，要使孩子有一段逐渐适应的过程。

·要根据季节和孩子身体状态来添加辅食，并要一样一样地增加，逐渐到多种。

·辅食宜在孩子吃奶前饥饿时添加，这样孩子容易接受。随着辅食的逐渐增加，可由每天代替半顿奶逐步过渡到代替一顿奶。

·要注意卫生，婴儿餐具要固定专用，除注意认真洗刷外，还要每日消毒。

·喂辅食时，要锻炼婴儿逐步适应使用餐具，为以后独立用餐具做准备。

出现吃辅食的信号

从以下信号知道宝宝可以吃辅食了。

·常常在抓到任何东西后就往嘴里送。

·当大人吃东西时，宝宝表现出极大的兴趣，或者喜欢抓大人正要吃的东西。

·宝贝的背部发展到稍加扶持便可坐稳，头颈部肌肉的发育已完善，能够自主挺直脖子。

·宝贝饿得很快，即便吃了足量的母乳或增加了喂奶的次数，也无法满足他这种饥饿的需求。

·宝贝连续几天哭闹或表现得烦躁，但吃喝睡玩、大小便以及精神反应都正常，完全没有生病的迹象。

·只喂母乳的宝贝，近一两个月的身高、体重的增长都不太好，生长曲线过于平缓，不能达到正常标准。

辅食首先加的是米粉

因为4个月是淀粉酶发育高峰期，可以加谷类食物，首先加稀的米汤，如果孩子很容易接受，再加稠的。拿小勺喂米汤和米粉力度还是不一样的，首先应该拿勺喂一点米汤，给孩子舌头一点准备，孩子用舌头还有一个过程，这个动作是一个学习过程，需要反复几次，或者几天，有的孩子成熟比较快的话，可能接受就快。有的孩子早产，或者出生有一些问题的话，可能接受就慢一点。根据自己的情况，有的时候咨询一下专科大夫比较稳妥一些。

宝宝如何喝酸奶

4个月以后，如果宝宝特别难喂的话，建议稍微喝一点酸奶，但这种酸奶不是从冰箱拿出来的。新妈妈到超市买的时候不要买乳酸饮料，那种饮料是加糖的，不适合喂宝宝。原味的纯酸奶，一般标准是120毫升，可以先取1/4喂给宝宝。宝宝喝酸奶以后，消化也好一些。因为断奶，或者不吃母乳过程中可能会有一些味觉的认同问题，所以加了酸奶对味觉有一些促进作用，比吃牛奶或者奶粉的味觉更好一些，感受更好一些。

贴心叮咛

换奶的过程中一定要使用勺子进行喂养，包括喂酸奶也是使用勺子。新妈妈可以在早期用酸奶喂一喂。时间长了，一个星期喂一两次就可以了，酸奶有些酸度在里面，长期食用就会弱化自身胃酸的分泌。

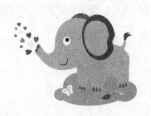

添加辅食的方法

随着宝宝逐渐长大，4个月后，母乳已经不能完全满足宝宝的营养需求了。这时，爸爸妈妈就可以考虑给孩子添加辅食了，添加的量应由少到多；食物应从稀到稠，从细到粗，从流质到半流质再到固体食物。添加食物种类，也应习惯一样再加另一样，一次没有添加成功不能因此认为孩子不喜欢或不适应，可过些时候再试吃。

一般的经验是最先从米粉糊开始，因为米粉糊不含面筋，和其他食物相比不易引起过敏反应。蛋黄可能会引起一小部分宝宝的过敏反应。

添加方法：先给宝宝喂奶，然后给宝宝喂一两勺米粉糊——把米粉跟足够的配方奶或母乳混合成半流质。请选用前端是软橡胶的婴儿汤匙，以免伤到宝宝的齿龈。刚开始只要在勺尖盛一点点米粉糊给宝宝吃就行了。

辅食单品推荐

·桃仁稠粥：核桃仁是非常补脑的食材，适合成长中的宝宝。

·大米粥：帮助消化，大米富含淀粉、维生素B_1、矿物质、蛋白质等。提炼出了粥的精华的米汤，作为宝宝吃母乳或牛奶之外的辅食很适宜。

·葡萄汁：酸甜营养，预防宝宝感冒。

·南瓜粥：食用南瓜能加强胃肠蠕动，促进消化。南瓜含有胡萝卜素、维生素C及锌，是宝宝生长发育不可缺少的蔬菜。

根据宝宝所需营养，添加不同辅食，让宝宝成长更健康！

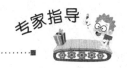

专家指导

4个月的宝宝辅食以粥、水果泥、蔬菜泥、蛋羹类为主，肉食类暂不要食用为好。在辅食添加初期量不宜多，辅食一定要兼顾食用。若婴儿耐受力较差或有腹泻，可推迟或缓慢增加。

 缺乏微量元素的表现

· 食欲降低是婴幼儿缺锌的早期表现之一。缺锌的宝宝味觉减退，对酸、甜、苦、咸分辨不清；生长发育迟缓，身材矮小，体重不增；抵抗力差，反复感冒或腹泻；易患复发性口腔溃疡，出现厌食。

· 缺铁会损害宝宝智力发育，使宝宝易激动、淡漠，对周围事物缺乏兴趣。

· 钙是儿童膳食中最容易缺乏的营养素之一。快速成长中的婴幼儿长期摄食钙过低并伴有维生素D缺乏，日晒少，可引发生长发育迟缓、骨骼畸形、牙齿发育不良。

· 缺碘的婴幼儿体格发育迟缓、智力低下，严重的可导致呆、傻等。

上班族妈妈母乳喂养法

目前在很多大城市中，单位离家都较远，虽然新妈妈中午不能回家直接喂哺宝宝，但是如果精心准备，还是可以继续坚持纯母乳喂养的。

提早准备好吸奶器，白天上班时间根据奶胀情况，吸奶1～2次，吸出的奶可以放在奶瓶或母乳保存袋里，放入冰箱中保存，下班后用便携冰盒或保温袋尽快带回家。在冰箱冷藏室保存的母乳，可以留着第二天白天喂给宝宝。

有少数乳汁分泌非常充足的妈妈，在宝宝小的时候，可以多挤出一些母乳，保存在冰箱的冷冻室里，通常可以储存3～4个月。到妈妈开始上班无法直接喂哺宝宝时，就可以提前自然解冻，以便白天喂给宝宝。

建议上班后的妈妈每天至少能保证三次哺乳，即下班回家后，晚上临睡前和清晨起床后，这样可以有效刺激分泌足够的乳汁，并尽量延长母乳喂养的时间。

酸奶不能代替牛奶

牛奶中的营养素虽与人奶不完全相同，但加入5%～8%的糖以后，基本上还能满足宝宝生长发育的需要。牛奶中的蛋白质是以奶酪蛋白为主，不如人奶好消化，所以当宝宝腹泻或消化功能低下时，有人改用酸奶喂养。

酸奶是在新鲜牛奶中加入酸类制成，比如在100毫升牛奶中加乳酸0.5～0.8毫升或橘子汁6毫升可成为酸奶，制作前牛奶先煮沸消毒待冷，加酸时用滴管，一边滴一边搅匀，否则易形成大的结块。

将乳酸杆菌加入鲜奶中，使奶中乳糖变化成乳酸可制成乳酸奶，它们的味道好，宝宝很喜爱喝，也容易消化吸收，但不能代替牛奶喂养宝宝，因为它们不是由百分之百牛奶制成。

由于乳酸奶含的牛奶量少，因此营养素也远远低于牛奶，其中蛋白质、脂肪、铁和维生素的含量只相当于同量牛奶的1/3左右，长期用这样的乳酸奶代替牛奶喂养宝宝，会造成营养缺乏，影响宝宝的生长发育。

所以，酸奶不能代替牛奶喂养宝宝。待宝宝消化功能恢复以后，应该仍用牛奶喂养。

宝宝的衣服清洗有原则

宝宝的衣服到底怎么洗呢？
· 宝宝的衣服要手洗，与大人的衣服分开洗，外衣、内衣分开洗。
· 选择婴幼儿专用的洗涤剂，最好不用除菌剂和漂白剂。
· 一定要漂洗干净，不要有洗涤剂残留物。
· 婴幼儿衣物最好放在阳光下晾晒，紫外线可以帮助杀灭衣服上的细菌。

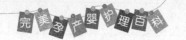
正确使用爽身粉

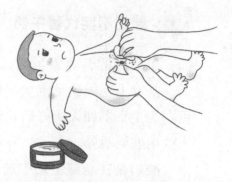

有关资料表明，爽身粉中含有一定量的滑石粉，婴幼儿若是在扑撒爽身粉时，吸入少量粉末，可以由气管的自卫功能排除；但是，如果长期使用，使婴儿吸入过多，滑石粉会将气管表层的分泌物吸干。破坏气管纤毛的功能，严重者可造成气管阻塞。更使人棘手的是，一旦发生"爽身粉综合征"，目前国内尚无有效治疗方法。

正确使用方法：

·涂抹爽身粉时要谨慎，先在远离婴儿处将粉倒在手上，然后小心涂抹在婴儿身上，勿使爽身粉乱飞。

·使用时对宝宝全身轻轻扑撒（用粉扑或纱布包上棉花），尤其扑撒重点部位，如臀部、腋下、腿窝、颈下等。

·扑粉时需将褶皱处拉开扑撒，每次用量不宜过多。

·防止将粉扑在眼、耳、口中。

·使用后应立即盖紧盒盖并妥善收好，不让婴幼儿随便拿着玩。

·避免在风道处扑撒。

·避免在较大孩子面前为婴儿敷用爽身粉，以免他们模仿。

·婴儿使用的爽身粉（夏季可用痱子粉）不要与成人用的混同，宜选购专供儿童使用的爽身粉。

给宝宝选择枕头

宝宝枕头的高矮应适度，长度应略大于宝宝的肩宽，宽度与头长相等，高度以3~4厘米为宜，并可根据宝宝不断发育的情况，逐渐调整。枕套最好用柔软的白色或浅色棉布制作，枕芯的质地应柔软、轻便、透气、吸湿性好，软硬适度，可选择灯芯草、荞麦皮、蒲绒等材料充填。民间有用茶叶、绿豆皮、晚蚕砂、竹菇、菊花、木瓜等充填枕芯，但不宜使用泡沫塑料或腈纶、丝棉当填充物。

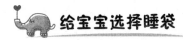 **给宝宝选择睡袋**

该如何选购宝宝睡袋呢？可以从以下几方面入手。

面料：睡袋内层的面料要纯棉，既柔软又结实，可以直接接触宝宝肌肤。中层的填充物最好纯棉，轻便且保暖，可整体洗涤不变形。

款式：选择下方封口的睡袋。开口装拉链的不容易散开，按钮或者纽扣都有空隙，宝宝的小脚会从中间伸出来。

薄厚：睡袋有适合春秋季用的，有适合冬季用的。选择的时候要考虑气候和宝宝体质，再决定薄厚。

花色：尽量选择白色或浅色内衬的睡袋，避免印染污染。

做工：看睡袋的标识，特别注意细节，如看拉链的两头是否有保护，要确保不会划伤宝宝的肌肤。

尺寸：宝宝合身的睡袋最好。而从经济角度来讲可加长型的睡袋好点。

 不要给宝宝剪睫毛

剪掉睫毛会造成宝宝的痛苦：剪掉睫毛后，刚长出的粗、短、硬的新睫毛，容易刺激眼球、结膜和角膜，会产生怕光、流泪、眼睑痉挛等异常症状，严重者会继发眼部感染，在剪睫毛的过程中，如果宝宝的眼睑眨动，或者头部摆动，都可能造成外伤。睫毛的长短、粗细、漂亮与否，主要与遗传等因素和营养状况有关，用剪睫的方法是没有什么作用的。

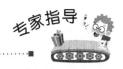

专家指导

睫毛是眼睛的保护屏障，上下睑睫毛在眼睛前方形成一个保护屏障，对眼睛保护有重要的意义。人为剪掉睫毛后，在新睫毛长出以前，眼睛暂时失去了这种天然的保护作用，易受到伤害。

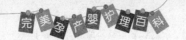
别给小宝宝看电视

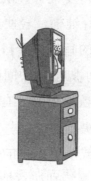
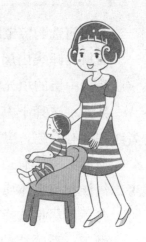

4个月的宝宝眼睛还在发育中，视力还未完善，不断闪烁的电视光点会造成屈光异常、斜视，尤其是近距离大电视屏幕造成的损害更大，不利于宝宝的视力发育。看电视时电视机放射的电磁波对宝宝健康也是有害的。看电视是一种被动性经历，会导致宝宝形成一种"缺乏活力"的大脑活动模式，而这与智力活动的迟钝有直接关系。

解决宝宝的坠床问题

给宝宝购买专门的婴儿床，婴儿床的护栏可以对睡觉的宝宝起到预防坠床的作用。但是，护栏不能保证百分之百安全，可以在床的四周设上围栏，当宝宝睡觉或玩耍时，拉上床栏。床栏的插销安装在宝宝够不着的地方，避免宝宝在玩耍时无意将插销打开而坠床。

另外，床要稳当牢固，高度最好小于50厘米，这样即使掉下来，宝宝也不致摔得太重。家长还可以在床边的地面上铺些具有缓冲作用的物品，如海绵垫、棉垫、厚毛毯等。

户外活动注意安全

户外活动最好是抱着宝宝，抱宝宝时不要让宝宝的头直立时间过长。一般在20分钟为宜，最长不要超过30分钟。较适宜的姿势是让宝宝面朝前，背靠妈妈胸腹部，妈妈一手托臀部，另一手环绕宝宝腰部。这样既安全，又不会挡着宝宝观察周围环境的视线。

长期咳嗽可能是哮喘

冬天是宝宝哮喘的高发期，如果控制不好，连续发作，会导致宝宝的抵抗力越来越差，发作次数越来越多，进入恶性循环，所以早期预防非常有必要。

一般人看来，哮喘就是有喘有咳。事实上，早期哮喘的症状有的仅仅表现为咳嗽。典型的哮喘患儿，在呼气时，有明显的尖锐的哨笛音，而不典型的就表现为单纯的咳嗽。如果宝宝不发热，但咳嗽很长时间不好，或者宝宝一次上呼吸道感染之后，咳嗽10天还不见好，就有必要去呼吸科看医生，可能是哮喘。

谨防肠套叠

保持宝宝的肠道正常功能，不要突然改变宝宝的饮食，辅助食物要逐渐添加，使宝宝娇嫩的肠道有适应的过程，防止肠管蠕动异常；平时要避免宝宝腹部着凉，适时增添衣被；预防因气候变化引起肠功能失调；防止肠道发生感染，讲究哺乳卫生，严防病从口入。

做做婴儿体操

为了让宝宝有更为旺盛的生命力，这一时期以按摩为主的体操对于宝宝极其重要。尤其是当宝宝会翻身或爬行的时期，体操能助长宝宝的发育能力，对于调整食欲、睡眠等日常生活作息也有很大的帮助。给宝宝做体操对妈妈的心理及育儿态度会产生影响，很多妈妈在给宝宝做体操后心情变得更加愉快，睡眠好，哺乳也顺利，脸部和皮肤的色泽也大有改善。

贴心叮咛

每个宝宝的发育时期和过程都有个体差异，婴幼儿体操应顺应宝宝发育和发展而做，不可操之过急。婴幼儿体操最重要的是每天持续不间断，体操的效果是要一天天累积才会发现的。

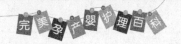
短暂的拉坐练习

4个月的宝宝可练习拉坐，宝宝能坐起来很重要。宝宝独坐后，眼界开阔了，可接触许多未知物，有利于宝宝感知觉的发育。另外，脊柱开始形成第二个生理弯曲，即胸椎前突，对保持身体平衡有重要作用。

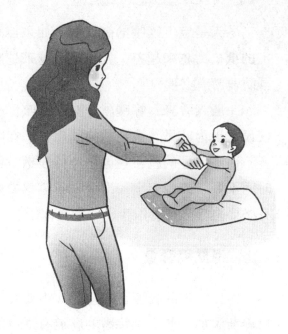

宝宝仰卧位，爸爸妈妈双手的大拇指插入宝宝手中，让他握着，其他手指则轻轻抓着宝宝的手腕，使宝宝双手伸直前举，手掌向内相对，两手距同肩宽，然后轻轻向前拉起宝宝双手，使宝宝头、肩膀离开床面抬起。此时宝宝会试图屈肘用力坐起来，保持此姿势5~6秒，再轻轻让宝宝躺下，再重复2~3次。拉坐练习是让宝宝借助家长的轻轻帮助自己用力坐起，如果宝宝被家长拉坐起来还不能做这个动作时，必须先进行俯卧练习，强化颈背肌肉及上肢肌肉力量，过些时日再进行练习。

4个月宝宝智能测评

大运动：俯卧时可抬头90°，扶着两腋可站立片刻。

精细动作：可以摇动并注视拨浪鼓。

适应能力：偶然注意小球，可以找到声源。

语言：能够高声叫，咿呀作声。

社交行为：能够认出亲人。

5个月：两手撑着坐一会儿

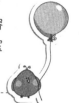

　　宝宝此时一定像个玩具一样可爱，和宝宝玩耍、交流也让新妈妈每天笑容满面。但不要只顾着玩，帮助宝宝坐一会儿会让小家伙长得更壮实！这样给宝宝喂饭的时候会更方便一些。

宝宝生长发育

　　男宝宝身高平均为66.7厘米左右，体重平均为8.00千克左右，头围平均为42.7厘米左右；女宝宝身高平均为65.2厘米左右，体重平均为7.36千克左右，头围平均为41.6厘米左右。头围是大脑发育的直接象征，影响宝宝今后智力发展的好坏。正常宝宝5个月大时前囟门可随着头围的增加而略变大，但一般不大于3.0厘米，不小于1.0厘米，也不向外突出。此时宝宝的后囟门已经闭合。5个月有一部分宝宝开始长牙，但也有的宝宝还没有长牙，不过没关系。

宝宝智能发育

　　5个月的宝宝能感觉到颜色的深浅、物体的大小和形状，能注视远距离的物体；能分辨不同的声调并做出不同的反应，如听到严肃的声音则害怕、啼哭，听到和蔼的声调就高兴、微笑；在靠垫坐着的时候，能直腰，头也不再摇摆，能从仰卧位转到侧卧位。当他看到奶瓶、饼干、水等食物时，会兴奋，两眼盯着看，表现出高兴或要吃的样子。

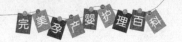

母乳喂养挤奶须注意

宝宝5～6个月时，许多妈妈需要回单位上班，这样就不方便按时哺乳了。所以，这个时候妈妈如何保证有效的母乳喂养是非常重要的，定时挤乳便成了妈妈每天必做的工作之一。首先，挤乳时要彻底将手洗干净，采用舒服的姿势并放松身心，轻柔地按摩乳房或在乳房上敷一条温热的毛巾，均有助于输乳管内乳汁的流出。正确的挤乳姿势乳房不会有疼痛，如果会痛，表示动作有误，需要重新调整大拇指与食指的位置。

人工喂奶巧测奶温

手腕的温度感觉比手背灵敏得多，所以可将奶先滴几滴在手腕上试试，如果手腕部皮肤感到奶滴不冷不热或略微偏温，说明奶的温度与体温相近，奶温是合适的。也可以用面颊感觉，把盛有奶的奶瓶摇匀，片刻后贴在面颊上，如果不感到烫或冷，说明与体温相近，可以用来哺喂。

辅食添加讲顺序

·喂水果。从过滤后的鲜果汁开始，到不过滤的纯果汁，再到用勺刮的水果泥，到切的水果块，到整个水果让宝宝自己拿着吃。

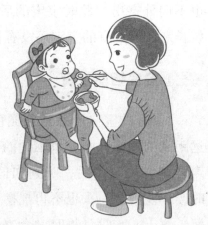

·喂菜。从过滤后的菜汁开始，到菜泥做成的菜汤，然后到菜泥，再到碎菜。菜汤煮，菜泥炖，碎菜炒。

·喂谷类。从米汤开始，到米粉，然后是米糊，再往后是稀粥、稠粥、软饭，最后到正常饭。

·喂肉蛋类。从鸡蛋黄开始，到整鸡蛋，再到虾肉、鱼肉、鸡肉、猪肉、羊肉、牛肉。

适量喂宝宝些果汁

果汁的最大作用是补充维生素C，同时水果对宝宝的大便有独特的作用。如果孩子有轻微腹泻，可喂一些西红柿或苹果汁，这两种水果有使大便变硬的功能；如果宝宝有些便秘，可喂一些柑、橘、西瓜、桃子等果汁，因这些水果有使大便变软的功能。给宝宝喂果汁，可使宝宝习惯各种口味。

贴心叮咛

宝宝腹泻时要中止喂果汁，或者因果汁而引起腹泻也应停止；喂果汁以后大便发绿或发黑，只要宝宝情绪精神好，就是正常现象。如果喂果汁而引起不爱吃奶，应酌情减少果汁量，必要时可停止。

选择合适的米粉

质量好的米粉应是大米的白色，均匀一致，有米粉的香味，无其他气味，如香精味等。好米粉应为粉状或片状，干燥松散，均匀无结块；以适量的温开水冲泡或者煮熟后，经充分搅拌呈润滑的糊状，入口细滑。宝宝米粉不可以添加食盐、香精、防腐剂，也不宜添加蔗糖，应注重食物的天然口感。有些宝宝对乳糖过敏或对牛奶蛋白过敏，妈妈在选购时应特别留意配料表中是否含有奶粉。

营养成分表要清楚标明热量、蛋白质、脂肪、碳水化合物等基本米粉包装袋上的营养成分以及所添加的其他营养素。

妈妈要留意包装袋中的内容物是否为独立包装，因为独立包装不仅容易计量，在为宝宝每次冲调时，更方便、更卫生，而且在夏天不易受潮污染。购买时，看清米粉保质期也很重要。

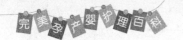
合理添加蛋白质

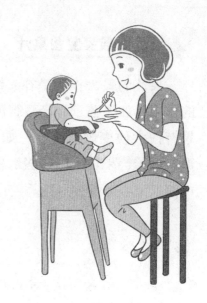

每个人都生存在细菌或病毒的环境之中，要对抗外界致细菌和病毒的伤害，人体内必须能随时产生一些抵抗疾病的"抗体"，这些"抗体"也是由蛋白质构成的。当蛋白质营养不足时，就会使宝宝的免疫功能下降，容易生病。当宝宝膳食中奶、肉、蛋长时间供给不足时，会消瘦、水肿。长期严重缺乏者，则出现生长迟缓，抵抗力下降，反复发生上呼吸道感染。婴幼儿正值脑和身体快速生长发育的关键期，蛋白质是构成脑与身体组织器官的原料，绝对不能缺少。

但是，蛋白质不是多多益善，如果长期摄入过量，也会对宝宝的健康带来损害。不仅容易产生营养性肥胖症，而且，吃蛋、肉等蛋白质过多时，未消化的蛋白质在肠道细菌的作用下，会产生有毒产物，导致肝肾功能障碍，甚至肾功能衰竭等。

给宝宝多喂水

水是人体中不可缺少的重要部分，也是构成细胞的重要成分。人体的新陈代谢，如营养物质的输送、废物的排泄，体温的调节、呼吸等都离不开水。小儿的新陈代谢比成人旺盛，需水量也就相对要多。5个月的宝宝活泼、活动量大，爸爸妈妈们应及时多给宝宝喂水。

宝宝需要专用餐具

餐具的大小、长短、重量若符合宝宝的需要，宝宝会比较容易将它"挥洒"得轻松自如。这有利于培养宝宝的动手能力，促进宝宝手指的灵活运动，从而平衡宝宝的肢体协调能力，更是提高大脑两半球皮质机能的有效手段。

预防缺铁性贫血

坚持母乳喂养，母乳含铁量与牛奶相同，但其吸收率高，可达50%，而牛奶只10%，母乳喂养的婴儿患缺铁性贫血者较人工喂养的少。及时添加含铁丰富的辅食（如蛋黄、鱼泥、肝泥、肉末、动物血等）；及时添加绿色蔬菜、水果等富含维生素C的食物，以促进铁的吸收。

关于喂养鸡蛋黄

蛋黄中含有丰富的脂肪，能维持宝宝的体温和保护内脏；富含蛋白质，能提高免疫力，有利于生长发育；也含有丰富的钙、磷、铁等矿物质，钙是骨骼发育的基本原料，直接影响身高；而且含有丰富的维生素，其中以维生素A、维生素D、B族维生素最多；富含胆固醇，维持细胞的稳定性，增加血管壁柔韧性；富含磷，构成骨骼和牙齿，促进成长及身体组织器官的修复，供给能量与活力。

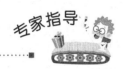

专家指导

5个月的宝宝正处于辅食添加的初级阶段，在添加蛋黄时，宝宝可能出现排斥，有的宝宝还会出现过敏现象；这时爸爸妈妈可以将一些蔬菜和蛋黄搭配在一起，给宝宝食用。

积食了怎么办

爸爸妈妈们可以给宝宝揉肚脐、按摩腹部帮助宝宝消化。首先，让孩子平躺在床上，家长以中指指腹或掌根揉按肚脐部位；也可将四指指腹放在孩子的腹部，动作轻柔地做圆周运动，以促进肠蠕动，帮助孩子消化。其次，可以给宝宝喂一点有助于肠胃消化的瓜果蔬菜、食物之类的。

宝宝晚上不睡觉怎么办

白天尽量不要让宝宝睡觉，可以和他玩耍，放置到光线充足的地方，让他不易入睡；到了晚上就要尽量把光线调暗，环境安静舒适，让他安睡。

虽然宝宝夜晚哭闹不停，但只要确定没有病痛，属于情绪性的哭闹，要人抚慰时，妈妈可置之不理，但要不动声色地在旁观察，待他哭闹累了，自然就会安睡。经过一段时间后，宝宝的心理会意识到，当睁开眼睛黑漆漆的时候，再怎么哭闹也不会有人抱。只要爸爸妈妈持之以恒，一定可以改变宝宝夜晚不睡的习惯。

宝宝要和父母分床睡

大人和宝宝都在一个小空间里共同呼吸，成人的肺活量要比宝宝大得多，大量的氧气被大人吸去，大人呼吸出的二氧化碳等废气却被宝宝吸收了，这对宝宝的健康极为不利。

另外，无论是妈妈还是宝宝，夜里都会翻身，势必相互影响，让妈妈和宝宝都睡不踏实，宝宝甚至还有被大人压到而引起窒息的危险。

孩子的独立是从形式到内容的，所谓形式是看得见、摸得着的孩子行为方式，而内容则是孩子的内心。让孩子适龄与父母分床，有助于独立意识和自理能力的培养，并可促进心理成熟。宝宝在自己一个人待着或在没有大人协助时能够做很多事，如自己跟自己玩耍，和自己说话等等，可以防止长大后对父母过度依赖，并在日后感到孤独寂寞时，儿时的独处经历会帮助他们很快适应周围环境。

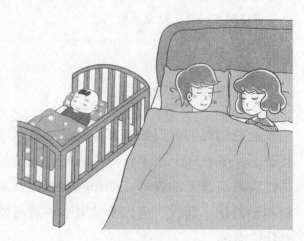

乘坐婴儿车注意安全

·如果在车架上有减振器或系有玩具，要固定好，以免掉在宝宝头上。

·如果车架可以折叠，要保证宝宝够不到折叠开关。将宝宝放入车架前应该锁好折叠开关。

·宝宝一旦会单独坐立，就不要再使用车架，否则宝宝非常容易摔出车架。

·婴儿车都应该有刹车，无论何时停止行走时，都要使用刹车，不要让宝宝自己松开刹车杆，以免发生危险。

·婴儿车上要有安全带，宝宝无论何时都应该使用。

·不要让宝宝单独待在婴儿车里。

·不要把袋子挂在婴儿车的把手上，以免婴儿车向后翘起。

给宝宝理发要注意

由于宝宝对细菌或病毒的感染抵抗力低，头皮的自卫能力不强，宝宝的头皮受伤之后，常会导致头皮发炎或形成毛囊炎，甚至影响头发的生长。因此，理发时，最好在睡眠时进行，以免宝宝乱动。理发工具最好用剪刀，理发前应先把梳子、剪子等理发工具用75%酒精消毒。

宝宝醒着理发时，理发动作要轻柔，不可和宝宝较劲，要顺着宝宝的动作；注意宝宝的表情，如果宝宝不高兴要哭闹时，立即停下理发；整个理发过程中要与宝宝进行交流，鼓励宝宝，分散宝宝的注意力，以达到和宝宝相互配合的目的。

> **贴心叮咛**
>
> 给宝宝理发一定要干发理，理好之后再洗发。宝宝的头发本来就很软，如果洗完发会增加了理发难度。如果宝宝头上有头垢，先用婴儿油涂在头部24小时，头垢软化后，用婴儿洗发露清除头垢，然后再理发。

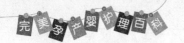

宝宝感冒时的护理

·让宝宝多饮水。摄取大量的水分有助于稀化黏痰，使其容易咳出，白开水和果菜汁都是很好的饮料。

·保持空气湿润。可用加湿器等方法增加室内的空气湿度，这有助于减轻咳嗽、喉咙痛、鼻腔干燥等不适。

·睡前喝止咳药水。这对呼吸道有安抚作用，利于睡眠。

·开开窗户，通通风。新鲜的空气，有助于减轻咳嗽症状。

·食物饮料温度要适宜。嗓子疼的时候，最好使食物和饮料的温度与体温接近，避免吃酸、辣和比较硬的食物，可以多给宝宝吃些粥、汤类的食物。

·睡眠时侧卧。尽可能保持一侧鼻腔通畅，避免张口呼吸。

宝宝拉肚子的护理

宝宝拉肚子时，不要给宝宝喝有甜味的饮料，也不要擅自给宝宝服用止泻药，要根据医生的处方用药。妈妈要多给宝宝补充足够的水分，原则是少量多次。

继续吃平时给宝宝吃的辅食，如果宝宝暂时没有胃口不愿意吃东西，也不用担心，只要保证宝宝多喝水，腹泻症状好了他的食欲就会恢复的。

爸爸妈妈们注意，宝宝在拉肚子期间不要尝试新的没有吃过的食物。宝宝拉肚子时通常会感到不舒服，尽量多抱抱他，陪他玩玩具。护理感染性腹泻病儿，应做好消毒隔离，食具、水杯、水瓶要经常消毒。衣物要勤洗、勤晒。护理病儿后的双手应反复清洗后，再做其他事情。

宝宝日光浴、空气浴要知道

日光浴

日光的红外线能扩张皮肤血管，紫外线可杀菌，适当地接受阳光照射，可促进宝宝新陈代谢和生长发育，预防佝偻病和贫血，增强机体抗病能力。

空气浴

空气浴一般先在室内进行，室温不应低于20℃，待室外气温适宜时转到室外。时间可由三五分钟至两小时之间。空气浴时可结合活动性游戏进行。患急性传染病的宝宝应禁止空气浴。

开始可以给宝宝穿些肥大、透气的衣服，以后逐次减少；空气浴的地点也可以有所变化，如卧室、客厅、封闭的阳台等，时时让宝宝有新鲜感，这样他才会更乐意接受这类活动。

在给宝宝做空气浴之前，做好通风换气。在维持合适室温的前提下，最大限度地保持室内空气清新。

何时为宝宝把尿

最好在宝宝0～4个月大期间开始给宝宝把尿。宝宝越大，可能越难适应，因为他多半已经习惯了用尿布或纸尿裤。有些医生建议越早给宝宝把尿越好，事实上，宝宝一出生就可以了。不过，在最初的几个月里，要注意在把尿时支撑好宝宝的头、颈和背。

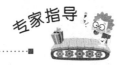

专家指导

把尿是一种自然的方式，不过，反对给宝宝把尿的人则认为，婴儿的生理和心理发育还不足够成熟，无法有意识地自控排便，把尿是把父母的意志强加到宝宝身上。

如何给宝宝把尿

当你的宝宝发出典型的即将排便的信号时，你用双手从后面轻轻地分开宝宝的双腿，扶着宝宝凌空坐在马桶、尿盆、痰盂等上方。如果宝宝还很小，竖头不是很好，就让他的头、颈、背舒适地靠着你的一侧胳膊或是你的腹部。

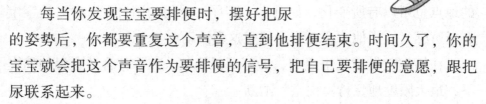

在宝宝排便时，你要发出"嘘嘘"的声音，或是其他类似水流的声音，或是说"尿尿"。这样做的目的是让他在这个声音和排便之间产生关联。

每当你发现宝宝要排便时，摆好把尿的姿势后，你都要重复这个声音，直到他排便结束。时间久了，你的宝宝就会把这个声音作为要排便的信号，把自己要排便的意愿，跟把尿联系起来。

晚上睡觉时，在床边放个尿盆。晚上宝宝醒来吃奶之前，或是有烦躁表现的时候，就给他把尿。一些有经验的妈妈说，宝宝很少会在深度睡眠时大小便，而且通常会在需要排便前表现得烦躁或是发出其他类似的信号，一般都足以吵醒跟宝宝同睡的父母。你也可以晚上给宝宝戴尿布，不过这可能会让一些宝宝对把尿这件事感到混乱。如果你想让宝宝光着屁股睡觉，别忘了在他身下垫两三块防水尿布，以防他尿床。当他尿湿后，你可以轻轻地抽出最上面那块防水尿布，这样可以尽量少打扰他的睡眠。

宝宝180°翻身

宝宝学会俯卧翻到仰卧后，让宝宝将左右翻身的办法联合起来，加上玩具诱导，学习翻身达180°。经常练习翻身，使宝宝的视觉、听觉、触觉等知觉与运动结合，为继续翻滚至360°打基础。

🐘 解开宝宝依赖情结

·给孩子一个独立游戏的空间。建议在家里腾出一个小房间，作为孩子的"游戏间"。平时，爸妈可以有意识地让孩子独立地玩，爸妈只在旁边注意他。

·经常和孩子玩躲猫猫的游戏。当孩子注意力集中到玩玩具或游戏时，妈妈可以轻手轻脚地出现在孩子身边，让孩子感觉妈妈一直都在，这样他就能更安心地玩了。

·让孩子陪你做家务。在操持家务时，不妨让孩子坐在地板上，给他一块抹布、几个塑料盘子或碗，让他帮忙擦拭这些碗、盘；你在清扫房间时，不妨让他帮你启动吸尘器开关。

·多带他出去走走。当孩子情绪烦躁、特别"依恋"你时，你可以带他外出走走，沿路指指点点，以此转移他的注意力、安抚他的情绪，并扩大他的视野。

·做事前，专心陪孩子玩一段时间。在你准备做饭或做重要的事情之前，不妨和孩子一对一地玩上半小时，游戏时你要一心一意、全身心的投入，这样做后，他就不会老缠着你，让你做不了事了。

🐘 宝宝自我意识的发展

自我意识属于个性的范畴。所谓个性，指个体的倾向性心理特征。其中的自我意识，是指人对自己的认识和调节。0～5个月的宝宝自我意识尚未形成。

贴心叮咛

婴儿还不具备本体性，所以会经常发生把自己的小手或小脚当玩具来玩耍的情况。自我意识不是与生俱来的，而是在后天的生活中，在个体与客观环境尤其是与社会环境的相互作用中逐渐形成的。

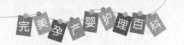

稳定宝宝情绪

5个月宝宝十分平和稳定，偶尔号啕大哭，可能是生理上得不到满足，如想睡觉、肚子饿或身体不适，所以父母的周全照顾最要紧，令宝宝觉得安全、舒服。建立正常的作息规律，宝宝的情绪便不会有太大波动。

·避免出现恐惧。要注意一点，就是避免宝宝受到惊吓，例如，在他身边大叫或突如其来的巨响，这会使他觉得无助，对自己不能理解的事物感到害怕，产生恐惧的情绪。

·克服恐惧。如果宝宝出现恐惧的情绪，父母可以通过与宝宝身体的接触，如抚摸、紧抱等动作，令宝宝感受到父母的关注和爱护，而逐渐安静下来。

婴儿摇晃症候群

所谓"婴儿摇晃症候群"，是指瞬间以不当的方式剧烈摇晃婴幼儿，或长时间无数次的快速摇晃婴幼儿，造成其脑部伤害，甚至死亡。

目前临床病例多发生于0～4岁的婴儿或幼小儿童，但主要好发对象为0～8个月大的婴儿。原因是婴儿颈部较为柔软、脆弱，其身体比例和大人有差异，婴儿的头部比例约占身长得1/4，且婴幼儿期脑部发育较快，因此，宝宝头部的重量也约占全身重量的1/4，加上婴幼儿颅底较为平坦，脑部不易固定，颈部又欠缺支撑力，因此，当大人或外力施予激烈摇晃，或是将婴幼儿背在大人背上，却疏忽给予他们颈部支撑，都有可能导致婴幼儿永久性的脑部伤害，产生许多后遗症，造成无法弥补的遗憾。

有摇晃症候群的宝宝，初期可能只是嗜睡、食欲不振或烦躁不安，接着出现抽搐或意识不清等现象。抽搐也许是偶发或局部抽搐，但也有可能频繁发生，严重者甚至造成昏迷或死亡。

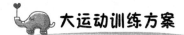 大运动训练方案

靠坐

可以测试宝宝的身体能否支持头的重量。经过拉坐，宝宝可以试着用几个枕头或被褥支撑着坐起来。宝宝坐起视野扩大能看到躺着时看不到的东西。宝宝的双手很想够取看见的玩具，但是头的重量往往使宝宝身体前倾，只得用双手支撑上身。所以不宜让宝宝坐起太久，7～8分钟就应把宝宝放回俯卧位。

大吊车

活动手脚产生类似爬行的动作。家长用毛巾兜起孩子的腹部，抓住毛巾的两头，将宝宝轻轻提起，让宝宝离地面7～10厘米，让宝宝伸手、伸脚去接触地面。

扶腋跳

锻炼腿部肌肉。家长两手托着宝宝的腋下站在床边，使孩子成站立姿势，孩子的双脚刚好触到床面上。轻轻把宝宝弹高低玩"蹦蹦跳"，使孩子有时要用双脚支持部分体重。

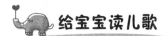 给宝宝读儿歌

给宝宝读儿歌对宝宝语言发展是有利的。读儿歌时可以从简单的词入手，夸张的口型，让宝宝跟着模仿，注意发音的标准，语言教育随时随地都可以进行，可扩大宝宝的认知和交往范围。选择一些与宝宝年龄相匹配的故事儿歌，注意内容要生动，情节简单，有吸引力，语速要慢，尽量配些动作，引导宝宝边做动作边发音时，宝宝说对了，要及时鼓励。

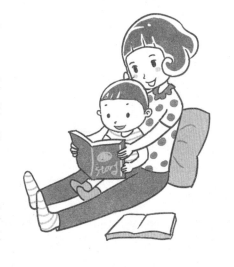

玩镜子游戏

照镜子时还可以让宝宝注意到自己脸上的器官，并告诉他这是小嘴，这是眼睛，这是鼻子等，使宝宝较快地认识它们。宝宝在照镜子时会有很多表情，他会对着镜子笑，做鬼脸，同镜子里的宝宝说话，拍触镜子里的宝宝。玩镜子可以使宝宝心情愉快，同时可以提高宝宝的认识能力。

教宝宝认物

用会发音、发光的玩具，如摇铃、玩具汽车、布娃娃、玩具狗等。把玩具摆在宝宝的面前，一边指给他看，一边用准确的语言说出玩具的名称，要用平时大人说话的语言引导，避免说奶声语言，如灯灯、碗碗等，就说电灯、饭碗。这样更有利于培养宝宝的语言能力。

5个月宝宝智能测评

大运动：轻拉腕部即可坐起，独坐头身向前倾。

精细动作：可以抓住近处玩具。

适应能力：拿住一积木，注视另一积木。

语言：对人及物发声。

社交行为：看见食物兴奋。

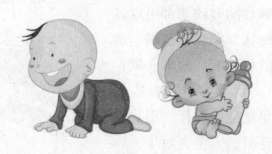

6个月：开始认生啦

宝宝对你越来越依赖了，只喜欢让妈妈抱。没关系，他只是认生了。多带宝宝到户外玩耍，让宝宝多认识一些小朋友。当宝宝做了值得表扬的事情时，妈妈要进行鼓励。

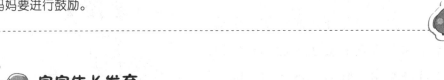

宝宝生长发育

男宝宝身高平均为68.4厘米左右，体重平均为8.41千克左右，头围平均为43.6厘米左右；女宝宝身高平均为66.8厘米左右，体重平均为7.77千克左右，头围平均为42.4厘米左右。这阶段宝宝生长比较快，体重平均每月增加300～400克。

宝宝智能发育

此时的宝宝听力比以前更加灵敏了，能分辨不同的声音，并学着发声。仰面躺时，他会抓住自己的脚和脚趾，并送入口中；更换尿布时，他会向下触摸生殖器；坐起时，他会拍自己的臀部和大腿。当爸妈出门或在旁边叫他时，他能意识到自己的名字并把头转过去。当他需要妈妈抱时，不仅会发出声音，而且有伸开双臂的姿势；当你真的抱起他时，他会高兴得大叫。

现在的宝宝高兴时会笑，受惊或心情不好时会哭，而且情绪变化快，刚才还哭得极其投入，转眼间又笑得忘乎所以。当妈妈离开时，宝宝的小嘴一扁一扁地似乎想哭，或者哭起来。当宝宝听到妈妈的话语时，就会张开小嘴咯咯地笑着，并把小手聚拢到胸前一张一合地像是拍手。

宝宝饮食应均衡

宝宝的身体正处于快速成长时期，组织器官在发育时都需要大量的营养物质。合理营养是保证宝宝不再发胖的前提，对营养的需求要从两个角度来考虑，一是食物的量，即确定每天吃的食量大小；二是食物的质，在保证营养丰富的前提下，力求食物品种多样。

让宝宝爱上辅食

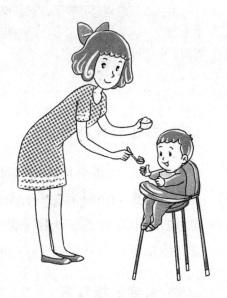

饮食富于变化能刺激宝宝的食欲。在宝宝原本喜欢的食物中加入新材料，分量和种类由少到多。逐渐增加辅食种类，让宝宝养成不挑食的好习惯。食物也要注意色彩搭配，以激起宝宝的食欲，但口味不宜太浓。

半岁之后，宝宝渐渐有了独立心，会想自己动手吃饭，家长可以鼓励孩子自己拿汤匙进食，也可烹制易于手拿的食物，满足孩子的欲望，让他觉得吃饭是件有"成就感"的事，食欲也会更加旺盛。宝宝餐具有可爱的图案、鲜艳的颜色，可以促进宝宝的食欲。

添加辅食的禁忌

不要喂太多或太快，要按宝宝的食量喂食。喂完食物后，应让宝宝休息一下，不要有剧烈的活动，也不要马上喂奶。不要在宝宝面前挑食及品评食物的好坏，以免养成宝宝偏食的习惯。

不要用大碗盛满食物，这样会使宝宝产生压迫感而影响食欲；尖锐易破的餐具也不宜使用，以免发生意外。若宝宝到吃饭时间还不觉得饿的话，不要硬让他吃。更不要在孩子不吃饭时对孩子进行呵斥，这样对他的心理成长极不利。

本月合适的辅食

食材要以新鲜为主。水果宜选择橘子、橙子、西红柿、苹果、香蕉、木瓜等皮壳较容易处理、农药污染及病原体感染机会少的。蛋、鱼、肉、肝等要煮熟，以避免发生感染及引起宝宝的过敏反应。蔬菜类像胡萝卜、菠菜、青江菜、空心菜、豌豆、小白菜，都是不错的选择。

宝宝的牙齿及吞咽能力未发育完全，制作时要将食物处理成汤汁、泥糊状或细碎状，宝宝才容易消化。初期给予宝宝辅食时，食物浓度不宜太浓，如蔬菜汁、新鲜果汁，最好加水稀释。

宝宝营养食谱推荐

紫菜汤：紫菜含有丰富的蛋白质、钙、磷、铁元素及碘、硒、镁、锌等微量元素，还有胡萝卜素、B族维生素和维生素C。

豆腐蛋汤：豆腐的蛋白质含量丰富，而且豆腐蛋白属完全蛋白，不仅含有人体必需的8种氨基酸，而且比例也接近人体需要，营养价值较高。

牛奶粥：色泽乳白，黏稠软糯，奶香浓郁。牛奶粥含钙丰富，是补充钙质的良好来源。

西红柿猪肝汤：此汤中肝泥细嫩，味道鲜美，香醇可口，能增进食欲。

水果面包粥：此粥含有丰富的碳水化合物和维生素C等营养物质。

蛋黄粥：蛋黄粥黏稠，米香味浓，富含婴儿发育所必需的铁质。

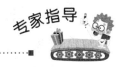

专家指导

给宝宝添加的第二类辅食菜泥或果泥时，每天添加的次数从1次增加到2次。辅食添加时间与宝宝吃奶在同一时间，菜泥、果泥糊类食品最好在吃完奶之后立即添加。当开始尝试一个新的品种时，应按照从少到多的原则。

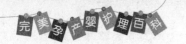

🐘 宝宝偏食怎么办

在添加辅食的过程中，为了给宝宝提供合理均衡的营养，妈妈们需要不断提高宝宝的适应能力，逐渐纠正宝宝挑食、偏食的情况。首先，要让宝宝经常吃到自己喜欢接受的食物，使他对进食产生兴趣，然后对其不喜欢的食物，采取少食多餐的方法让其逐渐适应。

🐘 乳牙萌出前后的护理

乳牙阶段是儿童生长发育的重要时期，因此要注意口腔卫生，养成饭后、奶后以及早、晚喝白开水的习惯，代替漱口。睡前不要吃糖果、点心。

注意钙的吸收，因为钙、磷是牙齿、骨骼的主要成分。母乳喂养有利于婴儿钙的补充，因为母乳中就含有钙，且较容易被吸收。在婴儿2个月后可适量添加水果或水果汁，增加维生素，有利于调节宝宝体内钙磷代谢，促进钙、磷在牙齿和骨骼中的沉积，对预防宝宝牙病有重要作用。

要及时纠正宝宝的不良习惯，如咬手指、舐舌、口呼吸、偏侧咀嚼、吸空奶头等。另外，还要注意饮食和营养，多吃豆制品、新鲜蔬菜、牛奶等，保证食物中的钙、磷和维生素含量充分，以促进牙齿的正常发育。

宝宝出牙时牙龈会肿痛，为了减轻宝宝的不适，爸爸妈妈可以用纱布蘸冰水擦拭肿胀的牙床，同时达到按摩和冰敷肿胀牙床的双重功效。

有的宝宝萌牙前几天会出现低热，爸爸妈妈不用太担心，让宝宝多喝水，如果低热情况持续不退，或者宝宝体温已经超过38.5℃，就应该及时到医院就诊。

萌牙时宝宝口水流得多，爸爸妈妈要及时为宝宝擦干口水，但是不要经常用粗糙的毛巾拭擦，避免损伤宝宝局部皮肤。宝宝的上衣、枕头、被褥等都容易被口水污染，要勤洗勤晒，以免滋生细菌。

宝宝出汗多怎么办

建议给宝宝做一下微量元素的检测，如果缺乏也要在医生的指导下给宝宝补充。出汗是身体内的一种神经反射表现，宝宝由于正处于生长发育阶段，身体中生理代谢旺盛，神经系统调节功能不很健全，所以出汗多，医学上称为生理性多汗。这种生理性多汗的宝宝，在以下情况时出汗会更明显，如夏天、宝宝衣服穿得太多或过紧、宝宝活动时、吃热的食物、精神紧张或恐惧时。

如果宝宝没有其他异常表现，即属于生理性多汗，这样的宝宝出汗多，不是宝宝的体质虚，家长不必担心，无需服用药物。

如何让宝宝入睡

哄宝宝睡觉的方法有以下几种。

·准备工作：喂饱宝宝，吃饱了的宝宝会满意地入睡；不要逗引宝宝或做猛烈的动作，使他太兴奋；让他在父母的怀里安静一段时间。

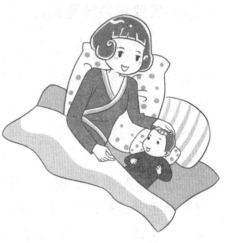

·摇动：抱着宝宝来回摇动可以帮助他尽快睡着，在摇动的同时唱催眠曲效果会更好，也可以把宝宝放在摇篮里。不要剧烈摇晃宝宝，以免使脑部在撞向头骨时，血管破裂，导致脑部受伤。

·音乐：用一段柔和舒缓的曲子作为睡前音乐，帮助宝宝入睡，可以选择宝宝在"胎儿大学"听过的音乐。

·把宝宝包起来：用一块毯子或床单把宝宝包起来可以使他感到安全，并能防止宝宝因四肢活动或扭动把自己弄醒，让他睡得更好。

·使用安抚奶嘴：宝宝能从吸吮中得到安慰。

·按摩：按照一定的节奏按摩宝宝的身体，可以帮助他入睡。不要改变节奏，不要在宝宝睡着之前停止按摩。

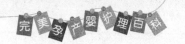
拥有自己的小窝

同床睡觉有弊端。成人的肺活量要比宝宝大得多，大量的氧气被大人夺去，而呼出的二氧化碳等废气却被宝宝吸收，对宝宝发育极为不利。大人和宝宝同床睡影响宝宝睡眠质量，宝宝甚至有被大人压到的危险。如长时间与父母同床睡眠，有可能滋生恋母或恋父情结，导致宝宝日后缺乏自爱、自律，甚至形成性识别障碍。

早分床睡好处多。早分床睡有助于形成宝宝独立的人格，克服恐惧心理，从父母以外的地方找到安全感。此外，还可以避免家庭中心落到宝宝身上，有助夫妻间亲密地沟通交流，增进夫妻感情。

所以，给宝宝布置一个温馨的房间，尽早和宝宝分床、分房睡。

宝宝视力发育指标

宝宝眨眼次数增多，可以准确看到面前的物品，还会将其抓起，在眼前玩弄。将手摇铃挂在摇篮或婴儿床旁边，当孩子不小心碰到手摇铃时，观察宝宝是否会因声音注意到某处有个东西。当孩子坐起来玩时，双手可以在眼睛的控制下摆弄物品，会盯住他拿到的东西，手眼开始协调。

在宝宝眼前出示玩具，并上下左右缓慢移动，观察宝宝是否能有意识地主动追随。6个多月时，目光可向上、向下跟随移动物体转动90°。这时候孩子的视力可达0.1，能注视较远距离的物体，如街上行人、车辆等。

贴心叮咛

这是宝宝已具有三色视觉，但这个时候他们最感兴趣的还是对比强烈的黑白两色，尤其是黑白相间的图案，所以此时最好在宝宝眼前20～38厘米处放一些具有黑白对比色的玩具。

做好宝宝口腔卫生

爸妈不要用嘴咬碎食物喂养宝宝。不要共用餐具，也不要用嘴吹宝宝的牛奶、菜汤，从而截断变形链球菌的传播途径。

从小培养宝宝良好的口腔卫生习惯，吃完饭及时漱口，特别是睡前，因为睡觉时咀嚼、语言等活动停止，唾液分泌减少，细菌更容易繁殖。要合理调整食物结构，多吃谷类，保证鱼、肉、蛋、奶、豆类、蔬菜和水果的摄入；临睡前不吃甜食，吃完甜食要立即漱口，能减少龋病的发生。

贴心叮咛

妈妈可以用干净的纱布，沾淡盐水轻轻地给宝宝擦牙龈，及宝宝的舌头，尤其在宝宝7个月要每天擦两遍，因为那时宝宝在出牙，牙龈会痒。想要孩子拥有一副好牙齿，家长们的正确护理非常重要。

选择婴儿护肤品

宝宝护肤品一般都要求含水量高，因此涂在皮肤上的感觉会比成人护肤品稀得多，质量好的宝宝护肤品容易抹开，不黏腻，不然会堵塞宝宝皮肤的毛孔。除了润肤霜、防晒霜，宝宝的沐浴露、洗发液也应该比成人使用的稀。

给宝宝使用完清洁类的护肤品后，抚摸时应感觉不到皮肤上有东西附着，否则就说明这种产品不适合宝宝使用，或是产品本身有问题。

宝宝的护肤品不能有太多泡沫，泡沫多的产品会有一定的刺激作用。气味清新自然的护肤品刺激性也较弱。如果气味比较浓，说明这种产品的香精等化学物质比较多。应避免选择加入香精、着色剂或珠光剂的产品。

如何为宝宝选择袜子

宝宝的袜子以全棉织品为宜。不要给宝宝穿尼龙袜，因为尼龙袜不透气，宝宝脚汗又多，极易患脚癣。袜子的尺寸也要合脚，过大不跟脚，小了会影响脚的发育。所以，袜子穿小了要及时更换。

别随便捏宝宝脸蛋

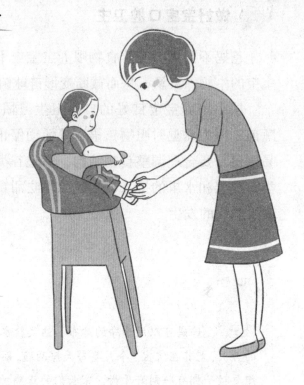

大人不断捏、用力亲宝宝的脸蛋，很可能会导致宝宝的腮腺和腮腺管一次又一次地受到撕、压、挤而导致受伤。另外，孩子出现的种种"怪病"就与大人的"动手动嘴"关系密切，例如，流涎、口腔黏膜炎和腮腺炎等。

宝宝认生怎么办

对宝宝认生的表现不能斥责，否则会加重他的紧张与恐惧。

首先，由妈妈抱着让宝宝在远处观望生人，然后离得近一点让他与生人接触，鼓励他与生人相处，慢慢地使他的焦虑或恐惧程度降低。

家里来了陌生人，不要让他一开始就抱或亲孩子，而应在相互交谈、宝宝与他熟悉之后再亲热，以免引起不必要的恐慌。随着年龄的增长，宝宝社会适应能力增强，认生的现象会很快好转。

远离危险物品

扣子和硬币都是圆形光滑的，如果宝宝把它含在嘴里，不小心就会误吞，甚至卡在喉部或误入气管，引起窒息。塑料袋很柔软，但是如果宝宝把它套住头部，挡住口鼻，就会导致窒息。

筷子、勺子是吃饭必需的物品，吸管也常常要用到，但如果宝宝嘴里含着它们时摔倒，就可能损伤口腔黏膜、牙龈或咽喉。

所以，要选择适合宝宝年龄的玩具给他们玩儿，宝宝在玩玩具时，最好有专人照管。

避免宝宝吞入异物

首先应不让宝宝接触易被误吞的物品，将这些物品放在宝宝拿不到的地方。家长们应及时检查玩具上脱落的零件，及时收起所有能被宝宝拿到的零碎物品，防患于未然。将坏掉、有尖角、配件已经松动或易被吞食的玩具扔掉。

接种乙肝疫苗第三针

在此之前，宝宝已接种了两次乙肝疫苗，但体内的抗乙型肝炎能力还不足，必须在宝宝满6个月时再接种第三针乙肝疫苗。因为第二、第三针疫苗之间间隔时间比较长，父母可能会忘记带宝宝去接种第三针疫苗。只要不超过两个月，即在宝宝满8个月之前，都可以再去接种第三针疫苗，仍可达到良好的抗病效果。

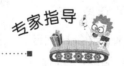

专家指导

平时哄宝宝吃药的时候，不要骗他说这是糖果或饮料，因为现在许多宝宝专用药品味道比较香甜，宝宝会信以为真，他们可能留意家长把药品放在什么地方。如果一时疏忽，宝宝就会误服药品，危害健康。

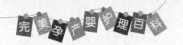
宝宝肢体语言

你了解宝宝的肢体语言吗？

·牵嘴而笑，表示兴奋愉快。婴儿笑的形态是突然发出的，短暂而快速，口角牵动，笑容骤现。同时伴随着满目发光，两手晃动。

·瘪嘴，表示提出要求。婴儿瘪起小嘴，好像受到委屈，也是啼哭的先兆，实际上是对成人有所要求。

·撅嘴、咧嘴，表示小便的信号。据研究，通常男婴以撅嘴来表示小便，女婴多以咧嘴或上唇紧含下唇来表示小便。

·红脸横眉，表示大便的信号。婴儿往往先是眉筋突暴，然后脸部发红，而且目光发呆，有明显的"内急"反应。这是大便的信号，这时父母应立即让婴儿坐便盆，以解决"便盆"之需。

·眼神无光，提醒父母要警惕。健康婴儿的眼睛总是明亮有神，转动自如。若发现婴儿眼神黯然无光，呆滞少神，很可能是婴儿身体不适，有疾病的先兆。这时，父母要特别细心地注意婴儿的身体情况，发现疑问及时去医院检查，及早采取保健措施。

·玩弄舌头、嘴唇吐气泡，表示自己会玩。大多数婴儿在吃饱、换干净尿布，而且还没有睡意时，自得其乐地玩弄自己的嘴唇、舌头、吐气泡、吮手指等。

小淘气的体态语

6个月以后的婴儿，由于感知能力和动作能力的发展与增强，除了用面部表情代替语言来表示自己的意愿之外，还伴以各种动作的体态语来表达自己的思想感情。随着月龄的增长而有不同的表现。

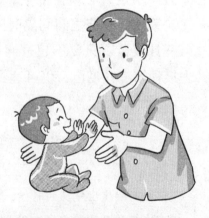

6个月时，婴儿会张开双臂，身体扑向亲人，要求搂抱、亲热，若陌生人想要抱他，则转头将脸避开，表示不愿与陌生人交往。

送给小宝宝的玩具

根据婴儿的成长发育历程，6～9个月属于摇篮游戏期，也就是说从6个月开始，是宝宝摇摇晃晃、非常快乐的时期。"发现性"的玩具最适合这个时期的孩子。例如，不倒翁，它能够满足这个时期孩子的好奇心。宝宝非常喜欢不倒翁倒下去，又恢复原状的变化。其他如塑胶玩具可以在洗澡时放进浴盆里，妈妈用手将塑胶玩具鸭子压入水里，再将手放开，当宝宝看见鸭子浮出水面的时候会非常高兴。同时宝宝还可以在这种玩具中学到"物的持久性"，即使刹那间看不见，但是仍然有物的存在，因此这是培养宝宝内在语言最适当的 玩具。

贴心叮咛

新妈妈应该多和宝宝一起游戏玩耍，可为宝宝挑选易抓的小球、能发出响声的玩具、像小型汽车那样可拖拉的玩具、玩具电话、小木琴、小鼓、金属锅和金属盘、当挤压时可以吱吱叫的橡皮玩具及不易撕坏的布质的书。

认识身体的小游戏

·认识身体。宝宝很喜欢在澡盆里洗澡，对身体的每一部分都感兴趣。妈妈可以把宝宝的小手握在掌中，对宝宝说"妈妈的手很大，宝宝的手很小"。给宝宝涂完洗澡液后，闻闻宝宝的小脚丫，对他说"宝宝的脚香香"。通过轻轻抚摸膝盖、胳肢窝、乳房、肚脐、小鸡鸡，让他敏感得咯咯笑，然后不失时机地告诉他各个部位的名字。

·我的脸。父母和宝宝一起在镜前扮鬼脸、眨眨眼睛、张张嘴巴、动一动鼻子、眉毛等，并对孩子说五官的变化。父母协助宝宝一起剪贴或画出五官、位置、数量等。完成的图片贴起来，让宝宝欣赏，并告诉他脸的特征。

骑马唱歌

把宝宝抱在膝上，面向前方，妈妈双手扶稳宝宝，让宝宝有骑在马上的感觉，一面唱着儿歌一面用腿按节拍上下抖动："骑大马，骑大马；上高山，跨过河；咯噔咯噔，跨过！"

宝宝很喜欢这种有韵律的游戏，练习几次后，当听到"咯噔咯噔"时，身体便会做好准备，一听到"跨过河"时，会自动向高处一跃，配合妈妈的动作。诵唱其他童谣也可使宝宝配合做动作，帮助宝宝懂得童谣的韵律，记得在几个音节之后会有一个有趣的动作。

给宝宝听八音盒

听觉的发展对语言的发展有重要意义。宝宝出生后即有听力，在日常生活中发展和训练宝宝的听觉，轻快、柔和的音乐不仅能发展了婴儿的听觉，还会从小培养他对音乐的兴趣。

实践证明，宝宝不但能在短时间安静注意地听音乐，甚至有的婴儿听到音乐声时会停止哭闹。能转动彩条的八音盒更容易吸引婴儿听，发展他的听觉。

教宝宝认识自己

婴儿对自己的认识，来自于环境，大人要有意识地促进孩子认识自己，用多种形式让孩子了解自己的变化，意识到自己的变化。可以让宝宝闭上眼睛，让他用手分别摸头、鼻、眼、耳朵、足等来了解自身。

6个月宝宝智能测评

大运动：俯卧翻身。

精细动作：会撕纸，把弄桌上的积木。

适应能力：两手同时拿住两块积木，玩具失落会找。

语言：叫名字会转头。

社交行为：自喂饼干，会找躲猫猫（手绢挡脸）的人的脸。

7个月：稳稳当当坐着玩

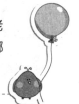

宝宝的好奇心越来越强，什么都喜欢研究，也会感到害怕。宝宝不喜欢老躺着玩了，坐着玩能让他更开心，妈妈也可以教宝宝爬行哦。看着宝宝肥嘟嘟的小肚子在床上蠕动，你会笑得很开心呢。

宝宝生长发育

男宝宝身高平均为69.8厘米左右，体重平均为8.76千克左右，头围平均为44.2厘米左右；女宝宝身高平均为68.2厘米左右，体重平均为8.11千克左右，头围平均为43.1厘米左右。这个时期的宝宝，前囟门开始逐渐变小，囟门大小多在1.5厘米以内（对边中点连线的距离）。多数宝宝已经长出了1～3颗门牙，如果下面中间的两个门牙还没有长出，这个月也许就会长出来。

宝宝智能发育

扶着掖下时能够上下跳跃，坐在桌子边的时候用手抓挠桌面，可以够到桌上的玩具，会撕纸，会摇动和敲打玩具，两只手可以同时抓住两个玩具。这时他开始主动模仿说话声，在开始学习下一个音节之前，他会整天或几天一直重复这个音节。能熟练地寻找声源，听懂不同语气、语调表达的不同意义。能够理解简单的词义，懂得大人用语言和表情表示的表扬和批评；记住离别一星期的熟人3～4人；对镜子中的自己有拍打、亲吻和微笑的举动，会移动身体拿自己感兴趣的玩具。

减少奶量准备断奶

在断奶前一段时间，已经合理地添加了各类辅助食品。由于断奶后宝宝胃肠消化功能较弱，饮食还不能和成人一样，要在原来宝宝已习惯食用的各种辅助食品的基础上，逐渐增加新品种，使宝宝有一个适应过程。因为母乳是宝宝抵抗力的来源之一，断奶后，要注意增强宝宝的抵抗力。

宝宝舌苔与饮食

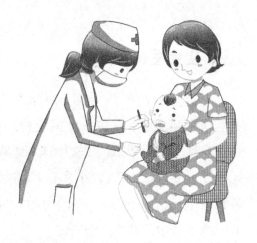

·舌质淡白，舌苔薄白。多为寒证，见于感冒早期，可选择性质偏温的饮食，如红枣糯米粥等，以软食、羹食为宜。副食选择清淡性温的牛肉汤、羊肉汤、蛋花汤、红萝卜、洋葱、红糖等，并用醋、姜作为调味剂。水果可吃苹果、蜜桔等。少吃性偏寒凉的食物，如凉拌菜、黄瓜、冬瓜、绿豆芽、蟹、螺、鸭蛋等。忌吃冷饮。

·舌苔白腻，或白厚腻。多为寒湿，应选用温胃健脾、散寒化湿的食物。少吃甜腻厚味的食品，否则会导致腹胀及食欲减退。

·舌苔微黄，或黄腻。为脾胃湿热或肠胃积滞所致，见于感染、发热或消化功能紊乱，常伴有口舌干渴、烦躁、大便干结等症状，饮食上应选用清热利湿的食物，如白萝卜、西红柿、丝瓜、藕粉、绿豆或薏仁，水果可选用山楂、梨等。

·舌苔薄少或光滑无苔，或舌苔部分剥落。多因胃肠湿热或阴虚火旺所致，见于寄生虫病或慢性消耗性疾病。可选用百合汤、雪梨、西瓜等有滋阴降火、生津止咳作用的膳食，避免吃辛温的食物，如羊肉、蒜、洋葱等。

辅食自己做还是购买

自己在家做辅食的优点是能够保证原材料的新鲜。越是新鲜的食物，营养素保持得就越好。比如新鲜蔬菜，只要放上一天，营养素就损失不少。但是，自己做辅食，从买菜、清洗到加工、制作，要花费不少时间。而且宝宝吃得很少，量太小不好做，一次多做些存在冰箱里，营养素也会损失一部分。

购买现成的婴儿食品是很多职场妈妈的选择。婴儿食品的生产是禁止用防腐剂的，而且真空包装的产品营养流失得也较少，可以放心给孩子吃。现成的菜泥确实要比自己做的更精细，更易吸收，比较适合小宝宝。

不要让宝宝吃太多

婴幼儿全身器官都处于一个幼稚、娇嫩的阶段，它们的活动能力很有限。如果吃得太饱，就会加重消化器官的工作负担，大脑中主管胃肠消化的区域兴奋时间过多，必然引起语言、思维、记忆、想象等大脑智能区域的抑制，大脑智力发育会受到影响。

如果宝宝长期吃得太饱，就会阻止饥饿状态下能刺激宝宝骨骼生长的生长激素的分泌，影响他以后的身高。

而且，吃得多了积食会便秘，宝宝吃的东西又杂又多，接下来的几天一直胃口不好，肚皮鼓鼓的，大便排不出来，这便是因为进食过量引起的积食便秘了。

贴心叮咛

根据宝宝平时的进食情况确定食物量。随着宝宝年龄的增长，他的饭量也会慢慢变大。如果宝宝吃得过多，可以陪宝宝多玩一些有趣的游戏。游戏期间给宝宝喝一些温开水，能促进消化液分泌，帮助消化吸收。

🐘 本月辅食推荐食谱

·果泥：将水果洗净去皮，去核，切成碎块状，加适量糖，隔水蒸烂，搅拌成泥。

·苹果泥：苹果切开，用匙轻轻刮下泥状物即可。

·香蕉泥：香蕉去皮在盆内用匙搅烂即成香蕉泥。

·蔬菜泥：蔬菜洗净切碎，加少许水，略调味，在锅内焖烂。

·红枣泥：枣洗净后煮约20分钟，去核去皮压成泥。

·南瓜泥：南瓜洗净去皮，蒸熟压碎。

·苹果胡萝卜泥：果菜各半洗净，苹果去皮去核切碎，胡萝卜煮熟挤压，倒入碎苹果煮烂，加适量蜂蜜搅匀。

·菜泥：取适量的新鲜无农药污染的绿叶蔬菜，如小白菜、小青菜等，洗净，捣碎，去掉菜筋，和菜汁一起放入锅中，加适量的植物油与盐，煮熟，即成菜泥，晾温后，可用小勺喂宝宝吃，菜泥含有较多的维生素、矿物质是母乳中尤其产后6个月后的母乳中所缺少的，对帮助宝宝消化，防止大便干燥，减少肠道毒素，多有益处。

🐘 如何制作蛋黄泥

将鸡蛋洗净，放入锅中煮熟，剥去蛋壳，除去蛋白，取其蛋黄，加入开水少许，用匙搅烂即成，也可将蛋黄泥用牛奶、米汤、菜水等调成糊状，即可食用。

🐘 如何调制米粉

婴儿米粉的基本成分是纯米粉加入各种维生素和矿物质等，不仅可以为宝宝提供足够的能量，还能保证各种营养的供应。这个阶段的有些米粉中还添加了蔬菜、水果或蛋黄，从口味上说更丰富，可以等宝宝习惯米粉的口感后交替食用。比如，交替喂胡萝卜配方和蛋黄配方的米粉，不仅可以使营养更全面、均衡，还能避免他们产生厌烦感。

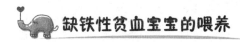
缺铁性贫血宝宝的喂养

动物血、肝脏、红色肉类、木耳、黑芝麻、菠菜等都可以起到补血作用。最好的补血食物就是动物性的食物，因为这些食物当中的铁都是血红素铁，进入人体后会被快速地吸收，而菠菜当中的铁属于非血红素铁，在人体内需要转化的。

服用铁剂的注意事项

补铁剂适合饭后服用。因为食物能延长铁剂在肠道内的停留时间，可使铁质充分被人体吸收，而且还可减轻对胃肠的刺激。

服药期间应多给宝宝食用一些富含维生素C的水果和蔬菜，以促进铁的吸收。忌食花生、核桃、葵花籽等，以免破坏铁剂的有效成分。

铁剂在胃肠道内与硫化氢结合会使大便颜色变成黑色，易被误认为上消化道出血而引起的黑便。家长应事先知道，避免不必要的惊慌。

服铁剂易导致便秘，因铁剂可使肠蠕动减弱，故要求多吃富含纤维素的食物，如青菜等，以保持大便通畅。

让宝宝用杯喝水

7个月的宝宝可以自己稳稳当当地坐在椅子上，小手的抓握能力也在加强。爸爸妈妈们可以购买两边带有握把的学习杯，让宝宝练习使用双手。妈妈协助宝宝握紧杯子，慢慢将杯子里的水倒入宝宝口内。当宝宝练习成功之后，记得要及时鼓励宝宝，并逐渐增加杯子内的盛水量。

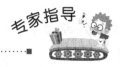

专家指导

宝宝练习喝水时，即便宝宝做得不够好，爸爸妈妈们也不要责怪他，以免影响其学习用杯子喝水的积极性。不需要为了鼓励宝宝而给宝宝有味道的水，不要为了方便而继续使用奶瓶。

宝宝吹空调须注意

空调温度不能太低，应该先把孩子抱到房间里，再开空调。不要先把温度降下来再抱孩子从温度高的地方到房间里。想让孩子出去时，应该先关空调，等一段时间再抱出去，道理是一样的。不要在热和冷两个不同的环境里频繁活动，这样是最容易感冒的。

早、晚房间里要开窗透气，空气对流。开空调的房间要在地上洒一些水或放一盆水，这样孩子就不会觉得干燥或者呼吸出现不适反应。

经常清洁空调的过滤网，你会发现它真的很脏，你吸进去的空气全部是从那样脏的过滤网出来的时候，你会睡不着觉。

婴儿在房间里时，温度开到27～28℃最合适，应该使用最小的风速，避免冷风直接能吹到婴儿，不要开摇摆风。

适当地盖些薄毯，不要在空调房间里让小孩睡凉席，要保护好孩子的肚子和背，也不要盖很多，生怕孩子着凉，以手脚不冷为标准。

不要让宝宝整天都待在空调房间里，每天清晨和黄昏室外气温较低时，最好带孩子到户外活动，可让宝宝呼吸新鲜空气。

室内裸体空气浴

室内裸体空气浴也是宝宝健身的好办法。当天气情况不允许带宝宝做室外活动时，可以让宝宝在室内进行裸体空气浴。

室内裸体空气浴以前，应该先开窗20分钟，进行空气交流之后，等到室温升到20℃左右时，就可以把宝宝的衣服全部脱掉，把宝宝放在床上，或者在木质地板上铺上一块较厚的毯子，把宝宝放在上面。

活动的方法可以由宝宝的兴趣而定，如果宝宝原来一直坚持做婴儿体操，但到7个月时不爱做了，就不要勉强宝宝继续做，应改换成宝宝喜欢的游戏，只要能活动全身，任何活动都可以达到健身目的。

宝宝出汗多要防脱水

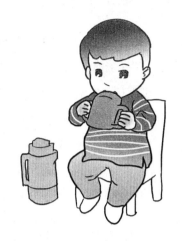

夏季宝宝出汗后缺水没有得到及时补充，很容易引起脱水。对于这种非病理性脱水，妈妈只要细心护理就能预防和改善，比如为宝宝营造一个舒适凉爽的环境非常关键，周围温度不能过高，给宝宝多喝白开水。另外，宝宝的辅食口味一定要清淡，避免加过多盐或糖而增加宝宝肾脏的负担，从而加重脱水。

宝宝尿液颜色不正常

如果宝宝有发热、乏力、食欲明显减退并有恶心、呕吐、尿液深黄等表现，最好到医院查一下肝功能，看看是否有异常。

如果宝宝在治疗某些疾病时，用维生素B_2、黄连素等药物，可使宝宝的尿液颜色呈橘红色。饮食中的胡萝卜素，也会使尿色呈现棕黄色。

排除了病理性因素之外，一般宝宝的尿色变黄，往往与饮水量、出汗情况有关，妈妈不必过于紧张。注意，在宝宝活动量大、出汗多的情况下，要及时给宝宝补充充足的水分。

如果宝宝的尿色变白，同时伴有其他症状时，如发热等，家长要注意有无病理性原因。请找医生检查一下。如果尿液呈乳白色，妈妈可要小心了，可能小便中有大量的脓细胞，一定要到医院做进一步的检查。

如果宝宝的尿液淡红或浑浊，很有可能是尿路感染所致，在女宝宝中较为多见。父母只要留心观察，会发现宝宝排尿的次数比平时多，有的宝宝会自诉"尿尿痛"，也有的宝宝有体温升高的现象。如果宝宝仍用尿片，细心的家长会发现宝宝的尿有异味。

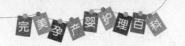

给宝宝做盆浴

将浴盆洗涤干净，水温适度，双手托住宝宝的胸腹部，放入浴盆中，让宝宝在水里扑腾，练习浮水。

通过浮水能促进宝宝四肢和躯干的肌肉发育，提高免疫力，调理神经功能，增强肺功能，促进宝宝生长发育。

如果宝宝不太适应，应停几天再试做1次。如果宝宝很高兴，则可以隔1天做1次。每天盆浴时间不宜过久，以5~10分钟为宜，随着宝宝年龄增长，可逐渐延长时间。

如何让宝宝爱上洗澡

给两岁以下的小宝宝大多数都非常不情愿洗澡。不过爸爸妈妈们也不用过分担心，其实只要掌握方法，稍加练习就可以让宝宝觉得洗澡时间是一天当中最好的时光。

·在给宝宝洗澡的时候，舀一些温水轻缓地滴在宝宝的肚子上面。往宝宝身上泼水的时候，要一直对着宝宝笑，与宝宝说话，如果宝宝看起来似乎还是很紧张，泼水要慢慢来。

·把一些颜色鲜艳的海绵放入盛有水的浴盆中让宝宝挤压海绵玩。

·宝宝洗澡时，在浴盆里出现大量的肥皂泡能够让宝宝特别兴奋。

·让宝宝边洗边玩玩具，或是给他一块小毛巾，摆弄着玩，这样会使他觉得洗澡很有趣。可以把宝宝玩的塑料小鸭子、塑料杯子、塑料勺子、小船放在浴盆里让他玩，他很愿意在水里面伸手抓这些东西玩。在宝宝玩玩具的同时，他会很愿意配合父母给他洗澡的动作。

贴心叮咛

给小宝宝洗澡要注意很多的问题，比如水温是否合适、室温是否过低、时间不宜太久等事项，如果这些都已经准备好了，就可以准备给宝宝洗澡了。

去除宝宝头垢

去除宝宝头垢需要以下妙招。

· 洗澡时，将水轻轻地淋在宝宝头上，注意别把水溅到宝宝的眼睛和耳朵里。

· 在长头垢的部位擦一点橄榄油。

· 10～20分钟，待头垢软化后，用软硬适度的刷子把大块的头垢刷松。

· 用宝宝洗发液洗头，然后用清水把洗发液和头垢冲洗掉。

· 将宝宝抱起，用柔软的干毛巾将宝宝的头轻轻拭干。

为宝宝按摩

按摩最好在两次喂奶中间进行，室温在22～26℃，室内最好阳光充足。

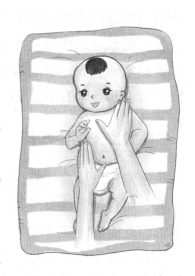

按摩前，新妈妈应摘去身上的装饰，包括戒指和手表，指甲应剪短。然后用热水洗手，可用婴儿油作为润滑剂。

给宝宝脱下衣服，放在床上的尿垫上，新妈妈可采取适合的姿势进行按摩，按摩的顺序是从头到脚，先从头部开始，接着是脸、脖颈、肩膀、手臂、胸部、腹部、背部、腿和脚，最后再从脖颈到脚左右对称地进行按摩。按摩时动作要轻柔，刚开始是轻轻地抚摩，然后观察孩子的反应并可增加一点手力，轻柔地推动皮下肌肉的活动。

按摩时，如果孩子有愉快的表情，表明他需要这种按摩，每个身体部位一般可按摩2～3遍，小的身体部位可用手指尖或手指按摩，大的身体部位可用掌心或整个手掌按摩，每次按摩数分钟，逐渐延长至20分钟。

按摩时，可放一点柔和的音乐，让宝宝全身自由地放松。

 **如何给宝宝上眼药**

滴眼药前家长最好争取宝宝的配合。合作的宝宝可取坐位或卧位，脸面朝上。

不合作的宝宝最好由另一家长抱住，使头部固定。

滴药前一定要注意查看药瓶上的名称，核对后再滴药。

方法是用左手手指轻轻扒开宝宝的下眼皮，暴露眼球后右手持药瓶对准眼内滴药1~2滴，然后持续几秒钟再放手，使药液在眼内散开，再让宝宝闭眼。

注意不要用力去扒宝宝的上眼皮，这样容易压迫宝宝的眼球。

上眼药膏的方法基本相同，也是将药膏挤到下眼皮内侧或用消毒小玻璃棒蘸药涂在下眼皮内。

上药水后，要用手指压迫鼻梁根部的泪囊处2~3分钟，以避免或减少药液的吸收，增加药物在眼内的局部作用，同时还可避免某些药吸收后引起身体的不良反应。

宝宝生病要吃药

宝宝在出生后一两日，就已具备分辨味道的能力了，喜欢吃甜的东西，而对苦、辣、涩等味会表现出皱眉、吐舌，甚至哭闹而拒绝下咽，因此给宝宝喂药是件令家长头疼的事情。

首先就是分散他的注意力，实在不行，去医院或者婴儿专用店，问问有没有专门给宝宝用的吸管。宝宝专用喂药的吸管可吸入液体的量都有标识，家长可按标识的量喂药。

如果是颗粒先把它揉碎，然后加几滴水混合，也用喂药吸管吸，然后让宝宝半躺，很容易喂下去。

小吸管只要操作得当，是宝宝喂药最安全的办法，关键是爸爸妈妈要一起行动，分散宝宝的注意力，这样就不会呛到宝宝。

增强宝宝免疫力

·多喝水。多喝水可以保持黏膜湿润，使黏膜成为抵御细菌的重要防线。为了宝宝健康，妈妈要让宝宝理解喝水的重要。

·不必过于洁净。免疫系统能对传染病原形成免疫记忆，再次遇到时可以很快将其消灭。如果家里处于完全无菌的环境，宝宝就没有被感染而产生抗体的机会，抵抗力反而减弱。

·教宝宝洗手。要培养宝宝基本的卫生习惯，尤其上厕所后把手洗干净以防止拉肚子或尿道感染等疾病。

·足够的睡眠。成长中的宝宝每天需要8～10小时的睡眠，如果宝宝晚上睡得不够可以让他在白天小睡片刻。

·多吃蔬果。宝宝容易偏食，营养不均衡会造成肺和消化道黏膜变薄，抗体减少，影响人体防御功能。

教宝宝与别人相处

作为家长，首先应在日常生活中做出榜样，同时对宝宝的日常行为要给予积极的引导。比如，当自己的宝宝和另一个宝宝为了某件玩具发生争吵时，妈妈可以启发他自己想办法解决矛盾，要么两人轮流玩，要么大家一起玩，关键是小伙伴在一起要友好相处。鼓励宝宝赞赏对方，当其他小伙伴做了好事时，要由衷地赞扬他们。除了通过语言外，也可以用拥抱、牵手之类的友好举动表达对小伙伴的好感。

贴心叮咛

日常生活中，有些动作表示出攻击性，比如叫喊、皱眉和紧握拳头等；而有些动作，比如微笑、赞赏、拥抱等，则表示出友善的意味。对于刚学步的幼儿，年轻的爸爸妈妈要多加引导。

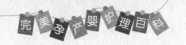
适合宝宝的玩具

此时宝宝已能坐起伸手取物或在地上爬行。爬行对宝宝视野开阔与大脑发育都很有帮助。这时，应选择简单、有趣、耐用的玩具，如机动玩具（机动的小汽车和会动的动物模型）、娃娃等。让孩子有兴趣爬着追赶玩具，这样既增强了体质，又能促进智力发育。

教宝宝多爬行

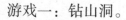

"三翻六坐，七滚八爬"，宝宝早爬行、多爬行，可有效地帮助其大脑发育，使大脑对手、足、眼的神经运动调控得以加强。

游戏一：钻山洞。

爸爸四肢着地成山洞状，让宝宝从爸爸的腹部钻过去。宝宝最喜欢钻山洞了，最好爸爸每天回家都和宝宝玩。

游戏二：抓玩具。

在婴儿前面放上会动、会响的玩具，婴儿会努力向前爬，当婴儿就要够到时，妈妈要不断鼓励婴儿。婴儿靠自己的努力够到了玩具，父母应该把宝宝抱起来，亲一亲，表示赞许，让婴儿体会到胜利的喜悦。

7个月宝宝智能测评

大运动：独坐自如。

精细动作：把弄到小球（直径约0.5厘米），自己取一积木，再取另一块。

适应能力：积木换手，伸手够远处玩具。

语言：发da-da、ma-ma。

社交行为：对镜有游戏反映，能分辨出生人。

8个月：开始笨拙叫"妈妈"

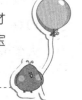

宝贝终于叫妈妈了，妈妈会幸福得热泪盈眶。爸爸也要多和宝宝说说话才行呢，当宝宝不肯叫爸爸时，你可以扮成一只米老鼠或者大肥猫来逗宝宝，宝宝不仅会笑还会跟着模仿呢。

宝宝生长发育

男宝宝身高平均为71.2厘米左右，体重平均为9.05千克左右，头围平均为44.8厘米左右；女宝宝身高平均为69.6厘米左右，体重平均为8.41千克左右，头围平均为43.6厘米左右。这个月宝宝不论体重、身高还是头围，增长速度都在放缓。本月宝宝头围增长进一步放缓，平均数值为0.6～0.7厘米。

宝宝在本月已长出了2～4颗乳牙。

宝宝智能发育

这个阶段的宝宝会左右自若地转动上身，也不会使自己倾倒。已经可以很精确地用拇指和食指、中指捏东西，他会对任何小物品使用这种捏持技能。能同时玩弄两个物体，如把小盒子放进大盒子，用小棒敲击铃铛，两手对敲玩具等。会捏响玩具，也会把玩具给指定的人。展开双手要大人抱。用手指抓东西吃，不论有没有出牙，都会吃小饼干，有咀嚼动作。将东西从一只手换到另一只手。不论什么东西在手中，都要摇一摇，或猛敲。

辅食精细逐渐变化

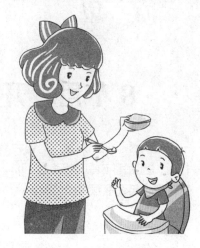

添加肉末、鱼泥和动物血等辅食。肉末富含蛋白质、铁、磷等，选用新鲜的猪瘦肉及羊肉剁碎而成。初食时量应少些，每天10克，以后逐渐增多到每天50克。豆制品也应经常给宝宝食用，宜从少量开始增至每天25～50克。动物血含有丰富的血红蛋白铁，易被消化吸收，但不能存放太久，当天做当天吃。开始吃整个鸡蛋和碎菜，增加豆腐和蔬菜的供应量。

本月添加辅食的种类

这个时期的宝宝的体重如果大幅度增加，80%是摄取了过多的热量，如果宝宝很瘦小或发育很慢，很可能是热量不足。宝宝所需的热量开始大半从母乳或奶粉中摄取，后逐渐转变为从固体食物中摄取。

首先要补充蛋白质，肉、鸡、鱼以及豆腐都含有优质蛋白质，可以把这些做成宝宝能吃的食物喂给宝宝，但一次不要太多，应给宝宝调剂着吃。还有就是谷类和其他碳水化合物，一天给宝宝吃2～4匙的谷类食品，就能提供给宝宝基本的维生素、矿物质及蛋白质。谷类食物中有全谷类麦片、米片、粥或面条等。不要因为母乳或奶粉量的递减而减少宝宝对水分的摄取，尤其在夏天，更要多喂水或稀释过的果汁。由于这个时期宝宝在胎儿时期储存的铁质已快要耗尽，需及时补充含铁质的食物。

别让宝宝迷上甜食

"甜食综合征"又叫"儿童嗜糖性精神烦躁症"。表现为精力不集中、情绪不稳定、爱哭闹、好发脾气等，这种病症直接影响着小儿的生长发育。

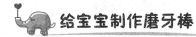 宝宝不宜喂蜂蜜

未满1岁的婴儿不宜吃蜂蜜：蜂蜜在酿造、运输与储存过程中，易受到肉毒杆菌的污染。婴儿由于抵抗力弱，食入肉毒杆菌后，会在肠道中繁殖，并产生毒素，而肝脏的解毒功能又差，因而易引起肉毒杆菌性食物中毒。食用蜂蜜中毒的婴儿会出现迟缓性瘫痪，哭声微弱，吸奶无力，呼吸困难。小于6个月的婴儿更容易感染此病，中毒症状常发生于吃完蜂蜜或含有蜂蜜食品后的8～36小时，症状包括便秘、疲倦、食欲减退等。

给宝宝制作磨牙棒

胡萝卜磨牙棒：新鲜的胡萝卜洗净，刨去那层薄薄的外皮，切成如妈妈的食指大小，适合宝宝手抓。什么调料都不用放，隔水蒸，硬度视宝宝的需要而定。最好煮成外软内硬的程度，既让宝宝可以吃到些胡萝卜又不至于被消灭得太快，是不错的磨牙物。

香菇磨牙饼：香菇去除根蒂部分，只保留顶盖备用。在沸水或任何的汤中投入整个的香菇顶盖煮熟即可，千万不要炖得酥烂。待香菇变凉就可以拿来给宝宝当磨牙饼，既鲜香又软硬适度，咬烂了就再换一片。最好用新鲜香菇，肥滑、弹性好、硬度较低。

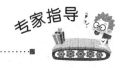

专家指导

用蔬菜做"磨牙棒"，能帮助宝宝尽早熟悉蔬菜的味道。也可把胡萝卜、黄瓜、白萝卜等去皮，刻成各种各样的形状，比如刻成小动物，拿给宝宝，既能咬，又能玩，妈妈还可以教他认物、辨色。

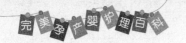

如何制作肝泥

第一步，先把去过毒的肝切碎，放到研磨碗里。然后用一个小勺使劲碾，细细的肝沫就从漏勺里出来了。

第二步，把磨好的肝沫加少许水和盐，调匀后隔水蒸熟，至少需要蒸半小时。这样，肝泥就做好了。

正确的断奶方法

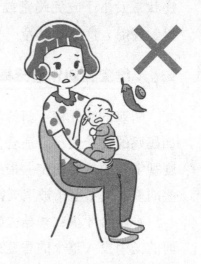

断奶前，要有意识地减少妈妈与宝宝相处的时间，可以增加爸爸照料宝宝的时间，给宝宝一个心理上的适应过程。让宝宝明白爸爸一样会照顾他，逐渐减少对妈妈的依赖心理。这个时候就要充分发挥爸爸的作用，来帮助宝宝渡过"断奶期"。在断奶前后，妈妈适当多抱一抱宝宝，多给他一些爱抚是必要的，但是对于宝宝的无理要求，却不要轻易迁就，不能因为断奶的歉疚而养成了宝宝的坏习惯。开始断奶时，可以每天都给宝宝喝一些配方奶，也可以喝新鲜的全脂牛奶。尽量多鼓励宝宝多喝牛奶，妈妈也可以为宝宝多做一些美味的辅食。

预防断奶综合征

将婴儿期以母乳为主的饮食逐步过渡到以粥、饭为主，渐渐添加各种辅助食品至接近成人饮食的过程。一般选择春秋季节，宝宝健康状况良好时断奶。一般不宜在夏天断奶，因夏天易发生消化道疾病。宝宝的食物应单独做，要求精细、干净，并要煮烂，不要吃大人嚼过的食物。如果出现断奶综合征，应积极进行饮食调整，给予每天每千克体重1~1.5克蛋白质，同时多吃些新鲜蔬菜和水果来补足维生素。

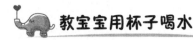 **教宝宝用杯子喝水**

最好能在婴儿6～8个月大时就开始尝试让他用水杯饮水，这样可以给婴儿充足的时间以适应没有奶瓶的日子。

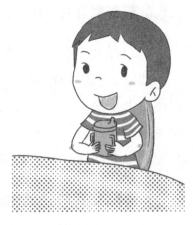

开始，父母可以为孩子选用方便水杯因为婴幼儿在用这种水杯的吸管喝水时，感觉很像是在吮吸奶瓶。如果小宝贝希望用你的水杯喝水，可以为他准备一只普通的塑料杯让他在吃饭时练习。当然，你也得做好充分的心理准备，小家伙很可能会像洒水车一样把大部分水都泼在外面。

若干天或几周后，你就可以逐渐用普通水杯替换方便水杯了。这期间千万别让小家伙对方便水杯产生依赖。有调查表明，如果长期让宝贝用方便水杯饮用含糖分的饮料，对幼儿牙齿造成的损害并不比奶瓶小。为避免此类情况的发生，最好只在用餐时间让孩子喝牛奶或果汁，其余时间喝白开水即可。

挑选健康饮水杯

挑选饮水杯从以下几方面入手。

· 可否消毒。并不是所有的杯子都可以消毒，外盒上一定注明：可否机洗与可否消毒，购买的时候务必要看清楚。

· 主要有鸭嘴式与吸管式两大类别。虽然各大品牌部拥有自己的专利设计，一般分为鸭嘴式与吸管式两种，软口（管）一般都是采用活性食用硅胶制成，比较接近奶嘴的感觉。

· 有刻度与无刻度两种。所有的奶瓶都有刻度，但是并不是所有的杯子都有，没有刻度的杯子用来调配方奶粉就不方便。

· 有把手或没有把手可选。有些杯子是有把手的，也有一些杯子，做成了方便宝宝拿握的造型就不再配备把手，还有一些品牌将把手作为选配件。

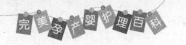

教宝宝学会坐便盆

8个月的宝宝已坐得很好，即使大人放开手，也能坐得稳稳当当了。此时，爸爸妈妈应该培养宝宝坐便盆的习惯。每天定时让宝宝坐在便盆上排便，久而久之就形成了习惯。但是，在这个时期绝不能强迫宝宝坐便盆。如果宝宝一坐便盆就打挺，或吵着闹着不干，过了五六分钟也不肯排便，不必太勉强。

消除宝宝对便盆的恐惧

为了消除宝宝可能对便盆的恐惧感，可将便盆放在宝宝经常活动的地方，最好是卧室、客厅、阳台等比较明亮的场所。

也可以将宝宝的便盆放在马桶旁，然后跟宝宝说："因为宝宝现在小，所以坐在便盆上尿尿和便便。妈妈长大啦，所以就坐在马桶上面。等宝宝长大一点，就可以像妈妈一样坐马桶了。"宝宝不用多久，就会发现坐在便盆一样"自然又安全"。

当宝宝被带到便盆旁，妈妈可以协助他，或试着让他自己处理。当发现宝宝有排便的表情时，要称赞、鼓励他，加强宝宝的动机。宝宝顺利完成后，要给他鼓励和称赞。即使只是高兴地告诉爷爷奶奶或告诉保姆都行，这也是对宝宝最好的奖励。另外，还应对宝宝经常提醒，反复强化坐便盆的重要性，加强宝宝对便盆的认同感。

贴心叮咛

将便盆放在宝宝游戏地方的旁边最好，也允许他当作一般小椅子用，或是穿着衣服进行假装上厕所的游戏。可以挑选有卡通人物的小内裤，并且告诉他"如果不希望弄脏你喜欢的卡通人物，那就要学习脱裤子，在便盆上尿尿才行。"

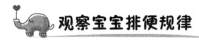

观察宝宝排便规律

训练宝宝养成定时大便的习惯，要先摸清宝宝每天大约什么时间排便次数多，到了这个时间爸爸妈妈就要格外注意了，如果发现宝宝有出现脸红、瞪眼、凝视等神态时，就应把宝宝抱到便盆前，并用"嗯、嗯"的发音使宝宝形成条件反射，久而久之宝宝一到时间就会有便意了。

夜间哭醒别马上抱

哄宝宝入睡最好"不抱、不拍、不摇、不给安慰物"。宝宝夜间结束一个睡眠周期醒来，父母最好让宝宝自然转入下个周期。正确做法是宝宝夜间醒来哭闹时，不要立即去抱和拍，多等几分钟，多数宝宝哭闹一下会自然转入下次睡眠。如果宝宝哭闹厉害，尽量不要马上过去抱孩子，可以用轻柔的声音安抚宝宝。

让宝宝一觉睡到天亮

白天给宝宝安排好合理的、有益的活动，让宝宝精力得到释放，保持身心愉快，夜间入睡自然就容易了。安排好规律的睡眠时间，包括合理的午睡，并确定上床时间；建立固定的睡觉前常规活动，包括入睡前洗脸、洗脚、放音乐、讲故事等；给宝宝一个放松、舒适的睡眠环境，光线要暗，远离让宝宝分散注意力的物品，比如电视、电话等。另外，有些宝宝需要一些安慰物，如抱熊等玩具，这样可以缓解宝宝的焦虑不安情绪。

贴心叮咛

当宝宝不想睡觉或哭闹时，坚持不让宝宝起床，可以抚摸宝宝，引导宝宝逐渐安静下来，语气要坚定温和告诉宝宝这是睡觉而不是玩的时间；不要将卧室作为宝宝的惩罚场所，以免宝宝对睡眠有排斥、恐惧的心理。

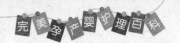
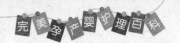 眼中异物小心处理

当异物进入宝宝眼睛时，先阻止他用手揉，然后将宝宝的上下眼睑轻轻翻开，并用嘴小心将异物吹出，有条件的话，可用生理盐水将异物直接冲出来，也可以滴入眼药水，促使异物随药水和眼泪一起流出来。一旦异物出来后，应坚持滴眼药水或涂眼药膏以防止继发感染。问题严重时应及时就医。

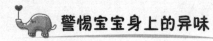 警惕宝宝身上的异味

尿臊味

患有慢性肾炎或肾病的宝宝，如果病情进展到慢性肾功能衰竭阶段（俗称尿毒症），某些毒性物质（如尿素氮、肌酐等）会因为无尿而不能排出体外，潴留于血液中，就会使病儿呼出的气息散发出尿味，它是病情趋于严重的一个危险信号。

粪臭味

患有膀胱结肠瘘的宝宝，肠道里的粪便可通过瘘管进入膀胱，溶于尿液中，因而排出的尿通常带有粪臭味。

脚汗味

病儿体内缺乏异戊酸辅酶，致使血液中异戊酸浓度增高，而使其体表与呼出的气息出现脚汗味。多表现为智力低下，并可出现呕吐、昏迷等症状。

口臭

口腔发出难闻气味，一般见于口腔炎症、胃炎、胃溃疡等消化道疾病。

肝臭味

罹患爆发性肝炎或其他原因导致的肝功能严重损害的病儿，常呼出一种特殊性臭味，叫做肝臭。表明肝脏功能受到严重损害，是病情危重的表现。

避免围栏带来的伤害

使用婴儿围栏时，家长不要远离婴儿围栏，因为宝宝随时都可能发生意想不到的事情。不要降低网格围栏的侧面，宝宝会爬进疏松网格围栏形成的口袋。正在长牙的孩子会咬覆盖于围栏上的乙烯树脂或塑料，因此家长应定期更换检查上面的裂口和空洞。

木质围栏条木之间的距离不应超过6厘米，以免宝宝的头部被夹在缝隙里。在选择围栏时，尽量选择可以调整高度的围栏，因为这样可以依据宝宝的生长速度来调整护栏高度，或是依据其他需要来作调整。这样不但比较安全，还可以延长围栏的使用期限。

宝宝爱咬人怎么办

宝宝会长出第一颗乳牙，长牙时期宝宝会有口腔不适的感觉，会因为牙龈疼痒而咬人咬物。可给宝宝一些满足咬的需要的替代品，比如磨牙棒或饼干之类，让宝宝有更多的咀嚼机会。看到宝宝要咬人时，可以用其他宝宝感兴趣的物品转移其注意力。

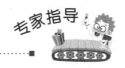

专家指导

如果被宝宝咬了，要装做若无其事的样子，淡化宝宝咬人的行为。要告诉宝宝，咬人是错误的，会给别人带来疼痛。要保持家庭气氛的和谐，增加孩子日常的游戏活动，可控制孩子因咬人而产生的兴奋情绪。

接种麻疹减毒活疫苗

接种此疫苗以后，可刺激机体产生抗麻疹病毒的免疫力。用于预防麻疹。注射后一般无局部反应。在6～10天，少数宝宝可能出现发热反应以及散在皮疹，一般不超过两天可自行缓解，通常不需特殊处理，必要时可对症治疗。

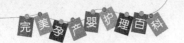
防止宝宝语言饥饿

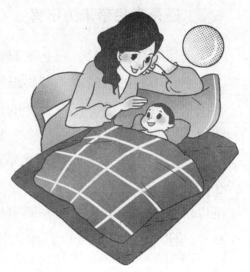

孩子说话比较晚，父母往往都从孩子身体上找原因，以为孩子得了什么病，却没有想过，其实是自己的教育方法出了问题。外加父母和家里的老人将更多的注意力关注在孩子物质生活的保障上，忽视了与孩子的语言交流和沟通，这对孩子语言发展、认知发展等都是严重的损害。

睡前讲故事是培养孩子语言能力的一个重要方法。爸爸妈妈需要注意，一定要让讲故事的过程变得有趣。在讲故事的过程中，如果能同时调动宝宝的各种感官，如眼睛、耳朵、双手等，就会很好地吸引宝宝的注意力，促进智力发育。但要切记，睡前故事的内容要慎重选择，最好选择一些轻松、简短的小故事，千万不要选择那些悬疑或情节过于跌宕的故事。

让宝宝爱上模仿

模仿是孩子的天性，是孩子对自己身体行为上的一种确认，就好像孩子可以停在某一种系列的动作中，然后将此动作重复出来，最终形成自己的能力。由于它是身体的，因此是动作的模仿。这也是刚开始的模式，发展到后来，当然是对更抽象的事物的模仿。比如，语言的模仿、个人气质的模仿、风格的模仿。

1岁以内，孩子对语言有着极强的兴趣。他会听你说话，模仿你的语言。所以，你要面对宝宝说话，让他看到你的口型，这样，他不仅能尽早学会说话，甚至连你说话的语气、语速、语调都可以模仿得惟妙惟肖。新妈妈一定要注意自己的口头语言，要说文明的、规范的、准确的、富有美感的口语。

宝宝认出妈妈了

宝宝识别的能力进一步增强，对看到的东西有记忆能力，不但能认识父母的长相，还能认识父母的身体和父母穿的衣服。如果把一幅爸爸妈妈的照片给宝宝看，他会认出照片上的爸爸妈妈，高兴地拍手，而看到别人的照片则反应比较平淡。宝宝对外界事物能够有目的地去看了，不再是泛泛地有什么看什么，而是有选择地看他喜欢看的东西，如在路上奔驰的汽车、玩耍中的儿童。

过去，也许你的宝宝对身边的小朋友没有多大的兴趣，从现在开始，宝宝可能开始喜欢小朋友了，看到小朋友开始高兴得小脚乱蹬，去抓小朋友的头或脸。宝宝喜欢看电视上的广告，能盯着广告片看上几分钟。

贴心叮咛

有的宝宝还不认识爸爸妈妈，是因为父母陪伴宝宝的时间太少，以至于宝宝对爸爸妈妈不熟悉，宝宝感觉最亲近的是跟他经常在一起的人，所以爸爸妈妈们要多抽出时间陪伴宝宝，不要让宝宝把父母当成陌生人。

早教游戏：连续翻滚

让宝宝躺在柔软、平整的垫子上玩，妈妈把小球或小车从宝宝身边推出一小段距离，让宝宝去够取，宝宝会将身体翻过去但仍够不着，妈妈指着小球或小车说"滚过来"，宝宝就会再翻360°去够取。

熟练练习后，宝宝会十分灵便地连续翻滚。宝宝用连续翻滚的办法来移动身体，够取远处的玩具，不必依靠妈妈帮忙，会感到兴奋和自豪，连续翻滚可使宝宝动作灵敏，全身活动协调，又能为匍行及爬行做准备。

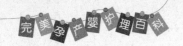

带着宝宝去旅行

引导宝宝感受、观察大自然中的感觉，说出天空的颜色、云彩的形态、空气的味道、微风吹来的感觉，这些都有利于拓展宝宝的感受和表达能力的细节。让宝宝观察大树的高度、树叶在风吹下摇摆和发出的声音，听一听小河的水流，伸手玩一玩水、玩一玩沙子，辨别花花草草的颜色，采一束有各种颜色的野花，编织成一只花冠给宝宝戴上，听一听小鸟的鸣叫。

常带宝宝去旅行，爸爸妈妈也能放松身心，同时让宝宝感受到大自然的魅力，拓宽认知，提高探索自然的兴趣和能力。

让宝宝玩滚球游戏

让宝宝玩滚球游戏可以训练孩子手眼协调性和快速反应能力；让孩子对物体运动方向改变有一定的预测性，训练孩子高级的连续动作运动技巧；促进孩子的手眼协调发展，提高空间知觉能力；增强宝宝的

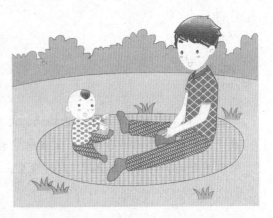

下肢运动肌力、控制能力和宝宝的手指灵活性，提高双手合作能力。

8个月宝宝智能测评

大运动：双手扶物可站立。

精细动作：拇指、无名指捏住小球（直径：0.5厘米）；手中拿两个积木，并试图取第三块积木（正方形，边长2厘米）。

适应能力：持续用手追逐玩具，有意识地摇铃。

语言：模仿声音。

社交行为：懂得成人面部表情。

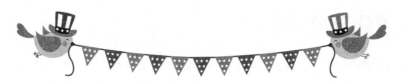

9个月：可以站起来啦

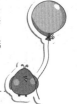

宝宝能够用手拿东西吃了，妈妈要对宝宝进行鼓励哦。给宝宝选购一套专用餐具吧，适时、适量地进行加餐。吃饭的时候不给他玩耍的机会，他就会乖乖吃饭了

宝宝生长发育

男宝宝身高平均为72.6厘米左右，体重平均为9.33千克左右，头围平均为45.3厘米左右；女宝宝身高平均为71.0厘米左右，体重平均为8.69千克左右，头围平均为44.1厘米左右。9个月宝宝前囟门还没有闭合，一般在12～18个月龄时闭合。牙齿已经有3～5颗了。这个月宝宝体重增长缓慢，身高却增长迅速，显得更加活跃，醒着时一刻也不停息地活动着，妈妈或看护人眼睛不能离开宝宝，因为宝宝随时可能把事情搞得一团糟。

宝宝智能发育

拇指和食指能捏起细小的东西；喜欢用食指抠东西，例如，抠桌面、抠墙壁。已经能用简单语言回答问题，会做3～4种表示语言的动作；听到熟悉的声音时，能跟着哼唱，说一个字并表示以动作，如说"不"时摆手，"这""那"时用手指着东西。知道自己的名字，听到妈妈说自己名字时就停止活动，并能连续模仿发声。此时的宝宝也许已经学会随着音乐有节奏地摇晃，能够认识面部五官，能够认识一些图片上的物品。

断奶应循序渐进

逐步减少喂奶次数，使宝宝逐渐适应各种新的食物，为完全断乳做好准备。添加辅食的口味从单一变为多样，渐渐适应各种口味，习惯吃"杂食"。食物种类从流质逐渐过渡到半固体、固体食物，可以锻炼吞咽和咀嚼能力。这些都可以减少孩子对母乳的兴趣，冲淡"恋母""恋乳"的心理。添加辅食同时，还应训练孩子用羹匙、小碗等食具喝牛乳、吃饭菜，以培养自食能力。

断奶的注意事项

现在正是宝宝快速生长发育的时期，需要比较多的营养，必须选择富含动植物蛋白质的食物、新鲜的蔬菜和水果。宝宝的饭菜要做得软一些、细一些，有色有味。每隔三四天新添一个品种，要从少量开始，饮食要定时定量，把米粥、面食作为主食，在大人进餐时给孩子一次吃饱，每次喂食量基本上一样，不让孩子吃零食。

再则，要注意保护母亲的乳房，断奶后可能会出现不同程度的乳胀，保护不好会使乳腺发炎，可以用吸奶器把乳汁吸出或者用手将乳汁挤出。

断奶后的饮食要求

断奶后必须注意为宝宝选择质地软，易消化并富含营养的食品，最好为他们单独制作。在烹调方法上要以切碎烧烂为原则。通常采用煮、煨、炖、烧、蒸的方法，不宜用油炸。进餐次数以每天4~5餐最好，即早、中、晚三餐，午睡后加一次点心。如果宝宝身体较弱，食量少，也可在上午九时左右加一次点心。至于每餐的量，应特别强调早餐"吃得饱"。

宝宝断奶后的饮食，一定要调配含蛋白质、矿物质及维生素丰富的食物，以保证营养素的需要。有条件者每天应供给250克牛奶或调好后的豆类代乳粉、豆浆。

断奶后不宜喝鲜牛奶

婴儿断奶后，有些妈妈直接开始给婴儿喝鲜牛奶，这样对婴儿的健康非常不利，牛奶的蛋白质含量太高，不易消化吸收，营养成分也不全面，乳糖含量较低，矿物质含量偏高，营养不均衡。牛奶中的磷含量太高，会直接影响钙在肠道的吸收，易导致缺钙。另外，有些宝宝喝了鲜奶以后，会发生肠道过敏反应，从而引起腹泻。

贴心叮咛

对于正在迅速成长的宝宝来说，评价乳品的标准只有一个，就是与母乳的接近程度，配方奶在营养构成上最接近母乳，其中又添加了宝宝生长发育最需要的各种营养成分。因此，宝宝断奶后，应按照其年龄段先选择配方奶。

添加柔软、半固体辅食

宝宝已经长出门牙了，他不再喜欢吃糊状食物，而喜欢吃有点"嚼头"的食物，妈妈这时给宝宝做的辅食应由半固体的泥、糊状转为较松软的固体食物。

而添加辅食时，可以在糊状食物中添加柔软的固体颗粒状食物，如将肉末、菜末、南瓜、胡萝卜、红薯、土豆等细丁煮烂后加入到米糊、粥或面条中去。

添加的食物颗粒可以粗些，也可以不过筛，但西红柿、茄子、葡萄等仍要去皮、去籽。这个月龄的宝宝可以不再喝果汁，而直接给他西红柿、橘子、香蕉等水果让宝宝自己啃咬。为了促进宝宝乳牙的萌出，妈妈可给宝宝食用饼干、烤面包片、馒头片等，也可选购钙奶饼干。

如何添加辅食补钙

豆制品的钙含量很丰富，动物骨头汤含钙也很高，在烹调时加点醋，以利于钙的溶出。每天多吃水果、蔬菜和豆制品，就能够满足宝宝身体所需的钙了。含钙食品主要包括：牛奶、酸奶、奶酪等乳类和乳制品；豆腐、豆浆等豆制品；还有虾皮、海带、紫菜、海鱼、鱼骨粉等水产品；以及蛋黄、排骨汤、藕粉、根茎类植物，芝麻、山楂等。

鼓励宝宝用手拿食物吃

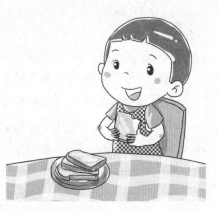

当宝宝把捡起的食物丢得四处都是时，不要训斥宝宝、限制宝宝，需要告诉他应该怎么做。

当宝宝捡起不能吃的东西并放到嘴里时，可以采用转移注意力的方法，替换孩子手中的物品，而不要急忙夺下来。这样会使宝宝不安，并可能形成其他不好的习惯。

给宝宝准备的可以用手捡起来吃的食物，种类需要多一些，如薯条、熟的胡萝卜、软质水果等。颜色需要丰富一些，但量不要太多。

吃饭时，允许宝宝动手捏食物吃，这样会让宝宝体会到吃饭的乐趣。

奶粉喂养须防牛磺酸缺乏

牛磺酸对婴幼儿中枢神经系统的发育有举足轻重的影响。在神经细胞的增殖周期中，牛磺酸可明显促进神经细胞间突触的形成和神经细胞的增殖，可显著提高神经细胞蛋白质含量。此外，牛磺酸对大脑神经细胞DNA的合成有明显的促进作用。如果婴幼儿缺少牛磺酸，会导致中枢神经系统发育缓慢，造成智力低下等不良后果。海鱼、贝类，如墨鱼、章鱼、虾、牡蛎、海螺、蛤蜊等富含牛磺酸。

不要盲目给宝宝补锌

7～12个月的婴儿每天只需要8毫克锌，之后随年龄增长，对锌的需求量缓慢递增。很多食物中都有锌，只要正常饮食，就不会出现缺锌问题。只有长期严重偏食、素食、营养不良的人才有可能缺锌。

锌是婴幼儿生长发育过程中必不可少的营养物质，缺锌可引起食欲减退、异食癖、免疫功能降低，严重缺锌可导致认知行为改变，影响智力发展，导致成熟延迟等问题。但是并不表示锌越多越好，人体对锌的需要是有限的，服用锌过量，不但无益，反而有害，甚至可致中毒。对于不缺锌的孩子来说，额外补充有可能造成体内锌过量，从而引发代谢紊乱，甚至对大脑造成损害。

服用锌过量会导致人体出现呕吐、头痛、腹泻、抽搐等症状，并可能损伤大脑神经元，导致记忆力下降。此外，体内锌含量过高，可能会抑制机体对铁和铜的吸收，并引起缺铁性贫血。尤其需要注意的是，过量的锌很难被排出体外。

别让宝宝吃太多豆腐

豆腐中含有丰富的蛋白质，一次食用过多不仅阻碍宝宝对铁的吸收，而且容易引起蛋白质消化不良，出现腹胀、腹泻等症状。在正常情况下，人吃进体内的植物蛋白质经过代谢，最后大部分成为含氮废物，由肾脏排出体外。婴幼儿的肾脏功能还没有完全发育成熟，肾脏排泄废物的能力很低，此时若不注意饮食，大量食用豆腐，摄入过多的植物蛋白质，势必会使体内生成的含氮废物增多，加重肾脏的负担，伤害宝宝稚嫩的肾脏，不利于身体发育。

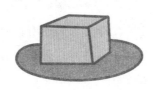

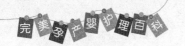

让宝宝多吃绿豆芽

绿豆芽是由绿豆经处理后的食品，其中某些营养成分比绿豆的含量成倍提高。

绿豆在发芽过程中，蛋白质所含的氨基酸可重新组合，使绿豆中较为缺乏的氨基酸大幅度提高，并使氨基酸的比例更适合人体的需要，从而提高了绿豆芽的营养价值。

绿豆通常不含维生素C，但经发芽后含维生素C含量十分丰富。尤其发芽4～7天的芽，每100克豆芽含维生素C达数百毫克，如果在发芽时有日光照射，则维生素C含量还要明显提高。

绿豆芽中还含有丰富的尼克酸、维生素B_2、维生素B_1以及胡萝卜素。

让宝宝乖乖吃饭

第一，控制零食，不要吃太多水果，适当增加孩子运动量。确保孩子有饥饿感以后，再吃正餐。第二，孩子要有自己固定的餐椅、餐具。第三，习惯的养成贵在坚持。

想要教育宝宝养成良好的用餐习惯，父母要讲策略。首先要有固定的用餐时间，不能随意调整用餐时间，否则会打乱宝宝的用餐习惯；其次要根据宝宝的胃口，适量准备食物，不能给宝宝超过他们饭量的食物，以免让宝宝害怕吃饭。孩子表现得好就及时表扬，不赞成物质奖励。一般前半碗，孩子都会自己吃的。后半碗孩子自己不想吃了，大人也不要追着逼着喂。如果让孩子吃太饱，容易导致消化紊乱，食欲不振。

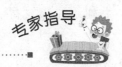

专家指导

宝宝都是照样学样，因此父母自己必须有良好的用餐习惯和礼仪，这样才能给宝宝带来好的示范作用。另外，爸妈要为宝宝准备可爱而又安全的餐具，让宝宝对用餐产生兴趣。

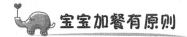 **宝宝加餐有原则**

加餐有理

加餐是为了适应宝宝消化系统生长发育的特点，是补充能量的重要来源，满足宝宝快速生长的需要。各餐占全天热量的比例，一般为早餐占30%，午餐占35%～40%，晚餐占25%，加餐占10%。加餐除了满足宝宝营养方面的需求，还具有温柔的亲情！

定时加餐

一般来说，可以在三次正餐之外加两次点心，时间可以安排在两餐之间或晚上，具体可视情况而定。

像正餐一样吃

也许对成人来说，加餐只是一种消遣，而对于宝宝来说，这可是他"一日五餐"或"一日六餐"中的一餐，加餐应该像吃正餐一样，要养成先洗手，坐下来专心吃的习惯，不要让宝宝边玩边吃，这样既不卫生，又分散注意力，影响消化液的分泌。

 睡前不要给宝宝吃零食

有些小孩喜欢在临睡前吃糖果、饼干等零食，吃惯了以后，不吃些零食不肯睡觉；有些时候是妈妈用糖果哄宝宝睡，养成宝宝睡前吃零食的习惯。这是一种不好的饮食和睡眠习惯。

因为这些零食大多是甜食，含糖分多，吃了后在牙齿、牙缝和牙龈上残留很多糖分。宝宝睡眠时间长，口腔处在静止状态，唾液分泌减少，这些糖分就有利于口腔中细菌的繁殖，细菌滋生后能分解食物中的糖分，使其发酵产酸，引起乳牙釉质脱钙，日子久了牙齿就会软化，形成小洞，产生龋具（俗称虫牙）。

所以临睡前不要给宝宝吃零食。有的宝宝的一日五餐中有一次点心安排在睡前，或因宝宝瘦小需要晚上加一餐时，可以喝牛奶，喝完后隔一会儿时间再喂几口白开水，清洁一下口腔，也是可以的。

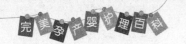

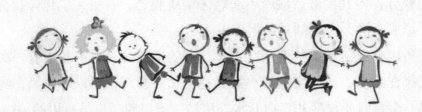 宝宝喝酸奶不宜加热

酸奶不宜加热是因为加热会杀死酸奶中最有价值的乳酸菌。如果蒸煮加热，所含的大量活性乳酸菌会被杀死，物理性状也会发生改变，产生分离沉淀，口味和口感都会消失，其营养价值和保健功能也会降低。若只把酸奶进行加温处理，酸奶中的乳酸菌就不会被杀死，反而会增加乳酸菌的活性，其特有的保健作用会更大。

不过，酸奶加温应限度和条件。一般买来的酸奶是冷藏后的，可以把酸奶放入45℃左右的温水中缓慢加温，随加温随晃动，等手感温和了，就可以饮用。

不要给空腹宝宝喂酸奶

饭后2小时内饮用酸奶为最佳时机。人的胃液酸碱度的pH值通常在1~3之间，空腹时的pH值在2以下，而酸奶中活性乳酸菌生长的酸碱度pH值在5.4以上，如果在空腹时喝酸奶，乳酸菌很容易被胃酸杀死，其营养价值和保健作用就会大大减弱。如果在饭后喝酸奶，这时胃液被稀释，pH值会上升到3~5，这种环境很适合乳酸菌的生长。

贴心叮咛

饮用酸奶后要用白开水漱口。对于婴儿来说，喝完酸奶如不进行漱口，酸奶中的某些菌种及所含的一定酸度，特别容易导致龋齿现象，所以新妈妈待宝宝喝完酸奶后，不妨再让宝宝喝一些白开水冲一冲。

注意给宝宝保暖

·从食物中补充热量：应给宝宝吃富含蛋白质、脂肪等高热量食物，这样通过饮食让宝宝自身增加热量，抵御寒冷。但要少吃多餐。

·多喂水：喝水不仅能保暖，还能在寒冷干燥的季节避免宝宝上火，引发口唇溃疡、便秘等。

·让宝宝多活动：宝宝多运动，能促使宝宝血液循环加强，就不觉得冷了。但要注意运动时少穿一件衣服，不要运动到出汗。冬天室也应让宝宝到户外呼吸新鲜空气，但要注在室外应比在室内多穿一件厚风衣。

·不要盖太多：天冷也不能盖太多，因为宝宝盖太多，容易蹬被子，着凉。并且盖太多，影响呼吸，也容易使宝宝出汗、烦躁，睡不安稳。

·安排洗澡：天冷时宝宝洗澡尽量安排在中午，室温在20℃以上，穿好衣服后室温还应保持一段时间，并且要把宝宝的头发用热风吹干，然后把宝宝放进热的被窝里。

按季节给宝宝穿衣服

宝宝的身体长得很快，所以在准备宝贝衣物时要有计划性，不用一次把整个季节的衣服都买够。化纤类衣物在干燥的季节更易起静电，尽量不买或做防静电处理。妈妈可以根据天气预报、实际的气温变化和感觉，有计划地给宝宝增加衣服，以宝宝不出汗，手脚不凉为标准。

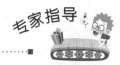

专家指导

妈妈妈要根据自家宝宝的具体健康情况给宝贝穿衣，千万不可比着来，每个宝宝的体质是有差别的。穿多少衣服最好在早晨起床时决定，如果天气没有发生突变，不要轻易给宝贝添加衣服。

纠正出牙期的坏习惯

宝宝在出牙期一定要纠正下面几个坏习惯。

吐舌

吐舌、舔牙和伸舌三个习惯，由于性质不同，所造成的牙齿畸形程度也不同，矫治方法也有所区别。吐舌可选用腭刺活动矫治器来防止舌前伸，舔牙习惯除了用腭刺矫治器外，可加双曲唇弓使上前牙内收。伸舌习惯如不及时纠正，可造成前牙无法对正或下颌胶伸，一般用腭刺治疗，如不行，可选用颏兜和头帽进行纠正。

咬唇

咬下唇会增加上前牙唇向压力及下前牙舌向压力，造成上前牙唇向倾斜。同样，咬上唇会使下前牙唇出现倾斜。其结果是牙间隙变大，牙周畸形。可用前庭盾，合唇牙隔离，防止吮咬，并进行唇肌训练。

偏侧咀嚼

偏侧咀嚼的结果，一是影响口腔的功能，二是影响面部的美丽，因为偏咀使得两侧面部肌肉发育不协调，一个脸大一个脸小。要纠正这一毛病，必须去除龋病等影响咀嚼的疾患，及时修复缺损的牙齿。要有意识地坚持用不常用一侧的牙齿咀嚼食物，全口进行调磨，经过一段时间的锻炼，使得咀嚼能够自如，两侧牙齿得以均衡发展。

宝宝烫伤了怎么办

马上用自来水冲洗烫伤部位10分钟以上，降低烫伤部位温度；如烫伤不严重，在降温处理后可涂抹一些药膏，如烧伤膏、绿药膏等专用烫伤药物；不要包扎创面，让伤处与空气接触可保持干燥，加快创面恢复；严重烫伤时，应及时送往医院。此时不要给孩子喝水，否则可能造成体液稀释。

及时发现宝宝肺炎

如果发现宝宝开始是单纯的咳嗽、流涕，但之后宝宝的咳嗽越来越重、痰越来越深，咳嗽的声音越来越深，同时伴有发热、呼吸增快的症状，就要高度怀疑孩子是否得肺炎了，要及时到医院就诊。

给宝宝朗读

朗读是一种与宝宝聊天的特殊方式，与随意交谈相比，朗读则是一种更富条理性和组织性的方式，在长期养成的朗读习惯中，宝宝会慢慢地注意到语言中所蕴涵的逻辑性与语法结构，特别是那些有韵律感的文章，同时配有简单明快的插图，最适合宝宝倾听和观赏。

孩子学习阅读就像学习说话一样，并非一蹴而就，有一个渐进的发展过程。很多爸爸妈妈会怀疑为婴儿朗读的可行性，但是从这个时候开始朗读，就是为其6岁时学习阅读打下坚实的基础，从你的朗读声中，他们会汲取声音记忆，养成喜欢朗读的好习惯，为其今后主动阅读铺平道路。

提高爬行难度

如果是在家里，可以用棉被或桌子等做成一定的坡度让宝宝上下爬行，妈妈或爸爸也可以和宝宝做爬行追逐游戏，以刺激宝宝的兴趣，提高宝宝的爬行速度。

贴心叮咛

爬行时婴儿必须头、颈抬起来，胸腹离地，用四肢支撑身体的重量，这就使手、脚、胸、腹、背、手臂和腿的肌肉得到锻炼而逐步发达起来。宝宝学会爬行以后，视觉、听觉和触觉等感官刺激大脑，促进各方面的协调。

练习"欢迎"和"再见"

在大人离家时，妈妈要配合扶宝宝招手，并且说"再见"或"爸爸、妈妈再见"。大人拍手表示高兴，说"欢迎"，并教宝宝双手模仿拍手动作，以后宝宝听说"欢迎"，就会拍手表示。教孩子动作要口、手并用，多试几次宝宝就会了。

阿姨！再见！

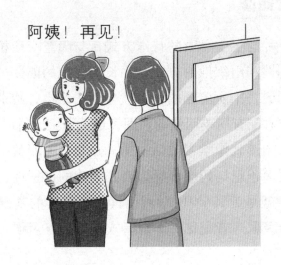

做因果关系小游戏

可以让宝宝摇手铃，让宝宝自己感受，当手铃摇动的时候它会响，停下不摇的时候就不会响了。

或者拿一个圆的皮球和正方块，让宝宝依次滚动，这样宝宝就会发现圆的皮球会滚动，而方块不能滚。

9个月宝宝智能测评

大运动：会爬，拉双手会走。

精细动作：拇指、食指捏住小球。

适应能力：从杯中取出积木（正方形，边长2厘米），积木对敲。

语言：会欢迎、再见（手势）。

社交行为：表示不要。

10个月：开始喜欢扔东西

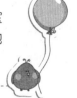

宝宝开始淘气了，给他不喜欢的东西，他随手就扔了。你可不能生气，宝宝只是表现喜好罢了，并不是想故意给你制造麻烦。要多留意宝宝哦，因为他随时都在往嘴巴里填东西。

宝宝生长发育

男宝宝身高平均为74.0厘米左右，体重平均为9.58千克左右，头围平均为45.7厘米左右；女宝宝身高平均为72.4厘米左右，体重平均为8.94千克左右，头围平均为44.5厘米左右。男宝宝胸围平均45.6厘米左右，女宝宝胸围平均44.4厘米左右。这个月宝宝的前囟门看上去闭合了，实际还没有。

宝宝智能发育

此时的宝宝能够独自站立片刻，会扶着东西站着，双腿能支持大部分身体的重量；能迅速爬行，大人牵着手会走。他会开始喜欢扔东西，如果你将小玩具放在他椅子的托盘或床上，他会将东西扔下，并随后大声喊叫，让别人帮他拣回来，使得他可以重新扔掉。如果你向宝宝滚去一个大球，起初他只是随意乱拍，随后他就会拍打，并可以使球朝你的方向滚过去。此时的宝宝也许已经会叫妈妈、爸爸，能够主动地用动作表示语言；喜欢被表扬，主动亲近小朋友。

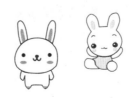

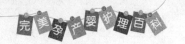

断奶后宝宝饮食标准

每天喝250~500毫升豆浆，这是钙质的主要来源，同时给宝宝吃一些肉的优质蛋白。

主食以谷类为主。每天吃米粥、软面条、麦片粥、软米饭或玉米粥中的任何一种，大约2~4小碗（100~200克）。

高蛋白的食物约25~30克。鱼肉小半碗，小肉丸子2~10个，鸡蛋1个，炖豆腐小半碗。

吃足量的蔬菜。把蔬菜切成小块煮烂，每天大约半碗（50~100克），与主食一起吃。

本月宝宝辅食参考

玉米粥：大米粥50克，煮熟的嫩玉米15克。两者混合煮沸即可。

鸡肉菜粥：大米粥150克，鸡肉15克，油菜叶10克。将鸡肉煮熟切碎，菜叶焯熟，切碎，备用；将鸡肉加入大米粥中煮，加少量盐，尝着很淡，基本尝不出盐味即可，待鸡肉煮软即可加入油菜末，1分钟后关火即可。

鱼肉馅馄饨：无刺鱼肉20克，馄饨皮适量。取无刺鱼肉20克剁碎加水，与盐、香油拌成馅，包入馄饨皮；把包好的馄饨放入煮开的高汤中，起锅时可在汤中放少量撕碎的紫菜。

芋头咸粥：芋头50克，大米150克，芹菜20克，虾米20克，食用油少许。芋头去皮洗净切丁，芹菜洗净切丁，大米洗净后浸泡30分钟，虾米泡水至软；把米煮开后，改用小火继续煮；炒锅放油，把虾米爆香后放入芋头一起翻炒片刻，然后倒入粥锅中；待芋头和粥锅中各种材料都软烂后，加入芹菜末拌匀。

鸡米花：鸡胸脯肉、小麦面粉适量。鸡肉切成丁，加点生抽、鸡精腌制15分钟左右；面粉加水，调成面糊，鸡肉丁混入面糊；热油锅，放入炸成金黄色即可。

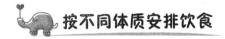 **按不同体质安排饮食**

健康型体质

健康型宝宝面色红润、精神饱满、胃口好、大小便正常。饮食调养的原则是保证食物多样化和营养均衡。

寒型体质

寒型体质的宝宝形寒肢冷、面色苍白、胃口不好，吃生冷食物后容易腹泻。饮食调养原则温养胃脾，可多给宝宝吃羊肉等温热食物。

热型体质

热型体质的宝宝形体壮实、面赤唇红、畏热喜凉、胃口欠佳、大便秘结。饮食调养的原则是清热为主，要多吃甘淡寒凉的食物，如苦瓜、冬瓜、萝卜、绿豆、芹菜、鸭肉、梨、西瓜等。

虚弱体质

宝宝面色萎黄、少气懒言、神疲乏力，不爱活动、汗多、胃口差，大便稀软。饮食调养的原则是气血双补，要多吃羊肉、鸡肉、牛肉、海参、虾蟹、木耳、核桃、桂圆等，不要给宝宝食用苦寒生冷食品。

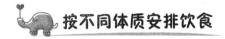 **给宝宝辅食加点碘**

碘是合成甲状腺激素不可缺少的重要原料。甲状腺激素具有影响机体代谢、生长发育的作用，特别是脑发育的生理作用。因此，如果甲状腺功能异常，分泌激素过量或不足，会对机体的代谢，生长发育和智力发育造成很大影响，导致种种疾病的发生。

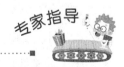

专家指导

因碘遇热易升华，因而碘盐应放在密闭容器中，炒菜时菜熟后再加盐，以减少损失；海带要先洗后切，以减少碘及其他营养成分的丢失。

由菜泥改为碎菜喂养

宝宝10个月的时候，逐渐变为以一日三餐为主。

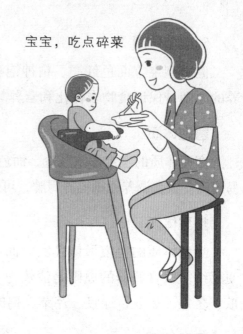

宝宝，吃点碎菜

饮食方面，随着辅食的添加促进了消化功能的成熟，能适应食物性质的转化。

从第10个月开始，逐渐改变食物的形态，由稀饭过渡到稠粥、软饭，由菜泥过渡到碎菜。蒸蛋、水果泥、肉泥、青菜泥，都是宝宝的美味佳肴。但是口味要淡，因为宝宝的肝、肾系统还很娇嫩，不能给太重的负担。比如在给宝宝煮粥吃时，可以放一些碎菜在粥里煮，但是要煮烂点，而且不要加太多的调味料，宝宝这个时候的所有饮食最好要少油少盐。

宝宝也需要吃粗粮

只吃细粮不吃粗粮的宝宝，一是没机会吸收粗粮提供的丰富营养素，二是因缺少植物纤维，易便秘。吃粗粮还可以预防小儿肥胖、糖尿病、骨质疏松。吃粗粮时必需的咀嚼动作，不仅能促进咀嚼肌和牙床发育，还能减少食物残渣残留，防龋齿。

给宝宝吃粗粮，一是要讲究粗细搭配，如将玉米粉做成玉米糊、玉米饼等，将小米与大米一起煮粥，用燕麦和绿豆、红豆制成浆，拌在米粉中做辅食。二是要粗粮细做，比如将燕麦片中加水煮熟后，加牛奶、葡萄干、苹果丁，加热至70℃左右就做成了水果燕麦羹。

给宝宝喂食粗粮不要过量，每周1～2次即可，逐渐增至一周2～4次。

什么时候最需补水

宝宝的身体比大人更需要水分，除了日常从妈妈的奶水中获取水分，还需要额外的水分补充。宝宝需要在什么时候补水呢？

两顿喂奶之间

在两顿喂奶之间，可以适当喂宝宝一点水，尤其在天气炎热的夏天，或是干燥的秋天，或者宝宝出汗多、咳嗽、鼻塞时，需要多补水。还能起到清洁口腔的作用。

吃离乳食时

在吃离乳食的时候可以给宝宝喝一点水，但是要注意量，不能影响到宝宝的食欲，而且最好是白开水，这样就不会影响宝宝吃正餐了。

长时间玩耍以后

宝宝在经过长时间的玩耍以后，通常都会觉得口渴，这个时候妈妈应该给宝宝补充一些水分。特别是对月龄大的宝宝，运动量比较大，流失的水分也就更多。

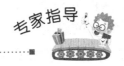

专家指导

教宝宝用水杯喝水时需要注意：给宝宝准备一个不易摔碎的塑料杯或搪瓷杯；宝宝练习用杯子喝水时，大人要用赞许的语言给予鼓励，比如"宝宝会自己端杯子喝水了，真能干"，这样能增强宝宝的自信心。

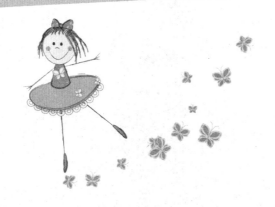

让宝宝过敏的食物

大家都很关注宝宝的健康，同样也很关注宝宝的饮食。有的食物宝宝吃了会出现过敏的情况，那么容易让宝宝过敏的食物有哪些？

牛奶、鸡蛋，特别是蛋清。海产类如鱼、虾、蟹、海贝、海带。一些水果，如柠檬、橘子、西柚等；另外，热带水果、草莓、红梅、杨梅也比较容易使宝宝过敏。干果，像花生、葡萄仁也比较容易过敏。富含蛋白质而且不易消化的食物，比如有的宝宝对猪肉过敏。而鸡肉是最不过敏的肉类，所以过敏体质的宝宝可以从鸡肉开始试试看。

让宝宝用勺子吃饭

要想让宝宝养成独立吃饭的习惯，也不是一件很难的事，只不过要讲究一点策略。

给宝宝喂饭最头痛的问题莫过于他总是要抢勺子。如果父母失去耐心，甚至对宝宝大吼大叫，或者当即没收给宝宝的小碗，会严重挫伤宝宝吃饭的积极性。妈妈要能够容忍宝宝吃得"一塌糊涂"。在宝宝成功用勺子吃饭时，给予热烈的鼓励。

照顾到宝宝的实际能力，当宝宝吃累了，用勺子在盘子里乱拨弄时，把盘子拿开。不过，可以在托盘上留点儿东西，让他继续"做实验"。

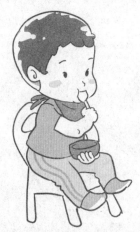

不爱吃蔬菜怎么办

蔬菜含有丰富的维生素和矿物质，是人体不可缺少的食物种类。但是我们常常看到有的宝宝不爱吃蔬菜，或者不爱吃某些种类的蔬菜。宝宝不爱吃蔬菜有的是不喜欢某种蔬菜的特殊味道；有的是由于蔬菜中含有较多的粗纤维，宝宝的咀嚼能力差，不容易嚼烂，难以下咽，还有的是由于宝宝有挑食的习惯。

刚开始可以给宝宝喂一些用蔬菜挤出的汁或用蔬菜煮的水，如西红柿汁、黄瓜汁、胡萝卜汁、绿叶青菜水等，然后可以给孩子喂些蔬菜泥。到了宝宝快1岁的时候就可以给他们吃碎菜了，可以把各种各样的蔬菜剁碎后放入粥、面条中喂孩子吃。

贴心叮咛

在宝宝小的时候早一点给孩子吃蔬菜可以避免日后厌食蔬菜。从婴儿期开始，就应该适时地给宝宝添加一些蔬菜的辅助食物。

培养进食的好习惯

现在正好是培养宝宝吃辅食的最佳时期，让宝宝对辅食感兴趣。

给宝宝准备一个婴儿专用餐椅，让宝宝坐在上面吃饭，固定位置会使宝宝一坐到这个地方就知道要开始吃饭了，有利于形成良好的进食习惯。

妈妈喂饭时宝宝不老实，会伸出手来抢妈妈手里的小勺，或索性把小手伸到碗里抓饭，这时可以给宝宝一把小勺，允许宝宝把勺子插入碗中，让宝宝高兴地吃饭。

培养宝宝正常的饮食习惯期间，爸爸妈妈更要精心地做一些可口的饭菜，安排好宝宝一天3次的吃饭时间，让宝宝慢慢学会咀嚼，顺利度过断奶后期。

营养不良的信号

宝宝营养不良会导致发育不良、肥胖、消瘦、龋齿、脚气病、消化道疾病等多种病症。宝宝营养状况不良往往在疾病发生前就出现一系列征兆，情绪异常即为信号之一。家长不妨从调整饮食开始。

如果宝宝长期情绪多变，易激动、喜吵闹，或性情暴躁等，应考虑可能是甜食吃得过多。家长应限制宝宝的食糖摄入量，平衡宝宝的饮食。

如果宝宝郁郁寡欢、表情麻木等，应考虑可能是体内缺乏蛋白质、多种维生素等营养素。家长应多给宝宝补充水产品、奶制品等高蛋白食物，并多给宝宝吃些含维生素丰富的蔬菜。

宝宝厌食怎么办

厌食是指较长期的食欲减低或消失。当宝宝发生厌食时，首先要排除是否有器质性疾病，如常见的消化系统中的肝炎、胃窦炎、十二指肠球部溃疡等。

宝宝厌食的原因有很多，例如，未能及时给宝宝添加辅食；B族维生素、微量元素锌缺乏；精神因素，当宝宝过度紧张、焦虑、惊吓、缺乏爱抚时都可引起厌食；其他因素，天气炎热时，宝宝水喝多了，胃内容物增加了，就会使宝宝产生饱胀感，不想吃东西；还有较罕见的造成厌食的神经因素。新爸妈应该对这几种情况有所了解，以便对症调理。

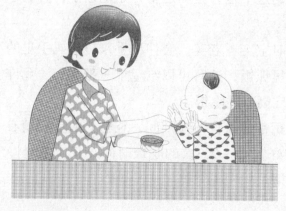

宝宝触电的急救

电击是由于电流通过人体所致的损伤。大多数是因人体直接接触电源所致。

宝宝触电的急救措施：

·用不导电物体，如干燥的木棍、木棒等尽快使宝宝脱离电源，急救者一定要注意救护的方式方法，防止自身触电。

·当宝宝脱离电源后，根据宝宝的症状，马上采取相应措施进行急救。轻症：让宝宝就地平躺，仔细检查身体，暂时不要让宝宝起身，防止继发休克或心衰。重症：如呼吸停止、心跳存在，应将宝宝就地放平，解松衣扣，做人工呼吸；也可以掐人中、十宣（即十个手指尖）、涌泉等穴。

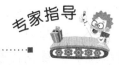

专家指导

在处理电击伤时，一定要注意观察宝宝是否有其他损伤。掌握家电知识，未断电前不要让宝宝用湿手或湿布接触电器。不让宝宝玩弄灯头、插销、电线或插座。家里的电热水器一定要有防漏电保护以免漏电伤人。

宝宝"抽风"不要怕

抽风，在医学上称为"惊厥"，是小儿时期常见的急症。抽风时，病儿意识突然消失，双眼上翻、视线斜视；面部肌肉或四肢肌肉强直、发硬、痉挛或不停地抽动，一次发作可持续数秒至数分钟。

发现宝宝抽风，家长不要惊慌失措，应该让宝宝躺在床上，解开衣服，免得妨碍呼吸。为了防止抽风咬伤舌头，又不让舌头向后倒，可用布包裹筷子头，放在牙齿之间，并压住舌头，这样可保持呼吸通畅。对抽风严重的宝宝，可用指尖掐上唇中间的人中穴及双眉中间的印堂穴。宝宝抽风时，不要喂水、喂药，以免呛入气管，发生窒息或引起肺炎。

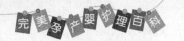

给宝宝滴鼻药水

宝宝感冒鼻塞时，妈妈需要帮宝宝滴鼻。如何操作才是正确的呢？

滴药前首先应清除鼻腔内的分泌物，妈妈可先帮宝宝清除鼻痂，注意动作要轻柔，以免损伤宝宝幼嫩的鼻腔黏膜。让宝宝坐立或仰卧，头尽量往后仰，使其头与身体呈90°。妈妈用左手手指轻轻推起宝宝的鼻尖，以使鼻腔充分暴露，右手持滴管对准宝宝鼻孔（滴管距鼻孔约1~2厘米），分别沿着鼻腔壁缓缓滴入2~3滴药液。妈妈用手指尖轻轻压住宝宝的鼻翼，使药液与宝宝的鼻黏膜充分接触。滴药后不要让宝宝立即抬头或站立，最好能使他静坐或静卧2~3分钟，使药液充分流入和接触鼻腔。

夏季教宝宝玩水

大多数宝宝都比较喜欢玩水，无论什么季节。因为他们已经有了一定的动手能力，也比较喜欢模仿，看到什么总想亲自试一试。

夏天比较酷热，妈妈可以挑选好天气，经常带宝宝去儿童游泳中心去游泳。给宝宝戴个儿童游泳圈，他肯定会感到特别的舒服，也会缓解他因闷热而产生的疲劳。带宝宝出去游泳的最佳时间是上午，上午玩水不会影响宝宝中午和晚上的睡眠。时间不要超过30分钟。由于游泳的运动量比较大，最好能够让宝宝在中途休息片刻。而且在宝宝游泳时，妈妈也要加倍小心，防止出现溺水事故。

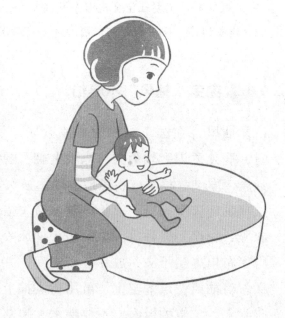

逗宝宝要适度

逗小宝宝是家庭的乐趣之一，但是爸爸妈妈过分地逗宝宝是有害而无益的。轻一点的会影响宝宝的饮食和睡眠，严重的还会影响宝宝的身体生长。睡眠是大脑皮层抑制的过程，小宝宝的神经系统还没有发育完全，兴奋以后不容易抑制。要是宝宝睡觉之前过于兴奋，就会迟迟不肯睡觉，即使是睡着了也睡不安宁，还会出现夜惊的现象。

贴心叮咛

家里面的人逗宝宝的时候要注意：小宝宝咀嚼和吞咽的功能还没有完善，要是在宝宝吃饭的时候逗宝宝，不仅会妨碍宝宝养成良好的饮食习惯，还有可能造成食物误入到气管，引起宝宝窒息或者发生意外。

宝宝游泳好处多

宝宝游泳的动作是在大脑的支配下完成的，这种有保护设施的游泳是通过水对宝宝皮肤的冲击、压力而形成的一种特定条件下的皮肤按摩与抚触，这种全身性的运动可以提高大脑的功能，促进大脑对外界环境的反应能力、应激能力和智力发育。

医学专家研究发现，会游泳或进行过游泳（有保护设施）锻炼的宝宝，聪慧好学、勇于进取，做起事来思路敏锐，脑子反应快，比同龄不游泳宝宝智商、情商均高。游泳能让宝宝更聪明、长得高、使宝宝心脏更强壮、提高宝宝肺活量、有助消化。

宝宝游泳时，必须有专人全程监护。依据宝宝颈围选用合适的泳圈型号：小号<20厘米，中号21～23厘米，大号24～26厘米，加大号27～29厘米，特大号30～33厘米。游泳完毕后要迅速擦干宝宝身上的水迹，注意保温。

教宝宝学说话

当宝宝会叫爸妈的时候，家长很开心，宝宝终于会说话叫人了。

当宝宝在开始学说话这个阶段，周围一定要有一个良好的语言氛围，这就需要爸妈营造了。

同时，年幼的宝宝一开始对于抽象的词语是理解不

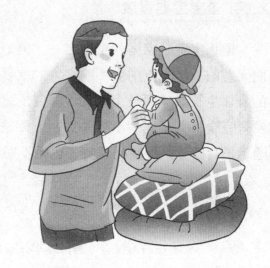

了的，因此家长和宝宝说话的时候，需要把所说的话跟动作结合，这样对于宝宝的语言发展起到一个关键作用。当宝宝想要某种东西的时候，家长不要立即就递给孩子，要让宝宝一边指着想要的东西说要什么，只要孩子发音，给孩子说话的机会，家长们就可以慢慢教，宝宝也就慢慢学会用语言来跟父母要东西了。

对于还没开口叫人的宝宝，爸妈要多跟他们说话，这时可以让宝宝看着爸妈的口型，通过口型可以增强宝宝的印象。

和宝宝一起练瑜伽

如果是和宝宝一起练习，因为宝宝的注意力集中的时间不会太长，所以，锻炼的时间通常在20分钟左右是比较适合的。

虽然时间比较短，但如果坚持练习的话，对产后新妈妈形体恢复能起到很好的效果，特别能收腹、减腰、提臀，保持乳房的弹性，很快恢复苗条身段；能更好地帮助妈妈保护子宫，提高妈妈身体免疫力，预防便秘等毛病；还能很好培养妈妈产后"性"趣；同时，这样的练习也能使宝宝身体更灵活，锻炼宝宝的听觉、触觉、视觉等器官。

有趣儿的手指游戏

手指游戏作为操作性游戏的一种，具有简单易学、有趣好玩的特点，同时锻炼宝宝手部小肌肉群，对大脑发育、思维发散、智力发展、提高神经灵敏性、协调动作等方面均有促进作用。

宝宝是十分喜欢玩手指游戏的，手指游戏不仅可以活动宝宝的手指关节灵活性，还可以通过游戏发展他们的语言表达能力，思维能力，手眼协调能力及注意力。

手指游戏活动不受时间、条件、年龄的限制，随时可以开展。在游戏中锻炼手指，大大调动了宝宝积极性，又锻炼了手指灵活性，使大脑、眼、手同时协调运动，取得了很好的教育效果。

让宝宝把球扔到桶内

宝宝会坐以后，就可以双手玩球了。会爬以后，就可以追着球玩了。对这一阶段的宝宝来说，球是可以将他带到房间各个角落去的好玩具，也是帮助他发现物体运动踪迹的好玩具。宝宝学爬的时候，让他趴在床上或地板上，在他前面不远处放一个颜色鲜艳、漂亮的小球，吸引宝宝去够。当宝宝够着后，再把球往前挪一点，逗引宝宝再往前爬着去够。

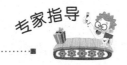

专家指导

准备一个小桶和一个弹性好的小球。教宝宝把球扔进桶里，由于桶的空间小，而球的弹性又很好，小球就会自己弹出来。小球一会儿看不见，一会儿又蹦出来了，这让宝宝感到很好奇，他会一遍又一遍地扔着玩。

推推小推车：为行走做准备

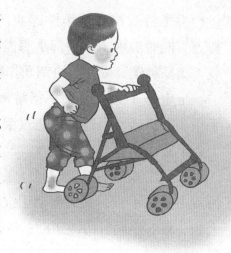

宝宝开始学走路了，大人们也开始头疼了。用学步车？研究表明危害太多。用学步带？勒着宝宝总觉得怪怪的。大人扶着？腰可受不了。

在一般有小宝宝的家庭，大人都会准备一辆婴儿推车供他们外出时使用。实际上，这种推车的用途远不止如此，宝宝扶着它学走路，可是事半功倍。此外，一些个头大一点的玩具推车也可以起到这个作用。

用这个简单的办法，可以帮家长解决困难。比如伞车，通常在夏季使用，且推车扶手比较低，适合个子比较小，刚刚学走路的宝宝。但是伞车比较轻，刚刚学走路的宝宝掌握不好力度，容易将车推翻或自己摔倒。这时候，就需要大人在一旁进行辅助。家长可用手握住伞车的把手，进行力度、速度和方向的掌握。待宝宝走路稍微平稳后，家长就不用扶着了，只需在伞车上放一点玩具或其他物品，帮宝宝掌握平衡。而且，放一些玩具在上面，还可以刺激宝宝学走路的欲望。

推球球：手眼协调

让宝宝抓着滚动的球，并把它推回去。训练目的：训练宝宝的手臂的运动能力，手眼协调能力。但是要家长的配合。

家长与孩子面对面坐在桌子两端，家长把球推给孩子，鼓励他伸手把球接住并推回给家长。开始时需要在一手臂的距离内进行推、接球，鼓励孩子双手接球。推球则用右手从右往左推。逐渐地把距离拉大，并鼓励孩子用双手往外推球，用单手接球。

套杯子：动作技能

看着家里的宝宝已经能到处爬，能迈步向前走，能歪歪扭扭跑起来，你是不是很激动，但激动之余千万别忽略宝宝的另一个重要技能——手指的能力。要知道，手指的活动可以刺激宝宝大脑的发育哦！其中套杯子就是一个不错的方法。

首先找几个大小各不相同的杯子，依大小次序把杯子套在一起，先让宝宝把小杯子从大杯子中一个个拿出，全部拿出后再把大杯子一个个套在小杯子上，这样反复几次。这样做的目的是，两只小手配合着拿杯子、放杯子，锻炼小手的同时宝宝还了解到大与小的区别。

需要注意的是，杯子最好不选用玻璃的，以免打破、划伤宝宝。还可以选择不同颜色的杯子，让宝宝将同色系的套在一起，这样他玩起来会更有趣。

分装物品：精细动作

新爸妈应当创造条件，在不同生长发育阶段，让宝宝充分地去抓、握、画……使宝宝心灵手巧。手的运动：把宝宝平放在床上，让他自由挥动拳头，看自己的手、吸吮手。

父母和宝宝玩多种玩具，训练他有意识地将手中玩具或其他物品放在指定地方，家长可给予示范，让其模仿。在训练宝宝放下、投入的基础上，把宝宝的玩具一件一件地放进"百宝箱"里，边做边说"放进去"。然后再一件件地拿出来，让宝宝也学会分装物品，精细宝宝的动作。

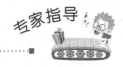

专家指导

手不仅是动作器官，而且是智慧的来源。多动手，大脑才能聪明，切不可怕宝宝抓脸便给他戴上手套，或不让动。

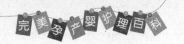

🐘 教宝宝爬"山"

准备一些枕头、垫子、被子之类的东西，在大床靠墙的位置或干净的地板上堆起来，像一座小山似的。教宝宝爬上"山"，或从"山"上滑下来，你在旁边保护他，避免发生危险。这个活动可以让宝宝在愉快地玩耍过程中，锻炼身体的协调性，增强大运动能力。

🐘 小狗怎么叫

准备小狗、小猫、小鸭子等宝宝所熟悉的动物图片各一张。当你出示小狗图片的时候，对宝宝说："这是小狗，小狗怎么叫？"教宝宝说："汪汪。"换一张图片接着玩。这个游戏在教宝宝认识动物的同时，可以锻炼发音。

🐘 藏宝游戏

藏宝游戏对锻炼宝宝手眼的协调能力、培养宝宝观察记忆能力都很有帮助。如果宝宝一时找不到宝藏，一定要巧妙地帮助他完成任务，譬如妈妈走到玩具旁做寻找状，以吸引宝宝注意藏宝地点；当宝宝找到玩具，应及时鼓掌加以激励。

当然，藏起来的不能总是同一样物品，而且玩的次数每周也不应超过5次，否则孩子就会失去对这类游戏的兴趣。另外，未被藏起来的物品有时也是很难找到的，如颜色与背景一致的东西。用这类物品来玩寻宝游戏，孩子的仔细观察和分辨比较事物的能力将得到锻炼。

🐘 10个月宝宝智能测评

大运动：会拉住栏杆站起身，扶住栏杆可以走。

精细动作：拇指、食指动作熟练。

适应能力：拿掉扣住积木的杯子，并玩积木；找盒内的东西。

语言：模仿发语声。

社交行为：懂得常见物及名称，会表示。

11个月：拉着妈妈学走路

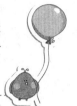

小宝贝终于会走路了！他不再需要你给他拿玩具了，想要什么，会走过去自己拿，虽然步伐笨笨的，但是很可爱哦！如果你不在他的视线范围内，这个小跟屁虫还会来找你。

 宝宝生长发育

男宝宝身高平均为75.3厘米左右，体重平均为9.83千克左右，头围平均为46.1厘米左右；女宝宝身高平均为73.7厘米左右，体重平均为9.18千克左右，头围平均为44.9厘米左右。宝宝出牙的时间因人不同而有些差异，但一般是乳中切牙6～8个月，乳侧切牙8～12个月，第一乳磨牙12～14个月，乳尖牙15～20个月，第二乳磨牙20～40个月。这个月少数宝宝的前囟门就快闭合了。

宝宝智能发育

11个月的宝宝在父母的帮助下能识别红、黄、绿三种颜色，然后引导宝宝认识交通红绿灯。这个月龄的宝宝，对疼痛和冷热有更加强烈的感觉，不仅如此，他还知道采取"措施"了：热了，宝宝会脱衣服，踢被子；冷了，会要求穿衣服，钻到被子里，甚至把头都埋进被子里。就会第一次叫"妈妈"或"爸爸"，第一次迈步走路。愿意蹲着玩，可以从站姿蹲下来，也可以从坐姿站立起来，还不是很稳，有时会坐个屁股墩。扶着东西能稳稳地站立，走动，喜欢到处翻看。

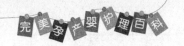

让宝宝完全断奶

随着婴儿长大，母乳的营养成分和能量已经满足不了婴儿生长发育的需要，因此随着婴儿咀嚼、消化功能的成熟，妈妈们就要及时让孩子断奶了。

断奶还真不是件容易的事情，宝宝已经吃习惯了母乳，要是在吃母乳期间没有喝过配方奶粉或者其他辅食的话，断奶更是难上加难。

断奶前应当做好充分的准备工作。辅食添加应当从少量到多量，从一种到多种，给孩子的肠胃一个逐步适应的过程。给孩子断奶还应慢慢来，自然断奶法比较好。

逐步让辅食变成主食

10个月后，宝宝的生长发育较以前减慢，食欲也较以前下降，这是正常现象，妈妈不必为此担忧。吃饭时不要强喂硬塞，宝宝每顿吃多吃少可随他去，只要每天摄入的总量不明显减少，体重继续增加即可。如若不然，易引起宝宝厌食。

这时，由于宝宝的味觉已发育完善，而且不会咀嚼常导致添加辅食困难。要让他逐渐适应各种食物的味道，学会咀嚼，这个阶段同时要减少奶的摄入量，让宝宝有一定的饥饿感，主动去吃辅食，慢慢地将辅食变成主食。由稀饭过渡到稠粥、软饭，由烂面过渡到挂面、面包、馒头，由肉末过渡到碎肉。

可以每天早、晚各喂牛奶1次，中餐、晚餐吃饭和菜，并在早餐逐步添加辅食，上、下午可供给适当水果或饼干等点心，下午可酌情加喂1次牛奶。

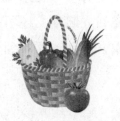
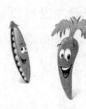

饮食应该多样化

如果想给宝宝补充丰富的营养，就不能给宝宝添加单一的食品，因为没有一种食品能全面满足宝宝的营养需要的。在喂养宝宝的时候要保证食物的多样化，既有蔬菜类的又有动物性的食物。多种食物合理搭配，注意比例，取长补短，充分利用。偏食的宝宝免疫力低下、体质弱，要各种营养齐全，才有利于宝宝的成长。

当家庭自制的食品不能强化这些营养的时候，妈妈可以去买一些换乳期配方食品，这些食品大多是多种营养强化的，是为了增加营养而加入了天然或人工合成的营养。

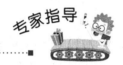

专家指导

注意控制辅食的量和种类。宝宝的辅食应该从稠粥转为软饭，并适当添加辅食，量也要比上个月增加。颗粒状食物不要直接喂宝宝食用，如花生、黄豆，容易进入宝宝的气管。另外，核桃仁、杏仁等食品也要磨碎后再喂给宝宝。

让宝宝多接受新食物

对于宝宝来说，新的食物是新鲜事。有时候，宝宝会用舌头把新的食物挡在口外，这时候，他们可能是不知道怎样去吞这个东西。

这时不妨这样做，跟宝宝说怎样咬这个新食物，不要喂得太快或者一次喂太多，让宝宝试吃各种不同的味道，留意小吃的质量和数量。准备一系列的儿童餐具，陪宝宝吃东西，在吃东西的时候保持愉悦的心情，寻找具有同样营养价值的替代物等，都是让宝宝乖乖接受新食物的窍门儿。

饮食注意补充硒

硒能增加宝宝的抵抗力。硒也是人体内不可缺少的微量元素之一。硒具有排出自由基、抗氧化、提高免疫力等作用；同时增加眼球玻璃体的光洁度，促进宝宝视力发育。硒与体内铅、汞等重金属相结合，形成硒蛋白，从而达到排铅、排毒、保护肝脏的目的。如果宝宝缺硒会导致生长发育迟缓、免疫力下降、营养吸收不良、心脏、肝脏等脏器病变。

所以，应该给宝宝摄入含硒的食物，例如、动物内脏及鱼、虾、蛋黄、海带、香菇、木耳、瘦肉等。

食物中硒含量以鲜品重量计：内脏和海产品为40～150微克/100克，肉类为10～40微克/100克，谷物为10～80微克/100克，奶制品为10～30微克/100克，水果蔬菜为10微克/100克。含硒量较高的食物主要有大豆、豆芽和白菜等。

本月可添加的食物

11个月的宝宝可以吃得更丰富，如各种蔬菜、肉类、蛋类、豆制品等。最好不要只是吃流质或泥状的食物了，不利于宝宝发育咀嚼和吞咽能力，可以吃碎菜或颗粒状的其他食物了。也可尝试全蛋、干饭了。

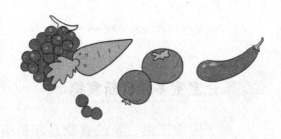

适当添加蔬菜，比如黄瓜、冬瓜、西红柿、青菜、芹菜、西蓝花、蘑菇、胡萝卜、香菇、木耳、笋瓜、茄子、土豆等都可以做给宝宝吃，豆腐也可以吃一点儿，鱼（刺少的）、牛肉（铁跟蛋白质都跟丰富，如果宝宝喜欢，是非常好的食物）、鸡肉、猪肉等也可以吃。肉类含有丰富的蛋白质，而且肉类的汤搭配蔬菜也可以起到自然调味提鲜的功效。

适量给宝宝喂稠粥

一般来说，米、面经加工后成粥或软饭会使容积增加2.5～3倍，但1岁内的婴儿每餐只能吃200～300毫升的食物量，所以供给孩子的食物既要保证营养素的供给，还要考虑他的胃容量的大小，是否能接受。如果食物量过大，他会吃不下，影响营养素的供给。随着孩子的长大，所需营

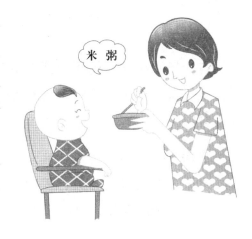

米粥

养素的量不断地增加，又由于辅食的添加过程使胃肠道已能适应，按辅食添加的原则，从稀到稠，所以10～12个月的孩子适应了吃稀粥后，就可以食用稠粥了。稠粥是婴儿断奶期膳食配方中的一种主食。稠粥的配置，用粳米较好。每餐可食40～50克。

让宝宝吃点硬食

通常，父母十分注意每种食物的营养价值，却忽视对食物软、硬搭配。经常认为孩子还太小，乳牙还没有长齐，对不会咀嚼的孩子，只能吃一些软的、烂的东西。这样的饭菜孩子吃起来省事，大人喂孩子也容易，孩子只要能够按照大人的要求和希望完成吃饭任务，吃得顺当、吃得快，大人也就省心了。殊不知，这对孩子练习咀嚼是十分不利的。

一个孩子的良好进食习惯是父母给他养成的，他不肯吞咽，可能是吃饭的时候心不在焉；也可能是饭菜做得不可口而不喜欢吃；还有可能是胃肠功能紊乱没有食欲，所以孩子希望饭菜多在嘴里停留一段时间。那么就改变一下饭菜的质地，适当地增加一点供孩子咀嚼的硬度适宜的食物。这样还可以锻炼孩子的咀嚼功能，使孩子的食欲得到提高。

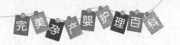

宝宝的健康零食

奶制品

各种奶制品含有优质的蛋白质、脂肪、糖、钙等营养素，因此应保证孩子每天食用。酸奶、奶酪可作为下午的加餐，牛奶可在早上和睡前食用。

水果

水果含有较多的糖类、矿物质、维生素和有机酸，经常吃水果能增进食欲，帮助消化，对幼儿生长发育极为有益。

谷类食物

谷类食物（饼干、蛋糕、面包等）含蛋白质、脂肪、糖等，儿童吃糕点可作为下午加餐，以补充热量，但不能把糕点作为主食。

怎样选购婴幼儿营养品

要确定宝宝是否存在营养不足，是否需要补充营养。有些宝宝的生长完全正常，却给予大量营养品，既浪费钱，对宝宝的生长也不利。

了解营养品的成分与宝宝的体质。例如，某些对蛋白质过敏的宝宝，就不能随意地食用高蛋白补品；有的宝宝可能有乳糖不耐症，此时含高乳糖的营养品就不适合。

浓缩补品的定量与稀释。使用浓缩补品时，一定要记住必须定量且加以稀释，否则长期食用对宝宝的肝脏、肾脏会造成损害。

贴心叮咛

不要被广告及其标语所迷惑。许多广告并不可信，有的产品添加高钙，如果宝宝已经通过其他渠道摄取足够的钙质，再摄取这些添加钙质的营养品，则会导致钙质过多，可能会带来一些意想不到的不良后果。

培养宝宝独立吃饭的兴趣

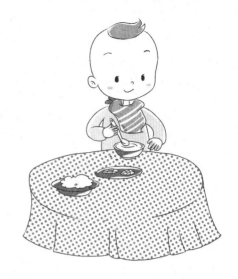

把勺子交给宝宝。给宝宝喂饭最头痛的问题莫过于他总是要抢勺子。其实父母应该多一点耐心，多一点容忍，要照顾到宝宝的实际能力，可以用较重的不易掀翻的盘子，或者底部带吸盘的碗，当宝宝吃累了，用勺子在盘子里乱扒拉时，把盘子拿开。

营造轻松愉悦的就餐气氛。吃饭时父母可以和孩子谈论哪些食物好吃，哪些有营养，唤起孩子对吃饭的兴趣。饭桌上的教育只是一部分，父母平时也要有意识地多给孩子灌输"好好吃饭，长得更快，变得更聪明"之类的观点。

不要总是强迫宝宝多吃。不必担心宝宝会饿着，如果他饿了，自己会要求吃东西。如果总是强迫宝宝吃饭，只是破坏他的胃口，使他厌食。父母应心平气和地对待宝宝的吃饭问题，不要因为他吃得少显得失望。

怎样和宝宝一起吃饭

成人都有这样的体会，只有1个人吃饭时，再好的饭吃起来也不香，如果全家人在一起吃就有气氛，即使食欲不好，也能多吃几口。同样，如果全家吃饭时把宝宝的饭也放在饭桌前，和家人一块吃，大人饭菜的香味可以诱导宝宝的食欲；另外大人吃饭，宝宝也会模仿。

和全家人一块进餐，能增加宝宝食欲，有利于引起宝宝对食物的注意力和模仿欲，培养专心进餐的良好习惯。但一块进餐时应注意安全，避免烫伤宝宝。

宝宝不爱吃米饭怎么办

宝宝现在和大人吃一样的大米饭可能早了点。家长可以把米饭煮烂一点，加点菜末或是肉末，也可以加水果末一起煮饭给宝宝吃。有味道的话，宝宝肯定会喜欢的。再就是可以给宝宝试试杂粮饭或是杂粮粥。一点大米，一点杂粮，加点盐调味就可以了。

另外，宝宝不吃米饭千万不要强迫他吃，因为宝宝虽然小，但是也有逆反心理，越是逼着他吃不愿吃的，他就越会产生反抗情绪和厌食的心理。可以试着做点浑汤拌在米饭里，或者加上宝宝喜欢的菜，可以改善一下口味，也可以把米饭做成可爱的饭团（如小熊、小猪等形状），然后跟宝宝一起讲着故事，就把米饭吃进去了。

宝宝不爱吃鱼怎么办

鱼肉的营养价值极高，味道鲜美，营养成分也易于吸收。不过任何食物都不能天天吃，每个星期吃3~4次就可以了。可以将鱼肉做成鱼泥、鱼泥烧粥喂给宝宝吃，像带鱼、鲳鱼之类，两边骨头剔出即可。

等宝宝稍微大一点的时候再教宝宝自己吃鱼。可以把鱼弄成小丸子或和在面里，做成宝宝爱吃的饼，宝宝就会和着鱼肉一起吃了。宝宝不爱吃鱼，有可能是怕刺或是做的鱼腥味大，没什么味道，宝宝就有可能不爱吃了。不妨换一种做法试试。

贴心叮咛

鲤鱼背上两边有两条白筋，清洗时把白筋抽掉，做熟后就没有腥味了。将鱼放在砧板上，用刀背拍鱼身，然后在鱼两边靠鳃的地方分别切一个小口，白筋就显露出来了，将其轻轻向外抽出即可。

宝宝不爱吃水果怎么办

宝宝不爱吃水果，家长可以把水果榨成汁，还可以与宝宝一同比赛吃水果，让宝宝对水果感兴趣。

偷偷地将水果和米饭混合在一起，让宝宝看不出来，这样就很容易喂食了。注意要选择新鲜幼嫩的水果。部分水果有特殊的颜色，如红苹果、樱桃等，过于鲜艳的色彩也可能引起宝宝的恐惧。妈妈采用宝宝可以接受的方式来教育，例如，告诉宝宝：吃了红色的水果，就会像白雪公主一样有着红扑扑、漂亮的脸蛋哦。

另外，有让宝宝爱上蔬果的6个小秘诀：①混合喂食。②选择新鲜幼嫩的食物。③将蔬菜切细或剁碎。④开始少量喂食。⑤让宝宝爱上水果颜色。⑥变变形状，变变味。

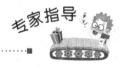

专家指导

大部分的宝宝可能无法接受太酸的水果，可将水果放得较熟后再吃。也可以试试混合甜的水果、加些沙拉酱打成果汁（不滤渣），或是做成果冻或者是宝宝喜欢的形状来吸引宝宝尝试。

蔬菜生吃更有营养

医学研究证明，生吃蔬菜可最大限度地保留蔬菜中的营养，有防癌抗癌和预防多种疾病的作用。而蔬菜中的营养物质不能耐高温，只有生食蔬菜才能发挥其作用。所以，凡是能生吃的蔬菜，最好生吃。

生吃的方法包括饮用自制的新鲜蔬菜汁，或将新鲜蔬菜凉拌。生吃黄瓜最好不要削皮，而西红柿也不要烫了剥皮。生吃莴苣最好是先剥皮、洗净，再用开水烫一下，拌上作料腌1～2小时再吃。不过，生吃蔬菜要注意营养、健康和卫生的统一，提防"病从口入"。

从宝宝大便看饮食安排

可以通过宝宝的大便来了解宝宝辅食的添加情况，合理地给宝宝添加辅食。

喂母乳的婴儿，其大便的颜色呈金黄色软状；喂牛奶的婴儿，大便呈浅黄色发干。如果大便臭味很重，这是对蛋白质消化不好；如果大便中有奶瓣，是由于未消化完全的脂肪与钙或镁化合而成的；如果大便发散，不成形，就要考虑是否辅食量加多了或辅食不够软烂，影响了消化吸收。如果发现粪便呈灰色、质硬、有臭味，多表示牛奶过多，糖分过少，需改变奶和糖的比例。

此外，要注意大便的颜色，如果给宝宝吃了绿叶蔬菜，大便可能有些发绿；如果给宝宝吃了西红柿，大便有可能有些发红。这些都是正常的代谢反应，爸爸妈妈不必过于担心。

从宝宝的睡态看健康

睡前睡后，当宝宝出现种种让人担心的表现时，许多父母最关心的问题就是："这是正常的吗？

睡相1：睡觉前烦躁，入睡后易惊醒，面红，呼吸急促，脉搏增快，甚至超过110次/分钟。这很可能预示着宝宝即将要发热。

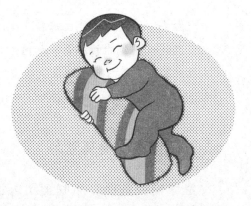

睡相2：睡觉时哭闹不停，还不时蹬被子、摇头抓耳，小脸发红，体温稍高。宝宝可能是患了湿疹或中耳炎。

睡相3：睡觉后不断地咀嚼、磨牙。宝宝可能得了蛔虫病，或是消化不良。

睡相4：睡着时四肢偶尔抖动，好像抽筋了一样。可能宝宝过度疲劳，或受了过强的刺激、惊吓。

宝宝学走路五阶段

宝宝学走路，其动作发展分为五个阶段，父母可有针对性地帮助孩子进行训练。

第一阶段10～11月：此阶段是宝宝开始学习行走的第一阶段。

第二阶段12个月：蹲是此阶段重要的发展过程，父母应注重宝宝站、蹲、站连贯动作的训练。

第三阶段12个月以上：此时宝宝扶着东西能够行走，接下来必须让宝宝学习放开手也能走2～3步。

第四阶段13个月左右：此时父母除了继续训练宝宝腿部的肌力，及身体与眼睛的协调度之外，也要着重训练宝宝对不同地面的适应能力。

第五阶段13～15个月：宝宝已经能行走良好，对四周事物的探索逐渐增强，父母应该在此时满足他的好奇心，使其朝正向发展。

父母在享受宝宝学走路的同时，也要注意，正处于学步宝宝所碰到的危险比学做、学爬这些动作的危险都大，在环境安全上尤其要多费心思。

贴心叮咛

要注意家具的摆设，应尽量避免妨碍宝宝学习行走，父母宜将所有具危险性的物品放置高处或移走，并且要留意所有家具中尖锐的角，以防宝宝碰撞。

正确使用学步车

有些妈妈使用学步车是为了能腾出手来做些其他事情。那么，如何正确使用学步车呢？宝宝10个月后学会扶站再使用。当宝宝学会扶站后、学习迈步时再使用学步车，此时可以帮宝宝练习迈步、锻炼双下肢肌肉力量。每天1～2次，最长不超过30分钟。家长必须在旁看护。

 **给宝宝选双学步鞋**

怎样给宝宝选双学步鞋呢?

·事先量好宝宝的脚长和脚宽。

·童鞋的前面必须留有空间,以脚尖和鞋头有一指的距离为宜,便于脚趾自由扭动。

·鞋底要有适当的厚度和软硬度。鞋底厚度为5~10毫米,鞋跟高度在6~15毫米。鞋底可以弯曲,但弯折的部位应在脚前掌的跖趾关节处,这样可以使行走时与脚的弯折部位相符合。

·童鞋的后帮应硬挺、包脚,能减少脚在鞋内的活动空间。鞋面,尤其是头部不能太软,以免硬物冲撞脚趾。脚背处的鞋面宜柔软些,以利于脚部的弯折。

·夏天,宝宝不宜穿塑料凉鞋。这种凉鞋容易变形传热,影响脚的健康。最好买后跟有带子的皮革或棉布制的凉鞋,宝宝穿这样的鞋子走路才会跟脚。

·宝宝生长发育快,父母要经常检查鞋子是否合他的脚,建议2~3个月换一双新鞋。

 学走路开始防八字脚

怎样防宝宝八字脚?

·穿布鞋。在宝宝初学走路时,应给孩宝宝穿布鞋或胶底鞋,不要给宝宝过早地穿硬质皮鞋。

·鞋应合脚。宝宝不要穿过大的鞋,应穿合脚的鞋,也不能穿挤脚的小鞋。一旦鞋子挤脚,就必须更换,不能凑合穿。

·不宜过早走路。不要让宝宝过早学走路,同时给予宝宝充足的含蛋白质、钙质和维生素D丰富的食物,并让宝宝多晒太阳。总之,只要注意上述各点,就可以有效地预防宝宝变成"八字脚"。

怎样教宝宝学走路

经常让宝宝在地板或硬的垫子上（太软的平面不利于宝宝练习）爬行，可利用玩具进行诱导。

宝宝仰卧，妈妈拉着他的双手做以下动作：坐起——站立——坐下——躺下，如此反复几次。

双手托住宝宝的腋下，托起宝宝，让他做蹬腿弹跳动作，练习宝宝腿部的伸展能力。爸妈可以递给宝宝单手拿不住的玩具，如皮球、布娃娃等，让宝宝不知不觉放开双手，独自站立。

爸妈还可以在宝宝身后，扶住宝宝的胳膊，带动他向前迈步走，慢慢地过渡到握住宝宝的一只胳膊让他自己走，可以配合口令，以调动宝宝的兴趣。

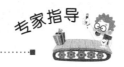

专家指导

教宝宝走路的原则：从爬行开始；做做仰卧起坐；蹬蹬腿脚；抓拿玩具，攀攀爬爬；练习放手站立；扶走训练；蹲在宝宝的前方；少抱多走；安慰＋鼓励；营养储备。

宝宝穿鞋磨了水疱怎么办

宝宝起水疱的原因可能有：鞋子太硬、袜子太粗糙（起不到缓冲脚部摩擦的作用），运动量太大，所以会起水疱。

应该让宝宝穿比较舒适、软底的鞋子、柔韧的袜子，运动量要适量。当水疱出现的时候要先洗干净水疱表面，再涂上酒精消毒，用消毒的针或剪刀弄个小口子放出组织液（水），再用酒精涂抹伤口。最后用创口贴或芦荟胶涂抹整个水疱。注意不要换贴，不然会引起细菌进入而感染。

用拖拉玩具锻炼走路

宝宝在拖拉玩具锻炼走路时，新爸爸妈妈要引导宝宝除了注意自己走路的稳定性之外，还要照顾好手上的玩具不能掉下来。如果宝宝能够顺利完成此项动作，则可让他双手都拿着东西走路，多增加一处重心，对宝宝保持平衡感是更有效的锻炼。宝宝的平衡感好了，走起路来也就更加顺畅了。所以新爸妈在生活中多用拖拉性的玩具来锻炼宝宝走路是一个不错的方法，效果也会更加明显。

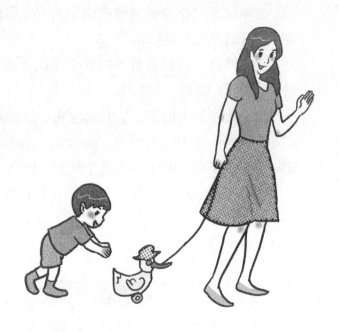

黄豆宝宝要回家：动手协调性

准备5个瓶子，在每个瓶身上分别贴1~5个圆点，在相应的瓶盖上贴1~5的数字，黄豆1小碗。妈妈说："天黑了，黄豆宝宝要回家了，这些瓶子就是黄豆宝宝的家，瓶身上有几个圆点就能住几个黄豆宝宝，我们一起来送黄豆宝宝回家吧。"说完，妈妈和宝宝各自拿一个瓶子，数数瓶身上面有几个圆点，放入相同数量的黄豆。如果黄豆宝宝的数量不对，妈妈要引导宝宝进行调整，直至全放对为止。为了增加活动兴趣，妈妈可故意放错，引导宝宝检查纠正。在理解掌握5以内数的基础上，可增加难度，进行10以内数的操作。小宝宝很容易将豆子放进嘴里或耳朵里，妈妈需格外注意。

小皮球推来推去：手眼协调

和宝宝一起推小皮球锻炼手眼协调能力、灵活掌控物体能力以及手臂肌肉力量。由于动作中加入了语言，还可训练宝宝的语言表达和模仿能力，特别是把小球说成是什么，是对想象力的很好的培养。

新爸妈在活动中要说一些宝宝能接受、理解的语言，太抽象的词宝宝理解不了，因此说一些常见的形容词、名词就可以了。

家长和宝宝面对面坐着，相距1～2米。家长把小皮球推给宝宝，宝宝再推回给家长。游戏过程中，家长要一边推一边说："我不要！"宝宝也要说："我不要！"家长还可以换用新词语来说，比如"它很烫，我不要"，或"它太冷，我不要""它不听话，我不要""它是苹果，我不要""它是橘子，我不要"等，让宝宝模仿说，或鼓励宝宝创造性地说。

贴心叮咛

在和宝宝做推球游戏的过程中，如想增加难度，可在球两边放置两行书作为障碍物，推着球从书"道"中通过，谁也不能碰倒书。

玩具搬家啦：肢体配合

家长在房间里辟出一块靠墙的地方，当做宝宝的玩具角。备一个玩具箱、小筐或玩具柜，柜子最好有一排抽屉，留有一小块空地。

告诉宝宝大的玩具放在箱子里、小的玩具放筐里或抽屉里，拼图、桶装拼插玩具或带盒子的玩具可装好放在空地一角。即便宝宝有自己的房间也要井井有条，不能让玩具"天女散花"。

当宝宝熟悉以上的动作以后，就把宝宝的玩具角落换到另外一个地方，这样不停地给宝宝换地方，让宝宝的玩具不停地搬家，这样可以训练宝宝的肢体配合能力。

我来脱衣服：学习生活的技能

随着自我意识开始萌芽，宝宝开始"闹独立"，要自己穿衣服、脱衣服。但这时的宝宝不是将裤子穿反了，就是两条腿伸进一条裤腿里。

这个时候家长就应该给宝宝选对适合学习穿、脱的衣服。例如，宽松的衣服、样式简单的衣服、前面带标记的衣服、尽量不选有扣子或拉链的内衣。

教宝宝脱衣服的时候要由简入难、循序渐进。一般来说，脱比穿容易，穿套头的上衣会比穿开襟的上衣容易，穿比实际衣着尺码大一点的衣服或鞋也会比较容易。因此，先让宝宝学习脱衣服，穿戴简单的衣服，如围围巾、戴帽子。

和妈妈一起认颜色

妈妈拿起一个红色的积木，对宝宝说"红色"，宝宝能很快记住。但宝宝往往只将一种颜色与一种物体联系起来。因此，为避免宝宝混淆，妈妈最好把一堆红色的物体放在一起，告诉宝宝"这些都是红色"，让宝宝明白许多东西都可以是红色的。从而将红色变成一个共性概念。这个改变可以延迟到1岁时才能真正懂得。

让宝宝接受第一个共性概念，即一个词不单指一物，而是指许多颜色相同的物品。学习辨认颜色，要在宝宝已经知道许多的用品词汇之后才比较有效。如果宝宝认识的词汇不多，颜色认识就应该1岁后才开始学习。

11月宝宝智能测评

大运动：宝宝可以扶住物体站立，可以蹲下取物；可以独站片刻。

精细动作：可以打开包积木的纸。

适应能力：积木放入杯中；模仿推玩具小车。

语言：有意识地发单字音。

社交行为：懂得说"不"；模仿拍娃娃。

12个月：喜欢和小朋友玩游戏

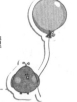

宝宝自己会走了，喜欢一个人爬上爬下地玩，也喜欢和小朋友一起玩游戏。宝宝那么活泼，出去玩，妈妈要当心了。他会看着爸妈，叫得很开心。宝宝懂得害羞了，该给宝宝穿满裆裤啦。

宝宝生长发育

男宝宝身高平均为76.5厘米左右，体重平均为10.05千克左右，头围平均为46.4厘米左右；女宝宝身高平均为75.0厘米左右，体重平均为9.40千克左右，头围平均为45.1厘米左右。本月宝宝已经长出6～8颗乳牙。

宝宝智能发育

12个月宝宝会说4～6个字；会看着爸爸妈妈叫，有所指；能用目光或手指向大人询问物品；向他要东西知道给。

宝宝会走了，扶一只手可以走；喜欢爬到沙发上或椅子上玩儿。

宝宝用食指指向自己所要的物品；能将米花大小的东西放进小瓶；开始偏向使用某只手；会捏有响的玩具；在宝宝看着的情况下，无论玩具换几个地方都能在最后藏着的地方找到；会试用新方法玩儿玩具，如搭积木推到后，换一个样子再搭；会掌握笔、画笔道。

爱和爸妈做藏猫猫游戏；想得到爸妈的表扬，讨爸妈喜欢；怕黑和打雷声；会配合穿脱衣服；会自己用杯子喝水。

 给宝宝做好营养调配

12个月大的宝宝要建立一日三餐三点的模式，不单单要给宝宝吃糊状食物，还应及时添加固体食物，以便更好地锻炼宝宝的咀嚼能力，也有助宝宝逐渐向成人饮食过渡。

一天需要进食6次左右。比如一日饮食安排，早餐是奶、日式蒸蛋；上午点心有水或果汁；午餐是蛋皮肝泥卷；下午点心有奶香鸡肉粥、奶；晚餐是金枪鱼小三明治、冬瓜小排汤；睡前吃妈妈做的辅食。

宝宝营养食谱推荐

蛋皮肝泥卷

鸡蛋1只，猪肝20克，菠菜25克，葱、姜、淀粉各适量。鸡蛋打散，调匀，待用；猪肝切成片，放入开水锅内煮熟捞出，剁成泥；将蛋液倒入烧热油的炒勺内，摊成蛋片；菠菜用开水烫一下，剁成菜泥，与肝泥、葱末一起搅匀；将拌好的泥均匀地抹在蛋皮上卷起，即可。

虾仁炒鸡蛋

虾仁20克，鸡蛋1个，盐、水淀粉、植物油各少许。将鸡蛋打入碗中，用筷子调匀；锅热后加入少许植物油，油热后放入洗净切碎的虾仁煸炒；倒入鸡蛋液快速翻炒，同时加入盐，最后用水淀粉勾芡即成。

蛋饺

鸡蛋1个，鸡肉末1大匙，青菜末1大匙，盐、植物油各适量。锅内放少许植物油，油热后，放入鸡肉末和青菜末同炒，并加少许盐，炒熟后倒出备用；鸡蛋打匀，平底锅内放少量油，将鸡蛋液倒入摊成圆饼，等鸡蛋半熟时，将炒好的肉末青菜放在蛋饼的一侧。将另一侧对折，翻个个再煎一煎即成蛋饺。

训练宝宝吃饭的窍门

有些不会用小勺的宝宝，往往在妈妈喂饭时，就会去夺妈妈手里的小勺，这是宝宝在表示想自己吃饭的愿望。这时妈妈就可以因势利导，给宝宝手里拿一把，自己手里拿一把，先不必急着教宝宝怎样抓小勺，让宝宝先自己随心所欲地抓握一下，找找感觉，让宝宝拿着小勺边吃边"玩"，宝宝学习用小勺就是从这里开始的。

使用了一会儿，宝宝感觉到想把食物舀起来送进嘴里，是不那么容易的，也许试试就不耐烦了，不把小勺往嘴里送，而在饭里乱搅，这时，妈妈可以把饭端开，而不要去夺宝宝手里的小勺，以免宝宝失去信心。

贴心叮咛

训练宝宝自己吃东西，要一步步地进行，爸爸妈妈既要有耐心，又要有决心，同时还要有慧心和技巧。因为宝宝也有自己的行为方式，既不能和宝宝较劲，又不能完全顺着宝宝，爸爸妈妈要因势利导。

酸奶不可多喝

酸奶一直是那些对牛奶过敏的人的保健佳品，大家都认为喝酸奶有百利而无一害。如今酸奶产品竞争已经进入了"细菌战"时代，酸奶的包装上各种菌种的"专业"名称加起来不下10种。但是酸奶中添加的菌群虽然"名目繁多"，其作用大同小异，主要是有利于人体消化吸收。另外，如果摄取菌群过多，也会破坏人体肠道中的菌群平衡，反而使消化功能下降。

宝宝不爱吃肉怎么办

有的宝宝因为吃瘦肉总塞牙，不舒服，所以不爱吃肉。这样，妈妈就尽量把肉剁烂做成肉丸子熬汤，宝宝就会吃了。

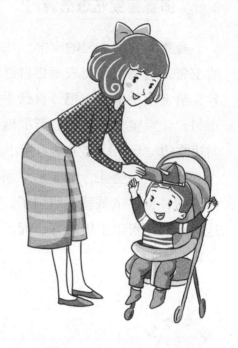

宝宝的好奇心很强，做饭时可以变变花样，像做一些肉馍，把肉馍做成孩子喜欢的小动物形状。

经常带着宝宝外出走走、跑跑、跳跳，让他全身都经常处于运动状态。身体壮了，胃口开了，经常处于"饥渴"状态，见着肉也合口味了。

不要哄骗、恐吓、强迫宝宝吃肉，欲速则不达。宝宝吃得好的时候，对他多加注意，适当表扬；而他拒食时则要对他少注意，有时宝宝想以拒食来赢得关注。

多给宝宝吃鱼肉

鱼肉味道鲜美，不论是食肉还是做汤，都清鲜可口，催人食欲，是人们日常饮食中比较喜爱的食物。

鱼类种类繁多，大体上分海水鱼和淡水鱼两大类。但不论是海水鱼还是淡水鱼，其所含的营养成分大致是相同的，所不同的是各种营养成分含量的多少而已。鱼肉营养价值极高，经研究发现，宝宝经常食用鱼类，其生长发育比较快，智力的发展也比较好，而且经常食用鱼类，宝宝的身体比较健壮。

其奥妙在于鱼类的以下营养特点：含有丰富的完全蛋白质，脂肪含量较低，矿物质、维生素含量较高，以及叶酸、维生素B_2、维生素B_{12}等维生素。

多给宝宝吃豆制品

豆制品的蛋白质含量可达40%，并且含有多种人体必需氨基酸和非必需氨基酸，对促进身体发育很有帮助。

比如豆浆中蛋白质和铁的含量高于牛奶，也含有较高的蛋白质和脂肪，及多种必需氨基酸，尤以谷类中缺乏的赖氨酸含量较多。

另外，豆制品还含有维生素B_1、钙、磷、铁等物质比较适合宝宝食用；豆芽菜中含有丰富的维生素C，是一种很好的新鲜蔬菜；而腐竹中维生素B_2含量最高，这些食品都可以给宝宝喂食，但是考虑到宝宝的消化机能，腐竹最好少吃。

在喂宝宝豆制品时，要考虑到宝宝的接受能力，因为豆制品，尤其是豆浆中有一股豆腥味，刚开始可能无法接受，父母不妨慢慢引导。

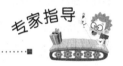

专家指导

宝宝的辅食中，豆制品营养成分保持最好，甚至还胜于大豆的制品，就是豆浆。而且豆浆制作起来，简单易行，很适合宝宝食用。

给宝宝喂饭别施压

宝宝食欲下降是常有的事，在宝宝不想吃的情况下不要硬让宝宝吃，宝宝饿的时候会闹着要吃的，所以不要担心宝宝会被饿到，也不要觉得宝宝不吃就是生病了。

如果宝宝除了吃得比原来少，其他表现都和原来一样，就不要担心了，也不要强迫宝宝吃。如果采取对宝宝硬塞的方式反而对宝宝的消化不好。硬塞也只会让孩子恐惧、抵触吃饭，只要一天甚至三两天内基本达到了营养摄取标准，就可以了。保留孩子的食欲比快速吃完一餐饭更为重要。

给宝宝喂饭少"贿赂"

"只要你把菜花吃掉，一会儿就可以吃一块糖。"这种贿赂对于孩子来说，其实是另一种形式的压力。它只能使吃饭变得更紧张，而不可能让孩子爱上菜花。事实上，它还会产生完全相反的后果：它会颠倒孩子心中食物的价值——糖，使他为此值得"牺牲"一下，吃那讨厌的菜花。

奖赏不是不可以用。可以用水果作为糖或蛋糕的替代品；另外，可以以宝宝努力吃饭作为奖励原因，而不要具体到用几个菜花换几个什么。

别过分强调吃饭规矩

尝，只是小宝宝认识食物的途径之一。喂，其实是一个复杂的过程。一个玩过香蕉和夹心饼干的宝宝，要比中规中矩吃饭的孩子更懂得享受他的食物。因此，重要的是宝宝能够把饭吃进肚子里，而不是他用勺还是用手来完成这个任务。于是，混乱、玩闹是不可避免的，只要它们不影响进食，就不必过分约束。

小心预防铅中毒

铅是一种神经毒性的重金属元素，对人体无任何生理功用。当体内的铅含量达一定水平时，就会危害机体健康。铅对宝宝的体格生长、学习记忆能力和听力产生不利影响。当血铅浓度水平大于或等于10微克/分升时，不管是否伴有相应的临床症状，均可诊断为婴儿铅中毒。

怎样预防宝宝铅中毒呢？少去车多拥挤的场所，如马路两旁；少去铅污染地区，如电池厂、油漆厂附近。不吃含铅食品，如含铅皮蛋、爆米花及有色素的食物。防止蛋白质、钙、铁、锌的缺乏，因为微量元素的缺乏可增加肠道对铅的吸收，使血铅浓度增高。

保护宝宝的乳牙

乳牙发生龋病（俗称"蛀牙""虫牙"）时，早期无症状，患儿及家长均不易发现。龋病可使牙齿形成龋洞，进一步发展可导致牙髓炎、根尖周炎，甚至引起颌骨骨髓炎。这些龋病及其并发症可引起一些不良后果，甚至危害宝宝健康。如影响宝宝咀嚼功能，以致影响宝宝消化及营养吸收，不利于宝宝生长发育。

乳牙的保健，关键是防龋。预防龋病的措施有以下几点：

·定期检查。早期发现，早期诊治。

·使用氟化牙膏。市面售的有些牙膏，内含有氟素（如氟化钠），氟素有防龋作用。

·宝宝应尽早养成良好的口腔卫生习惯，如饭后漱口，早晚刷牙，保持口腔清洁。

贴心叮咛

人的一生中有两副牙齿，乳牙和恒牙。乳牙与恒牙关系密切。乳牙通常在宝宝出生后6个月开始萌出，以后逐个按一定的顺序萌出，3岁左右出齐。

让宝宝学习刷牙

爸爸妈妈们都很关心宝宝的刷牙问题，可是家长们该如何培养宝宝的刷牙习惯呢？

家长们应该让宝宝掌握正确的刷牙方法，这样才能让宝宝有一口好牙齿。

在正式教宝宝学刷牙前，应该先让宝宝认识刷牙用品，家长可以预先让宝宝挑选喜欢的杯子、牙刷和牙膏等用品，这样可以调动宝宝学刷牙的兴趣。

刷牙时牙刷指向牙根方向，顺序为：由前向后，由外向里；刷上牙时由上向下刷，刷下牙时由下往上刷，刷咬合面时先来回横刷几遍，刷去牙齿表面的污垢，再上下来回竖刷，清除牙缝里的残留物。

开始给宝宝穿满裆裤

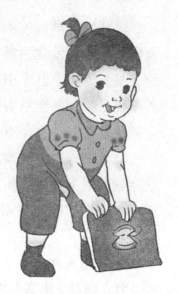

在给宝宝由开裆裤过渡到满裆裤的过程中，对于缺乏耐心的父母，遇到宝宝尿裤子时，少不了对宝宝一顿责骂。如何给宝宝穿满裆裤，解决穿满裆裤出现的问题呢？

·引导宝宝上卫生间，最初要帮助宝宝穿脱裤子，以后逐渐引导他自己料理。

·给宝宝选择合适的裤子，最初可选择裤裆既可开又能关的样式，这样既方便宝宝大小便，又能达到穿满裆裤的目的。

·穿满裆裤最好从夏季开始，先在夏季让宝宝适应穿满裆短裤，以后再穿长裤。

·到冬季时，给宝宝在里边穿开裆棉毛裤，外面套一条满裆裤，大小便时只脱外面的裤子就行了。

·妈妈要有耐心，多给宝宝鼓励，对于宝宝来说，尿湿裤子是难免的，父母一定要有耐心。

不宜让玩具陪宝宝睡

宝宝对自己心爱的玩具，常会自个儿喋喋不休地说着，忙个不停地摆弄着，吃饭时看着，外出时带着，睡觉时也要陪着。的确，玩具是宝宝的天使，能给宝宝无限欢乐。据了解，不少家长睡觉时让宝宝带着玩具睡，说是电影、电视里都这样的。其实，这种做法不宜仿效和提倡。

原因有三：首先，睡觉时玩具置于身旁，宝宝玩着玩着，时间短则十几分钟，长则个把小时，甚至更长。这样不利于培养宝宝按时入睡、自然入睡的好习惯。其次，硬塑玩具放在宝宝身边也不安全。最后，卧室即使开着灯，光线一般都比较暗，不利于保护宝宝视力。

跌倒了自己爬起来

经常看到家长一见自己的宝宝摔倒了，忙不迭地去抱宝宝，家长这样做是不对，这个时候应该让宝宝自己站起来。

只有这样才可以培养宝宝为自己做的事情负责任的好习惯。也给宝宝提供了锻炼的机会，包括失败的机会。每个人的路都需要自己来走，没有人可以一直陪伴着你。

孩子成长的道路上，经常存在着一个个温柔的陷阱，这是那些过分庇护孩子的父母亲手挖掘的，掉进陷阱里的孩子，由于没有机会去经历自己的成功与失败，从而也失去了长大的机会。

别带宝宝在路边玩

当父母带自己的宝宝去路边玩的时候，由于汽车尾气容易沉淀在1米左右高度的范围，这个高度正是吸收尾气最严重的高度。为了宝宝的身体健康，还是少带宝宝去路边吧，可以去公园，有树有绿色的地方。

有的宝宝喜欢在路边玩耍，甚至毫无危机感地跑到马路中间，丝毫不顾忌来往的车辆和行人。这样做是很危险的，因为宝宝的目标小，又缺乏应变能力，很容易发生交通事故。

爸妈要告诉宝宝不可以在马路边玩耍，更不可以到马路中间去玩，即使有皮球或其它玩具滚到马路中间去，也不可以自己捡回，而是应该告诉爸妈，让爸妈代为捡回。

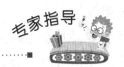

专家指导

家住铁路附近的爸妈尤其要注意，一定要叮嘱宝宝不可以到铁路旁去玩耍，火车开过时速度很快，如果离铁轨太近，宝宝可能被火车带起的风刮得站立不稳而卷到铁轨上。

外出游玩注意安全

夏季来临，很多父母都喜欢带着宝宝外出旅行，为了让宝宝和父母度过一个快乐舒心的旅行，下面就给大家提几点带宝宝外出旅游应注意的事项。

旅行食物方面，要带上刚好够旅途中需要的宝宝食品；旅行时可以把切好的水果或事先准备好的肉片放进去，让宝宝拿着自娱自乐自己吃，方便又安全；为了方便清洁，可为宝宝带一个稍大的围嘴，能够盖住大部分衣服、有塑料或防水层，便于擦洗和重复使用。

旅行玩具方面，要带上宝宝平时最喜欢的玩具，让宝宝有安全感。而且还要做到出行自我预防，例如，防晒、防蚊虫、应对高热、腹泻等。

避免男宝宝抓"小鸡鸡"

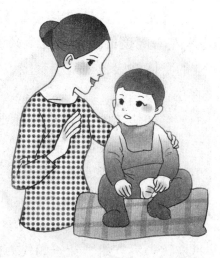

为了避免男宝宝抓"小鸡鸡"，家长要注意以下几点。

·看小便有无混浊：有的时候小儿尿路感染会引起尿道口刺痒。

·看宝宝有无包皮过长、包茎；家长要注意轻轻翻起包皮洗净。

·看宝宝贴身衣物是否清洁：勤换洗，别过紧。

·宝宝长大到一定程度时：采取告诫，甚至适度恐吓，一定要改掉这种坏毛病。不然越大越难改！

·宝宝可能因为上火或者其他原因感觉痒而去抓小鸡鸡，新爸妈要观察宝宝是抓着小鸡鸡玩，还是自己在挠痒。

·也可能是这个时期宝宝有很强的探索欲望，他通过手指感知自己的身体，来认识自我。只要父母做到了仔细观察，就可以避免男宝宝抓鸡鸡的问题。

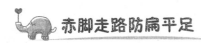 赤脚走路防扁平足

细心的父母都会发现，宝宝不喜欢穿鞋，然而做父母的总是担心宝宝赤脚会把脚划破。从健康角度上讲，让宝宝赤脚玩耍一下大有益处。宝宝经常赤脚活动，有利于保持全身血液循环和促进新陈代谢，并调节植物神经和内分泌功能，提高机体对外界变化的适应能力。最重要的一点是赤脚对锻炼踝关节的柔软性至关重要，如果踝关节僵硬，在活动时极易跌倒；踝关节柔软性差，在走路较多的情况下足弓会变硬甚至变形，易疲劳。经常赤脚行走能提高踝关节的柔软性，能防止扁平足。

贴心叮咛

家长可以带着宝宝赤脚在柔软的草坪上、沙滩上进行慢跑，不能跑的宝宝，家长可以拉着宝宝的小手就像逛街一样，在草坪、沙滩上慢慢的行走，不但可以防止宝宝出现扁平足的情况，还对宝宝身心健康非常有利。

什么是"风疙瘩"

风疙瘩也叫荨麻疹。荨麻疹是一种常见的过敏性皮肤病，在接触过敏原的时候，会在身体不特定的部位，冒出一块块形状、大小不一的红色斑块，这些产生斑块的部位，会有发痒的反应。

荨麻疹可以分为急性和慢性，急性荨麻疹为暂时性的过敏反应。而慢性荨麻疹则持续反复地发作数月至数年，体质也会因此变得极为敏感。

宝宝在开始增加辅食的时候，像鸡蛋、肉松、鱼松、果汁、蔬菜、水果都有可能成为过敏的原因。荨麻疹多为过敏性荨麻疹，如果不及早脱敏彻底改变过敏体质，容易并发过敏性湿疹、过敏性哮喘、过敏性鼻炎等其他过敏症状，应该引起足够的重视。

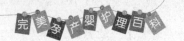

宝宝中暑了怎么办

当宝宝中暑的时候家长应该做到以下四个方面。

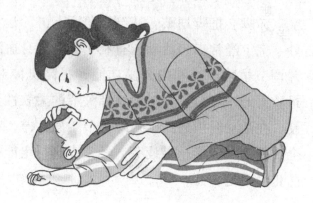

·立即将宝宝移到通风、阴凉、干燥的地方，如走廊、树荫下。

·让宝宝仰卧，解开衣扣，脱去或松开衣服。如果宝宝的衣服已被汗水湿透，应及时给宝宝更换干衣服，同时打开电扇或空调，以便尽快散热，但风不要直接对着宝宝身上吹。

·快速降温，使宝宝的体温降至38℃以下。具体做法是：用凉凉的湿毛巾冷敷宝宝头部，或给宝宝洗温水浴。

·在宝宝意识未清醒前不要让其进食或喝水，意识清醒后可让宝宝饮服绿豆汤、淡盐水等解暑。

让宝宝自己翻书

家长可以拿给专供幼儿看的大开本图画书，边讲边帮助他自己翻着看，最后让他自己独立翻书。

家长要观察宝宝是否是从头开始，按顺序，每次翻一页看。开始时有的宝宝不能按顺序翻，有的宝宝每次不只翻一页，经过练习会逐渐得到提高，要通过从认识简单图形逐渐加以纠正，随着空间知觉的发展，宝宝自然会调整过来。

让宝宝自己翻书，也可以练习宝宝手指的灵活性和自己动手的能力，增加宝宝读书的兴趣。

睡觉前给宝宝讲故事

睡觉前给宝宝讲故事可以促进宝宝的睡眠，也可以在故事里让宝宝学到好多的知识。

在讲的过程中也可以让宝宝参与进来扮演故事里的一个角色，让宝宝在故事中找到乐趣，对于今后让宝宝自己讲故事打下基础。也可以增进母子之间的感情和交流，让宝宝及早学会说话和锻炼孩子的阅读能力。

要挑选适合宝宝的故事书或宝宝感兴趣的书来讲。总之，要给宝宝养成读书的习惯。

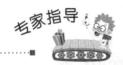

给宝宝讲故事要有耐心，要穿插着向宝宝提出启发性的问题，答对了及时表扬，答错了要耐心解答，下一次讲故事的时候再让他答一次。问题的难度要伴随着宝宝的成长，循序渐进。

一起玩看图指物游戏

选择图像真实准确、画面简洁、色彩鲜艳的图画书或图片，如动物、日常用品、人物等。

指着图画告诉宝宝画的名称，并将图片上的物品与实物对比。将一堆图片呈现给宝宝，妈妈说出某张画片上物品的名称后，让宝宝找出来，宝宝完成后应给予表扬。

每次可看10张以下，每张画片点读2～3遍，再拿出下一张点读，每天可进行1～2次，每次时间不要超过5分钟，以免宝宝因疲劳而厌烦。

经常看图画书会激发宝宝对图画的兴趣，有利于言语能力与形象思维的同步发展。

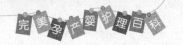

和小朋友一起玩平行游戏

两个孩子各玩各的游戏方法，我们称为"平行游戏"。因为他们各自做不同的事情，像互不干扰的两条平行线。孩子们并没有孤独感，也不觉得是自己一个人在玩。他们的自我感觉是"在一起玩儿"。互相都意识到对方是自己的游戏对象，在极其友好融洽的气氛中，丝毫没有隔阂之感，玩得非常愉快。

平行游戏是一种美妙的游戏形式。它是孩子游戏活动发展中的一个阶段，是之前"单独游戏"和"旁观游戏"发展的下一阶段。

家长必须理解和承认这种现象，提醒自己他们是在做平行游戏。最好的办法是不加干预。之后，还必须表扬他们说："你们两人玩得真好呀，也没有吵架。"

各归各位：区分物品的种类

教会孩子根据确定的标准如颜色、大小、事物属性等进行综合分类，这一做法有助于启发孩子的思维想象能力、观察认知能力。从而培养出孩子独立思考的能力发展。具体可参照下面几种模式进行有意识训练幼儿分类：

· 教孩子按形状分类，如三角形、圆形等。

· 教孩子按颜色分类，如红色、白色等。

· 教孩子按大小分类，如大、小等。

· 教孩子按功用分类，如乘坐、防雨等。

· 教孩子按事物的特征分类，如飞、走、发光等。

· 让孩子按地点分类，如大海、山区等。

· 教孩子按事物的属性分类，如动物、植物等。

· 最后对孩子进行综合分类练习，如建筑、音乐等。

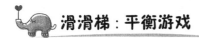 **滑滑梯：平衡游戏**

让宝宝滑滑梯可以协调宝宝的身体平衡，为将来走路稳当做准备。宝宝喜欢感受滑梯的刺激，妈妈要经常让宝宝滑滑梯。从刚开始的身体斜倾着滑下来，变成后来坐得正正当当地滑下来，宝宝的身体平衡性借此得到锻炼。妈妈可以这样做：

·妈妈带宝宝到专用的滑梯前。

·妈妈在宝宝后面，扶住宝宝爬上滑梯，上去后扶着宝宝坐稳，再慢慢滑下。

·锻炼宝宝攀爬迈步，下滑时让宝宝能在妈妈的协助下，控制身体的平衡。

·如果碰上集体活动，要让宝宝排队，一个一个上去滑，练习宝宝和小朋友一起玩耍的活动规则。

贴心叮咛

让宝宝排队等滑滑梯还可以锻炼宝宝的耐性；排队时，和小朋友打招呼，也对宝宝将来的性格养成大有好处。

手抓玻璃球：提高抓握力

让宝宝抓玻璃球是一个一举两得的训练方法。不仅可以训练宝宝手的握力，而且还可以训练宝宝眼睛的追视力。

训练的时候，先让宝宝趴着，然后把一个玻璃球，从宝宝的手可以抓到的地方慢慢滚过。刚开始球从一侧滚到另一侧时，宝宝会专心地看，经过几次重复之后，宝宝很快就会伸手去抓那个玻璃球。宝宝为了不让玻璃球从自己的手中滚跑，就会用力抓住玻璃球，在抓的过程中，宝宝的手指就会紧扣玻璃球的表面。这样可以提高宝宝的抓握力。

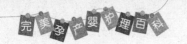

 ## 推倒积木：尝试自己解决问题

爸爸妈妈给宝宝买积木，多数是为了让宝宝在玩耍的过程中通过堆出各种形状的造型来开发宝宝的智力。

可是望子成龙的爸爸妈妈，往往忽视了宝宝的真正想法，宝宝不同于成人的功利目的，有一套属于自己的、单纯的规则。在宝宝的头脑中，积木就是用来推的，妈妈垒好，自己再用小手的力量把它推倒，叠好的积木"哗啦啦"轰然倒地的声音和样子，才是宝宝快乐的目的。这个时候家长应该让宝宝自己将推倒的积木重新堆起来，这样可以让宝宝尝试着去自己解决问题。长时间的训练也可以培养宝宝的动手能力，提高宝宝的智力发育。

 ## 踢球球：增强力量

爸爸双手抱住宝宝的腋下，轻轻提起，摆动宝宝的腿，使他踢向皮球。

皮球的滚动会让宝宝很有成就感。这种摆动宝宝腿的方式，可以增强他腹部和腿部肌肉的力量。脚和腿感知到球，让宝宝进一步感知自己的身体。当他可以站立时教给他踢球，宝宝就需要同时动用多方面的能力去完成这个游戏了。宝宝需要看准球的位置，用脚准确地踢在球上，同时可以不让自己摔倒。

 ## 12个月宝宝智能测评

大运动：能够独自站立稳，牵一只手可以走。

精细动作：可以试着把小球投入小瓶；可以完全握笔，画出线来。

适应能力：可以盖瓶盖。

语言：叫妈妈、爸爸有所指；向他要东西知道给。

社交行为：给宝宝穿衣时，他懂得配合。